JN014726

子どもの精神医学ハンドブック

［第3版］

Masayuki Shimizu

清水將之

［著］

Ichiro Mizuta

水田一郎

［補訂］

日本評論社

［第3版］まえがき

　精神科医療の歴史を振り返ると、ここ200年余りの間にゆっくりと変化してきて現在に至っていると知らされる。鋭角的な変化が生じたことはない。18世紀末にピネルが「精神病者を鎖から解き放った」という史書にある挿話も、それによってフランスの精神科医療が急速に改善することはなかった。

　しかし人の世は、諸般に亘って年々変化はしてゆく。子どもの精神科医療も、200年近くの間に試行錯誤を重ねつつ改善・改良を進めてきた。今回、この教科書は11年振りに改訂することになった。しかし基本構造に大きな変化が生じた訳ではない。医療分野の教科書は、著者が鍛えてきた自前の治療観に基づいて記述されるべきもので、根底の変化を示さないのが通例である。

　WHOは30年振りに精神科疾患分類を変更すると2018年に公表し、2022年から世界でその使用が始まる。そのことに対応して、今回の改訂を行った。今回も、同業諸氏から貴重な助言を戴いた。井出浩、杉山登志郎、高橋悟、中西大介、中村みゆき、宮本聡氏に、尊名を挙げることで謝意を表したい。

　初版刊行時を想起して、この国の子どもがこの間相対的に幸せに、あるいは安全に暮らすことができるようになってきていると語ることは、残念ながら不可能である。子ども虐待の一方向的な増加、子どもの貧困が益々大きな社会・政治的な課題と化し続けていることなど、いま、この国に住む子どもは安心して育つ環境に置かれているとはいえない。

　政治・行政の問題として、そして精神保健の課題として現況を振り返りつつ、子どもの精神保健の実際を学んでもらいたい。

　　2021年3月

清水將之
水田一郎

［第2版］まえがき

　本書を刊行後、増刷のたびに小さな誤りは訂正してきた。その後、同業および関連職種の諸氏からさまざまなご助言を頂戴した。筆者自身、これを教科書として講義・演習を行う中で、使い勝手の具合とか表現不足の部分に気づくことも少なくなかった。

　そこで今回、胎児の成育および薬物治療については節を起こして新たに書き加えた。その他にも、部分的に補筆したところがいくつもある。

　今回の改訂に際して、思い切って「子ども精神保健史」に関する年表を大幅に加筆した。下川耿史による年表（2巻）など、子どもの生活変化に関する年表はすでに刊行されている。しかし児童精神科医の視点から編まれた年表は海外も含めて、筆者がこれまで数回発表してきたものに留まるようだ。そこで、手元に書き留めてきた資料のあらかたを整理して公表することにした。

　読み返してみると、この年表は児童精神医学史にもなるし、（主に本邦において）子どもがどのように見られ社会から扱われてきたかということの変遷を辿る歴史資料ともなった。

　今回の改訂に向けて、白橋宏一郎、杉山登志郎、田中　究、田中康雄、西田寿美、長谷川弘子、藤原正範、村田豊久、柳川敏彦の諸氏からご助言を賜った。記して謝意を表したい。

　　2010年7月

清水將之

はじめに

　本書は、心理学、福祉学、社会学、教育学などなど、児童精神医学や子どもの育ちとその周辺について学ぶ人たちに向けて書いたテキストである。児童精神医学をきっちり学ぶ機会なく現場に出ている子ども関連職種の方々にも参考となるであろう。

　児童精神医学、老年精神医学、司法精神医学などの専門分野は、大枠としての成人精神医学（古くからの精神医学）に属している。だから、本書で子どもの精神障害を学ぶ前に、一般向けの成人精神医学に関するテキスト（たとえば、山下　格著『精神医学ハンドブック』など）を一読しておいてもらいたい。そちらと重複する部分、たとえば統合失調症の症状などについて、本書では省略している。医師以外の職種を考えて、あまり、あるいはまったく接することがないと考えられる病気、たとえばレット症候群などは省略した。重度心身障害児施設の職員になる人なども少数はいるのであろうけれど、そういった場合は特別に勉強を加えてもらわねばならない。

　世間では米国の診断分類である DSM-Ⅳ-TR が多用されている。しかし、テキストブックという立場を考え、厚生労働省が使用する WHO による ICD-10 の診断分類を用いて記述している。

　書名には「子どもの精神医学」と表現したけれど、狭義の医学・医療を学ぶためのテキストではない。こころの育ちに揺らぎが起こった子どもたち、障害をもって生きる子どもたちを支えるには、狭い医療のみで対応できるものではない。包括医療とかリエゾン精神医学などということばもあるけれど、われわれの領域は病院で働く職種だけではけっして事足りないし、成り立たない。

　子どもの精神保健は、〈医療〉〈保健〉〈福祉〉〈教育〉などが重なり合う上に初めて成立するものであると、筆者は信じている。その意味で、児童精神科

医、小児科医、看護、心理、ソーシャルワーカーから養護教諭まで、関与しうるすべての職種の連係が求められる。これを表現することばとして、みずからの職業領域を筆者は『子ども臨床』と表現してきた。本書は、子ども臨床に役立つことを願って書いたテキストである。

　多くの方に活用されることを期待している。

　　2008年2月

　　　　　　　　　　　　　　　　　　　　　　　　　　清水將之

［第3版］まえがき……………………i
［第2版］まえがき……………………iii
はじめに……………………v

第1章　子どもと発達……………………3

第1節　0歳児の育ち ……………………………………………… 3
第2節　人生の2年目から ………………………………………20
第3節　就学前の数年間 …………………………………………26
第4節　出産まで …………………………………………………31

第2章　発達の障碍……………………39

第1節　知的発達症 ………………………………………………39
第2節　自閉スペクトラム症 ……………………………………46
第3節　注意欠如多動症 …………………………………………59
第4節　発達性学習症 ……………………………………………61
第5節　反抗挑発症 ………………………………………………63
第6節　言葉の育ちと遅れ ………………………………………64
第7節　乳幼児健診 ………………………………………………66
第8節　特別支援教育 ……………………………………………67

第3章　子ども虐待……………………69

第1節　子ども虐待の捉え方 ……………………………………71
第2節　法的保護 …………………………………………………75
第3節　どうして子ども虐待は発生するのか ……………………………………75

第4節　子どもには何が起こるか ……………………………… 79

第5節　治療の手立てと社会的養護 ……………………………… 81

第6節　予防の可能性 ………………………………………………… 84

第4章　主に心因で起こるとされる病気 ……… 89

第1節　アタッチメントの障碍 …………………………………… 89

第2節　習癖をめぐる問題 …………………………………………… 90

第3節　不安に関連する問題 ……………………………………… 96

第4節　強迫症 ………………………………………………………… 99

第5節　ストレス関連障碍 ………………………………………… 101

第6節　解離症群 …………………………………………………… 104

第7節　心因が身体で表現されるとき …………………………… 105

第8節　場面緘黙 …………………………………………………… 107

第9節　チック ……………………………………………………… 108

第10節　不登校は病気か …………………………………………… 109

第5章　精神病圏の子ども ……………… 113

第1節　統合失調症 ………………………………………………… 113

第2節　気分症 ……………………………………………………… 116

第3節　子どもと「死」 …………………………………………… 120

第6章　子どもの人となり ……………… 127

第7章　子どもと災害 ……………… 133

第8章　思春期の病気 ……………145

第1節　摂食症群 ………………………………… 145
第2節　対人恐怖 ………………………………… 150
第3節　発達障碍の思春期 ……………………… 154
第4節　思春期危機という問題の捉え方 ……… 156
第5節　非行 ……………………………………… 157
第6節　社会的ひきこもり ……………………… 163
第7節　ゲーム症 ………………………………… 165

第9章　治療をめぐって ……………169

第1節　子どもとの出会い ……………………… 169
第2節　通院（所）による治療 ………………… 171
第3節　インフォームド・コンセント ………… 174
第4節　入院治療 ………………………………… 177
第5節　家族の参加 ……………………………… 181
第6節　地域連係 ………………………………… 183
第7節　学校精神保健 …………………………… 184
第8節　薬物治療 ………………………………… 185

第10章　子どもの精神医学 小史 ……………195

A　ヨーロッパ …………………………………… 196
B　アメリカ ……………………………………… 198
C　日本の場合 …………………………………… 199

資料編················205

1 子どもの権利条約 ·· 207
2 国際診断分類　ICD-11／DSM-5 ···························· 220
3 関連法規　児童福祉法／児童虐待の防止等に関する法律 ········ 223
4 現行法における10代青少年の扱い ···························· 266
5 全国中央児童相談所一覧 ···································· 268
6 全国児童青年精神科医療施設協議会名簿 ···················· 272
7 全国児童心理治療施設一覧 ·································· 274
8 私説　子ども史年表 ·· 277

索引··············325

あとがき·············333
著者・補訂者略歴··················334

子どもの精神医学
ハンドブック

［第3版］

第1章

子どもと発達

●第1節　0歳児の育ち

　新生児は、時々刻々発達し続けている。

　乳幼児も日ごとに育っていくことを、注意深く眺めていれば、非専門家でも観察できる。子どもの育ちでは、言葉が使えるようになることやスプーンを握る力など、機能的な面から見た育ちを『発達』と表現する。身長や体重あるいは内臓の大きさなど、数量的に測定できる育ちを『成長』と表現する。医学では、子どもの育ちをこのように区別して表現している。

　子どもの精神医学や精神保健を考える基盤として、育ちというもの、とりわけ発達の軸をしっかり押さえておかなければ、この領域を正しくは理解できないし、適切な治療的・援助的実践を進めることもできない。

　たとえば、トイレット・トレーニングが終わった子ども、4歳児であればたまに夜尿があっても親は心配しない。しかし7歳児がときどき夜尿するとなれば、家族は心配するし、宿泊を伴う学習への参加に支障を来す。だから、医学的診断および治療が求められることになる。指しゃぶりについても同じことが言える。

　そこで、子どもの発達についての語りからこの書物を始めることにする。具体的な問題や実務的な知識の習得を急ぐ読者は、まず第2章から読み始めた上で、おしまいには、忘れずにこの章を読んでもらいたい。

⑴ 出生をめぐって

　出生（母親の立場からは、出産）は、子どもが子宮内の世界からわれわれと共存する世界へ登場することである。

　産声（人生最初の気管呼吸が発する音）に続いて、障碍を持たない赤子はひと泣きするのが常である。頭囲33センチに過ぎない新生児の泣き声にも、声紋を分析すれば、「ねむい」「おなかすいた」「いたい」という３種類の意味があり、産声に続く泣き声は「いたい」と「ねむい」の合成音である。それほどに、母親だけでなく赤子にとっても出産は大仕事なのであろう。

　出生時に母親は赤子へどのような言葉をかけるか、調査した人がいる（表１．宮本健作『母と子の絆』1990）。新生児に向かつて母親から手を出す（触ろうとする）女性はみずからの分身であると赤子を受け止めているのに対して、接触行動に出ない女性は最初からわが子を客観的に眺めていることが、この表を一瞥すれば容易に理解される。

　後に説明するアタッチメントとか母子相互作用という現象は、出産直後における女性の行動から、すでに違いがあるようだ。そういった母親の行動に注目して、以下のような実験を行った人がいる。

　実験に参加してくれた妊婦の全員から同意を得た上で、出産直後にわが子を抱かせる群（A群と名づけておこう）と、従来通り産湯をつかって産着にくるまれてからわが子を抱くことになる群（B群とする）に分けた。妊婦の意思・意図・願望・その他からの影響を避けるため、誕生日が偶数日か奇数日かによって両群を分けている。

　すると、乳児健診時に示す母親の行動にはすでに違いの生じていることが明らかになった。

　A群の母親は、健診時にわが子を看護師になかなか手渡そうとしない、赤子の脱衣・着衣を看護師に任せず自分で行おうとする、健診時もずっと赤子と一緒にいたがる、ということがわかった。

　一方B群の母親は、赤子をさっさと看護師に手渡し、診察台の横に衝立を立ててみると、覗き込むように外側からわが子を眺めている。脱衣・着衣

表1　新生児と初対面時の母親のことば（野村紀子、1987）

子どもに触れようとした母親群	子どもに触れようとしなかった母親群
あら、あなた女の子だったのね	体重はいくらでしたか
そんなに泣かないで	五体満足ですか
お母さんは、とっても大変だったのよ	ありがとうございました
こんにちは	お世話になりました
こんにちは、私の赤ちゃん	気持ち悪い
お父さんにそっくり	二重じゃないのね
小さくて、かわいそう	お産が大変だった
うそみたい	変な感じ
夢みたい	また男か
女の子でよかった	女の子じゃないの
元気でよかった	女の子では、もう一人がんばらなくちゃ
主人に見せたい	ならないのかしら
これから、がんばらなくちゃ	
前の子と同じ	
お兄ちゃんに似ている	
色の白い子だわ	

も看護師任せにしている。

　出産直後にわが子を抱かせることによって、女性は育児衝動を掻き立てられるようだ。誕生直後の赤子を母親に抱かせる試みは、産科臨床ではしだいに普通の営みになってきている。

　この研究は、出生後なんらかの障碍を持っているとわかった子どもを除外し、6歳になるまで追跡観察が続けられた。わが子へ語りかける時間は、幼児期になってもA群の親のほうが長く、ことばがけは持続する。ことばや情緒の発達もA群のほうが有意に良好であった。6歳時点で、A群のほうが知能指数はIQにして5高かった。この研究のみで育児論を決定づけることはできない。だけど、後に述べるカンガルー・ケアの効果とも関連して、出生直後から子育てが始まると考えることは差し支えないようだ。

　出産直後の母子接触になんらかの意味があることは、動物実験でもいくつか観察されている。出産後の母子分離期間が長引くほど育児が下手になる傾向が、多くの動物で明らかになっている。山羊では出産直後から1時間ほど分離すると、母子関係は断絶する。孤児として育ったアカゲザルが母親になると、わが子に愛情を示さず養育行動が出てこないことも観察されている。

⑵ 新生児が持っている能力

　半世紀前までの医学では、新生児はまったく非力な存在であると教えられていた。

　いまでは、出生直後から眼前20〜30センチ程度のところがぼんやりと見えていることが明らかにされている。抱いているおとなの顔がうっすらと見える（視覚が機能している）わけだ。

　聴覚も、出生直後から作動している。初日は、外耳道に羊水が残っているので聞こえにくいであろう。しかし2日目には乾燥して聞こえやすくなる。胎内音を録音しておいてむずかる新生児に聞かせると泣き止むので、胎内聴覚の記憶も残っているようだ。胎内での聴覚記憶によるのであろうか、母親の声を聞き分ける能力も持っている。

　嗅覚も働いており、母親の体臭をかぎ分けている。母親の肌着と他の女性の肌着を新生児の顔の両側に吊り下げると、母親の肌着のほうに顔を向けることで、それは明らかになる。羊水に浮かんで暮らしていた頃の鼻腔内嗅覚神経から推量して、羊水中にある母親の皮膚のにおい成分（脂肪酸）を記憶しているのであろうと考えられている。

　計量はできないけれど、泣き止まない新生児を抱けば落ち着くことから、出生時すでに触覚はかなり発達しているものと推量される。哺乳瓶を使用する場合、いぼいぼのある乳首と普通の乳首の両方を吸わせておき、授乳終了後に両方の乳首を見せると、いま吸わされていた乳首のほうを見る。吸乳中に視覚中枢も働いているのであろう。口唇部触覚と視覚との関連も検討したくなる。

　単なる音知覚ではなく、言語理解はどうか。眠っていると見える新生児に童話を読んで聞かせると、大脳皮質の言語野が活動し始め、次いで、情緒や言葉の意味をつかさどる前頭前野も活動するようになる。同じ語りを録音して逆回しテープで聞かせると、言語野の反応は鈍く、前頭前野は反応しない。韓国語の guppa と gwppa を、また日本人には発音の苦手な英語の l と r とを聞き分けることができる。

　さまざまな実験結果から、新生児は単に音を知覚しているだけではなく、

言葉として受信していることが理解される。日本で暮らす日本人の子どもは、lとrの聞き分け能力などが生後6ヵ月頃から徐々に衰え始める。いま育ちつつある地域の言語風土になじんで、不要な聞き取り能力は消去されていく（関連シナプスが刈り込まれていく）のであろう。

新生児の模倣能力も注目されている。生まれてすぐの赤子に成人が顔を近づけ、口の開け閉めや舌の出し入れをゆっくり繰り返していると、新生児は口を開けたり舌を出すようになる。このため、単に視覚認知のみの問題ではなく、大脳皮質の運動野（舌を出す）にも関連した複雑な回路が生まれつき人間に備わっていると考えざるを得なくなる。

低出生体重児（かつて、未熟児という表現で呼ばれていた）も同じ模倣行動を示すことが明らかになった。低出生体重児とは、本来まだ胎内で育っているべき存在である。したがってこの研究結果は、模倣能力を人間は胎児の頃から持っていることを示唆している。研究途次にあることなので詳しくは述べないけれど、ミラー・ニューロンと関連しているのであろう。

(3) 原始反射

人間には、生まれながらに持っている反射運動がいくつもある。個体発生は系統発生を繰り返す、ということを如実に示している。その一部を紹介しておこう。

しがみつき（clinging）

体幹を手で支えて持ち上げるとかシーツをちょっと引っ張るなどして、からだが急に不安定な状態になると、新生児は両手足を動かせてまるで何かにしがみつくかのような動作をする。これはclingingと呼ばれている。サルは出生直後から母親のからだにしがみつくことで移動するため、clinging能力がないと生きていけない。そのような系統発生的にとても古い時代（600万年以前）からの遺伝情報が、人間にもまだ残っているわけである。

吸いつき（sucking）

新生児の口唇に指を当てると、吸いつくかのように口をすぼめる動作をす

る。これも、哺乳類として母体から授乳してもらうことで生命を維持していくために作られた、遺伝情報に由来する行動である。胎児は妊娠13週あたりで吸暖運動機能ができ上がり、15週頃から指しゃぶりを始めることを、超音波エコー検査でわれわれは見ることができる。

微笑（smiling）

　微笑むような表情筋の動きは出生時から観察される。この現象の系統発生学的な意味はまだ明らかにされていない。

　体を浮かせるとか口唇部を触れるなど人為的な刺激を加えなくても、新生児は4〜5分おきに上に述べたいくつかの運動を反覆している。自働的に反覆される原始反射は生後2〜3週から減少し、せいぜい5ヵ月頃までには消失する。この間に、大脳皮質が機能し始めて、原始反射をつかさどっていた脳幹部の働きを制御することが可能になってくるためである。

　新生児の体幹を両手で支えてやると、出生直後から歩くかのように両足を左右交互に前方へ動かせる。これはステッピング歩行と呼ばれているが、生後ほどなく見られなくなる。赤子には、必要のない遺伝情報を次々と消していく能力が与えられているのである。

(4)　月齢を追って発達をたどる

　見てきたように、人生最初の数週間は、育ちの変化も脳内の変化もまことにあわただしい。2ヵ月を過ぎると、育ちのテンポは少し落ち着いてくる。以下、月齢ごとに育ちの変化を見ていこう。

2ヵ月頃

　産声をあげてから2ヵ月も経つと、赤子はずいぶんと大きく変化する。母親の笑顔に対して笑顔を返してくる能力が身につき始めるのは、この前後のことである。こうなれば、コミュニケーションが具体的に交わされるようになり始めるわけで、周囲の大人たちにとって、赤子は益々かわいい大切な特別の存在となっていく。

吸乳中に「アー」と声をあげることが観察されるようになる。これは発声練習の開始であり、クーイング（cooing）と名づけられている。同時に〈揺さぶり効果〉も見られるようになる。抱いて軽く揺すってやると、それを喜ぶ。赤子から揺さぶられることを期待していることもわかる。

　観察力のある母親は、律動的な吸乳の合間に休止期があると気づく。赤子は〈揺さぶられる〉ことを待っている。ここで「太郎ちゃん、どうしたの」と声をかけたり、軽く揺さぶったりすると、また吸い始める。こういうことが繰り返される。

　これは母と子との対話であると表現することもでき、明瞭な母子のコミュニケーションの始まりと考えたい。他人とおしゃべりしながら、スマートフォンでメールを読みながら、テレビを見ながら授乳していたのでは、このように徴細な子どもからのメッセージを気づくことなく、わが子と対話する機会を見出すことなく、時間が流れてしまう。

　母親に〈そばに居てもらいたい〉という欲求を赤子が持つようになるのも、この頃である。サーモグラフィという測定器を用いると、赤子の皮膚血流は苦痛を与えることなく測定できる。これを用いて観察すれば、赤子のそばから母親が離れると、顔面の血流が低下することがわかる。顔面蒼白とまではいかなくても、母親が離れたことを赤子は察知して表情で反応しているわけである。母親が戻ってくると血流量は回復するけれど、回復に要する時間には個人差がある。

　20世紀前半には、刺激に対する反射・反応を繰り返して赤子の知恵は育っていくと考えられていた（ピアジェ Piaget, J. など）。

　しかし同じ世紀でも終わりの20〜30年頃、急速に進歩した胎児および新生児の観察技術が研究に活用されるようになった結果、これまで考えられてきたように弱い存在として赤子を見る発想は否定されるようになり、自発的・主体的に赤子から欲求を発信し働きかけを行っていることが明らかになってきた。これらの研究結果は、母子関係の見直しを求めるほどのものである。

　胎生期からの行動パターンを継時的に整理してみると、図1のように大きく分けて3種類のものがあることがわかる（小西行郎『赤ちゃんと脳の発達』2003）。

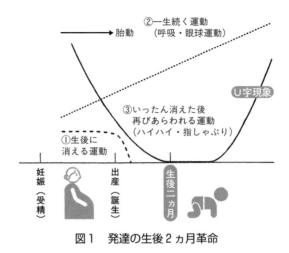

②一生続く運動
（呼吸・眼球運動）

胎動

U字現象

③いったん消えた後
再びあらわれる運動
（ハイハイ・指しゃぶり）

①生後に
消える運動

妊娠
（受精）

出産
（誕生）

生後二ヵ月

図1　発達の生後2ヵ月革命

　1つは、生後しばらくすると消えてしまう運動であり、しゃっくりとか驚愕様運動と呼ばれるものである。

　2つ目は、胎児の頃から始まって生涯続く行動であり、口で吸う、呼吸する、目を動かすなど、生命を維持するための基礎的運動である。

　もう1つ、いったん消えた後に再び現れる運動がある。指しゃぶり、物を見て手を出す、這う（ような行動）などであり、これは生後2ヵ月目のU字現象と名づけられている。一時的に消失する前は不随意運動であったものが再現後は随意運動となり、それぞれの行動は以前と異なった意味を持つようになり始めている。

3ヵ月頃

　周囲への関心は日ごとに高まり、表情筋の機能も進歩し、赤子は笑顔良しとなる。3ヵ月の微笑と名付ける者もいる（スピッツ Spitz, R.）。誰に対してでも笑いかけるのがこの時期における笑顔の特徴だ。

　新生児期における原始反射としての微笑（smiling）は、他者が居なくても不随意的に生じるものであった。だけど、3ヵ月頃の微笑は、相手を見てコミュニケーションの手段として笑うようになっているわけである。相手をする大人が目を隠して話しかけても、子どもは笑わない。目を見せて顔の下半

分を隠して相手をすると笑顔を返し続ける。すなわち、相手の目を見て赤子は笑っているのであり、これは社会的な笑いであると理解できる。

　手足の動きを観察してみよう。生まれてほどなくから赤子はよく手足を動かしている。生後2週目と2ヵ月目とを比較してみると、動きはしだいに少なくなってくる。両手足に蛍光塗料を塗ったリストバンドをはめて薄暗い部屋に寝かせ、駒取り撮影で記録すれば運動の継時変化が記録される。5～6ヵ月に向けて手足の動きは範囲が大きくなり、運動量も増加し、手も足も左右対称に動かすように変化していく。両手を組んだり、両足を同じ方向に動かすようになり、無意味運動からしだいに有意味の運動へと発達していく変化がこうして観察される。

　多くの育児書には、首すわりは3ヵ月から始まると書かれている。たしかに、立て抱きしても首がぐらつかなくなるのは3ヵ月頃からである。立て抱きできるようになると、親はわが子を扱いやすくなり、子どもの視野と生きる世界は急激に拡大する。いろいろなものを容易に視野へ入力することが可能となるわけである。

　しかし、人間の重い頭蓋を支えている首とその周囲の筋肉は、まだ十分に発達しているとは言えない。乳児揺さぶられ症候群（shaken-baby syndrome）というものが児童虐待で問題となっている。これは、いら立つ養育者が乳児のからだを激しく揺さぶった結果、頭蓋内で脳実質が強く揺さぶられて（shakeされて）挫傷し、重篤な脳障碍を生じさせるものである。

　男性が赤子を抱え上げて「高い、高い」と子どもを喜ばせるとか、軽く放り上げて両手で胴を受け止めるという遊ばせ方はよく見られる。こういったことは、揺さぶられ症候群の危険を配慮して、生後半年までは避けるのが宜しい。

　乳児の育ちにおける危険について、もう一言。いまだに原因が解明されていない乳幼児突然死症候群（sudden infant death syndrome：SIDS）を招く危険因子として、母親および家族の喫煙、人工栄養、うつ伏せ寝が挙げられている。また、妊娠中の女性が飲酒することによって、生まれてくる子どもに成長障碍（低身長など）、特異な顔貌、中枢神経系の異常が生じやすいことが20世紀の終わりごろに明らかとなってきた。これは胎児性アルコール・スペ

クトラム障碍（fetal alcohol spectrum disorders：FASD）と呼ばれている。

4ヵ月頃

　産まれた日を頂点として、赤子の睡眠時間は少しずつ減少し、4ヵ月頃には昼夜の区別がつくようになってくる。昼間のいわゆる〈お昼寝〉も減少してくる。最近の日本ではこの時期すでに昼寝をしない乳児が散見されるようになってきて、赤子の生活リズムが崩れてきているのではないかと心配されている。

5ヵ月頃

　エンジェル・スマイル（Angel Smile）と名付けられている笑顔が観察されるようになる。天真爛漫で天使のような笑顔とは、うまく表現したものである。解剖学的に表現すれば、表情筋の変化が左右対称に見られる人生唯一の時期、ということである。

　表情とは、多数の表情筋が絶妙な協同運動を成立させてつむぎだす心情の表現である。眼球を動かすだけでさえ、左右それぞれ6本の筋肉が働いている。胎生期や新生児期には、眼球は左右ばらばらに動いている。5ヵ月頃までに、それは左右同一方向にうまく連動させることができるようになり、同一方向へ左右眼球（視線）を同時に向けることが可能になる。

　表情筋の働きが出揃う時期であると同時に、5ヵ月頃は、まだ邪心が芽生えていない年頃でもある。両者の育ちが同時性を持つことにより、エンジェル・スマイルは成立する。この時期、親はわが子の写真をたくさん撮影しておくといい。かならず役立つときが後にやってくる。いつか。十数年後である。

　子どもが育つ過程で、親に逆らう時代を通過することは避けられない。世間ではこれを反抗期と呼んでいる。親のいやがる言動が連続し、一歩間違えばと、はらはらさせられる数年である。あんなにかわいかった、あれほどかわいがったわが子がどうして、といぶかるようになる。連日の反逆にいら立って「こんちくしょう」という思いが生じて不思議でない時期でもある。

　その頃、エンジェル・スマイル時代の写真をとり出し、両親でこっそり眺

め（当のわが子に見られると、まずい）、「ああ、こんな年頃もあったのだ」と
確認して、明日からの反抗に耐える余力を蓄えると宜しい。

6ヵ月頃

　生後6ヵ月の段階、人間の赤子は知能面では猿よりも劣っている。それに
もかかわらず、猿とは異なって人間の6ヵ月児は鏡の中にある自分の姿を認
めて喜ぶようになる。鏡像段階と名付ける者もいる（ラカン Lacan, J.）。この
頃から1歳半あたりにかけての1年ばかり、鏡に映る自分の像を子どもは現
実のものではないと感じるようになり始める。やがて、それが他人から見た
自分自身の姿だということを承認するようになる。これは、自分は社会の中
に居るのだと自覚するように変化するプロセスと考えることができる。

　英国で行われた研究から、6ヵ月児は画面の中にある2人の顔を識別する
能力を持っていることがわかった。この研究では、2匹の猿の顔を並べて示
しても、赤子はそれぞれの猿を識別することができるという。成人では、霊
長類研究者など特別の訓練を受けた人を除いて、複数の猿を顔で識別する能
力はない。赤子は、一般成人よりもはるかに注意深く眼前の顔を認知・識別
する能力を持っていることがわかる。

　猿の顔を識別する能力は、月齢9ヵ月頃からあいまいになっていく。この
ような識別能力に限らず、所有している多くの能力から自分の生存に必要な
ものを赤子はみずから選びとり、不要のものを消去しながら成育していって
いるようだ。

7ヵ月頃

　大人が相手してやることを喜び、「いない、いない、ばあ」遊びに微笑み、
声を出して反応するようになる。おとなに向かって遊びをしかけるようにな
ってくる。月ごとに、大人との関係性は親密さを増していく。

　「いない、いない、ばあ」という親の演技を、赤子はなぜ喜ぶのか。7～
8ヵ月ころまで脳機能が発達すると、何が次に起こるのか「予測する能力」
が育ってくる。笑いかけてくれていた顔が隠されると、「さて、次はどうな
るか」と赤子は予測をめぐらす。ちょっとした不安と緊張の後に自分の予測

が当たると、安心感を味わって笑顔になる。この親子遊びは米国では「ピーカブー（Peek a boo）」と呼ばれており、ドイツ語では「グーグス　ダダ（Gusus Dada）」、フランス語では「クク・ム・ヴォアラ（Coucou me voilâ）」と言われているなど、複数の文化圏で共有されている。

8ヵ月頃

　この頃になると、この相手は自分にとってどのような意味があるのか、他者との関係性の質を理解し始める。具体的には、人見知りが始まる。自分の保護者である母親とそれ以外の人物、自分にとって両者の存在理由はどんなものかを識別する能力が発達してきた、と表現することもできよう。これを〈8ヵ月不安〉と名付ける者（スピッツ）もいる。

　生まれてよりこの頃までに特定の養育者（たいていは、母親）との親密で代替できない関係を体験し、それによって〈基本的信頼関係〉を子どもは獲得すると言われている。

　ただし、赤子に見られるこのような反応は8ヵ月に限ったことではない。5ヵ月で人見知りする子もあれば、15ヵ月になってやっとそのような反応を示すようになる子もいる（ラター Rutter, M., 1975）。8という数字に惑わされる必要はない。

9〜12ヵ月頃

　赤子は誕生初日から、眼前の大人とまなざしを交わしていることは先に述べた。新生児を抱いて笑いかけでやる行為は、赤子にとって大きな意味を持っているわけである。赤子と大人との二者関係は、このように人生の初日から成立している。

　では、それに加えて第三者との関係はいつごろから機能し始めるのであろう。赤子と大人とそれ以外のものとの三者関係を、発達心理学では共同注意（joint attention、共同注視という訳語も使われる）と呼んでいる。この能力は、従来は8〜9ヵ月頃から始まるものとされてきたけれど、近年の研究ではもっと早い時期にこの機能を獲得すると考えるようになってきている。

　第三者は、人間ではなくモノであることが多い。たとえば、母親が「ワン

ワンいるよ」と言いつつ指さしすると、指の先端ではなくて指さしする先にいる犬へ赤子が眼を向ける、などである。これは、視線追従や指さし行動などの育ちに関連するものであり、後にこころの理論（本章3節(1)）が成立していくことの先駆けとも考えられる。

　月齢を追って検討できる変化は、おおよそこの辺りまでである。障碍や疾病など、生育が困難な条件の有無にかかわりなく、これから以後は育ちの速度に大きな個人差が生じてくる。だから、この後は、問題別の育ちについて学習を進めることにしよう。人見知りに関して述べたように、これまでの月齢でも子どもによってさまざまであり、数字に引きずられて一喜一憂することのないよう、若い親たちへ援助・助言することが大切である。

(5)　カンガルー・ケア

　低出生体重児の育ち、および母子関係の成熟を促進する方法として、カンガルー・ケアが開発された。新生児をおむつのみの姿にして母親が素肌で抱くことを、毎日2時間行うという単純な行為である。

　1989年にパリで開催された国際小児科学会において、チリの小児科医が「重症栄養失調児の入院治療で、同じ身体的治療を行っていても、優しく赤子の世話をするボランティアを配置すると体重増加が数倍早くなり、死亡率がゼロになった」という報告を行った。ここから始まった新生児の養育技法がカンガルー・ケア（本章、1節(1)）である。

　保育器に入れられている赤子を看護師が毎日手で撫でるという行為を行っていると、さまざまな点で予後が良好になるという臨床報告もあった。

　きわめて単純な手技ではあるけれど、低出生体重児の育ちに良好な効果を持つことは、皮膚接触が生命予後を大きく改善することから明らかである。加えて、母親にもアタッチメントが芽生えていくことが観察されている。母親は、保育器に隔離されてわが子に触れることができないため、わが子であるという実感が育成されていかない。ダウン症その他、先天異常の告知を行うときも、カンガルー・ケアを行っている場合、母親は円滑に受容するけれど、そうでないと困難が生じることも報告されている。

アタッチメントは先天的なものではなくて出産後に育っていく部分が大きいことを、これらの研究結果は物語っている。先述の、わが子を客観的に眺めるような母親（本章1節(1)）にカンガルー・ケアを行えば、子ども虐待の予防に役立つという可能性も大いに考えられる。

(6) 母子間のアタッチメント（attachment）

基本的信頼やいわゆる8ヵ月不安と関連することであるが、子どもの育ちにおいて養育者とのアタッチメントが重視されている。第2次世界大戦は膨大な数の孤児を遺した。この子らの育ちに心配を抱いたWHOから依頼があって、養育者と赤子との関係に関する研究は始まった（ボウルビイ、Bowlby, J., 1951）。

赤子のアタッチメントは、以下の3段階の行動にまとめられる。

第1　定位行動（母親を見つめる、など）
第2　信号行動（泣き声を発する、など）
第3　接近行動（這っていく、など）

こういった母子間のアタッチメントは赤子の中で育つのではなくて、母親（ないし、養育者）と赤子との間に交わされる相互性によって育成されていくものであることが明らかになった。そのため、母子相互作用ということばも用いられている。たとえば、「守る　対　守られる」「頼る　対　頼られる」「甘える　対　甘えさせる」「見守る　対　探検する」といった具合に、養育者の側の対応や変化も、赤子の変化と同等に重視される。

赤子は、記憶にある母親の匂いを愉しみ、わが子の乳臭い香りに母親は愛しさが掻き立てられる。先述したように吸乳行動の間に母子コミュニケーションが行われる。まなざしを交わす。からだのぬくもりを確かめあう。泣けば、抱いて軽く揺すらせて、あやす。

このように、アタッチメントは母と子の間で相互作用によって強められていく。ただし、育児に対する母親の関心が強くなければ、相互作用の育ちは

進展しない。

　さまざまな遺伝子情報を赤子は持っている。たとえば、抱き上げると周囲を見回した後に母親の首から胸のあたりへ頭をすりつけてくる。この赤子からの接触行為によって、母体のプロラクチン（prolactin）およびオキシトシン（oxytocin）というホルモンの血中濃度が上昇する。

　これらのホルモン、前者は乳汁生産をつかさどり、後者は乳房平滑筋を収縮して乳汁分泌を促進する作用を持っている。いささか比喩的に表現すれば、赤子は生まれた直後から、食糧を自前で調達していることになる。オキシトシンはさらに、妊娠で拡張した子宮を収縮させる作用も持っている。したがって、乳児は世話になった母体の後始末までしていることになる。

　ひと言にまとめて表現すれば、情緒的にも物理的にも生理的にも安全基地を持ったという感覚を子どもに構築させることが、アタッチメントを育てる上で大切だと言える。最近は、アタッチメント形成の過程が脳の発達と密接に関係していることも明らかとなりつつある。

　このような研究に対して、アタッチメント形成の相手は母親でなければ不可能なのかという批判も生じてきた。フェミニズム運動が興隆した1970年代のことである。養育者との絆（bond）が大切なのであって、①絆の形成、②世話されること、③遊び、この３つの機能が揃っていれば、「誰が」ということは問題とならない、という反論が出されたのは1972年のことである（ラター）。

　たしかに、アタッチメントというひと言でくくることができるほど、母子の関係は単純でない。また、attachmentの語義には「愛」（着）という印象は含まれていないという指摘からも、これまで用いられてきた愛着という訳語は用いられなくなりつつある。原義に近いものとしてく〈近接〉という訳語が用いられることもあるけれど、定着はしていない。

(7)　運動機能の発達

　赤子が新生児期から身体を動かしていることは、先に述べた。運動機能の発達は、情緒・認知など、こころの機能が発達する過程に深くかかわりを持っている。このかかわりにまで言及することは本書ではできないけれど、運

動機能の育ちについておおよそ平均的な時期は記しておこう。

　　　　3ヵ月　　　首すわり
　　　　5ヵ月頃　　腰を両側から支えてやればお座りができる
　　　　6ヵ月頃　　両腕を伸ばして体重を支え、腹臥位（うつぶせ）から仰臥位
　　　　　　　　　　（あおむけ）に寝返る
　　　　7ヵ月頃　　大人が手を離しても座っていることができる
　　　　11ヵ月頃　　手と膝で歩く

　運動機能の育ちはこのように進み、さらに手と足をついて歩く（熊歩き）、つかまり立ち、伝い歩き、始歩へと続いていく。

　座る、立つ、歩くという行動の拡大は、幼児が生きる世界を急速に拡大させる。このことは、座位・立ち上がり・初歩が先天性視覚障碍児では普通児より遅れることからも明らかである。視覚を持たない幼児にとって、このような運動能力を発揮しても世界は拡大しない。

　このような運動機能の育ちには個人差が大きいので、月齢の数字によって親を過敏にさせるようなことがあってはならない。寝返りできる前につかまり立ちできる子もいるし、2〜3歳までは仰臥位からいったん腹臥位にならないと立ち上がれない子など、育ちの道筋にはさまざまな個人差がある。

　運動の育ちが少し遅いなと感じられでも、同じ月齢の子どもと一緒に過ごさせるよう工夫すると、それまでできなかった運動が突然可能になるということもよく観察される。その意味でも、似た月齢の赤子たちが群れる子育てサークルは意義ある地域市民活動である。

　手の運動（手指操作 manipulation）は、人間においてとりわけ大切な運動機能である。進化論的に見れば、手に5本の指があるのは爬虫類以降だから、これは3億年の歴史を持つ運動器である。しかし、チンパンジーまでは物を把握することが主な機能であり、伸展には大きな力を必要とした。

　われわれが手指を伸展してそり返らせると若干の痛みを感じる（日常的に使用していない筋肉の収縮）のは、チンパンジーから受け継いだ遺伝情報の名残りである。

加えて、人間では第2〜5指と拇指（親指）とが方向を異にすることができ、別途機能することが可能になった。これは特筆すべき機能進化である。チンパンジーは人間とくらべて親指が他の指よりも短い。だから親指と他指の先端を利用しでものをつまむことが困難であり、微細な手指運動ができない。アイザック・ニュートンは「ヒトにおける拇指（親指）の器用さは、神の創造をもっともよく表現している」とさえ語っている。

　人間の身体は206個の骨で構成されている。手首から先は27個、両手で54個から成っている。全身の骨の4分の1以上が両手に集中している。それぞれの骨には腱によって筋肉がつながっており、微細な手・手指の運動を可能にしている。手指を器用にこまかく使用することが可能になったのは、霊長類、とりわけ人間に大きな可能性をもたらした。道具を使用し、改良し、微妙な細工を可能にしたことだけではなく、指で意思を表現し伝達することも可能になった。子どもの発達も、そのような視点から観察する必要があるし、子どもの手遊びや指遊びの大切さも理解されてくる。

(8)　1歳の誕生日

　普通に育つという幸せに恵まれた子どもは、最初の誕生日を大きな喜びをもって家族に祝ってもらう。「ちょうだい」といって手を出せば、持っているものを手渡してくれるほどに、心情の交わりあいも可能になっている。言葉も単語数が急増し、文法も体得し始める。ふり遊び（pretend play）が始まる。想像力が急速に発達していくことをわれわれは眼にする。

　初回誕生祝いの日を記憶している子どもはいない。しかし最近の研究によれば、3歳頃の子どもに聞き取り調査を行うと、33％の子どもが胎内の暮らしを、21％の子どもが産道通過の苦労を記憶しているという研究もある。こういった記憶は、4歳を迎える頃から急速に消えていくようである。これらは暮らしに不要な記憶である、と生命体が判断した結果であろう。

　新しい世界を開拓して前進しなければならない子どもは、発達につれて古い記憶を次々に整理し消去していく必要に迫られている。しかし、成人してから想起・推量しておかねばならない乳幼児期の事実がある。

　それは、赤子は、他力なしには1日たりとも生き延びることが不可能であ

ったという厳然たる事実である。自発意思で動くことができず、体温保全、栄養獲得など、生命維持に必要なすべての要件を、誰かに完全依存していたという事実。これは否定すべくもない。親でなく施設職員であったとしても、誰かの全面支援がなければ現在の生命と暮らしは決して存在しなかったはずである。

　そのことに思いを致すならば、みずからのいのちや体やこころを粗末に扱うごときことは、すべての人にとって許されないものと理解されてくる。

　子ども臨床に関与する者が抱く子どもへの思い入れは、このことに対する自省と感謝と責務とに基礎づけられている。

●第2節　人生の2年目から

(1)　歩くこと

　つかまり立ちが可能となって、子どもの視野はぐんと拡大する。1歳前後の数ヵ月で、発達課題〈歩くこと〉を体得する。自分の意思と力で位置を移動できることによって、子どもの世界は爆発的に拡大する。それまでに這うという技能を獲得している児は多いけれど、それの比ではない。

　600万年前、猿人（Orrorin tugenensis）は二足歩行を始めたことで脳を刺激され、それによって進化が加速されたという。したがって、子どもが歩き始めるということは相当に大きな意義を持つと考えられる。

　移動しながら、両手を使用することが可能になる。系統発生的にも個体発生的にも、手の自由化が持つ意味は大きい。遊びが多様化することもある。しかし、配慮や用心する力などは歩行の育ちについていけない。

　そのため、日常生活上の危険が増加することを始歩は予感させる。幼児期における溺死事故のほとんどは、自宅浴室へひとりで入って浴槽に転落することで占められている。これは、浴室ドアの取っ手を15センチ高くするだけで防止がほぼ完全に可能となり、それを自治体単位で推進している地域もある。

⑵ 言葉の育ち

　言葉を用いることができるようになると、子どものコミュニケーション力は大きくはばたき始める。以下に、生まれてから10年ほどに見られる子どもの言語能力発達について、目安（標準、ではない）を記しておこう。

1ヵ月　母乳の吸い方で、母親に信号を発信している。

1～2ヵ月　クーイングが始まる。

4ヵ月　あやすと、声を立てて笑う。

6ヵ月　リズムのある音を喜ぶ、音をまねる。

9ヵ月　自分の名前を理解する。
　　　　「ダーダ」「アバー」など無意味語を発音する（喃語）。

10ヵ月　「マンマ」と、声で食事を催促する。

12ヵ月　「パパ」「ダダ」など、発する単語が急増し始める。

21ヵ月　パパどこ？「カイシャ」、ママどこ？「アッチ」など、15～20語の有意味語を用いて対話できるようになる。

2歳頃　「ワンワン　キタ」など、2～3語よりなる文章を話すようになる。

3歳頃　問われて、名前、年齢（指の表現を含め）を答えるようになる。疑問詞「いつ」「なぜ」を使う。従属文を用いる。

4歳頃　上下前後の位置関係を理解し始める、ほぼ正確に格助調を使用する。「なぜ」「どうして」「これなあに」など質問が多発するようになる。この頃はまだ、発音の誤りは普通のことである。

5歳頃　発音の誤りはまだみられるけれど、誤っていても他人に理解できる。

6歳頃　（就学）おおよそ普通に会話できる。反対語を言える。ほとんどの話音が獲得される。

11歳頃　この頃までに、母語で用いられるほとんどすべての話音を使いこなす能力を獲得する。

先にも触れたように、言葉の発達には個人差が大きい。幼児期に診察や相談を求める親の心配事には「言葉の遅れ」という問題の占める率がかなり高い。親の不安を軽減し、必要な場合には〈言葉の指導教室〉（スピーチ・クリニックなどと名付けられているところもある）を紹介するなど、適切に対応することが求められる（次章第6節を参照）。

　急速度で言葉の獲得に向けて走っている数年の間、親に求められることは、①子どもの発声に関心を示してやること、②しっかり聴いてやること、③早口にならないこと、の3点である。

(3)　移行対象

　移行対象（transitional object）とは、硬く表現するならば、赤子がこの世に生まれて最初に認知する「自分でない」所有物であり、自分の内的体験と周囲の世界との間を橋渡しする対象物、ということになる。精神分析概念として多用されている用語であるが、簡単に説明するなら、幼児が自分だけの宝物として大切に持ち歩くタオルケットやぬいぐるみの類であると考えればいい。

　胎内にいた時代は、母子一体の存在であった。出産によって最初の分離を人は体験する。離乳により、乳首を子どもは断念させられる。保育園へ通うようになり、母親の存在しない数時間を体験させられる。このように、子どもの育ちは一面、母親と別離していく歴史である。それは同時に、自立へ向かう歴史でもある。母親との漸進的な別れに由来する不安を補充する、対象としての母親の代理物である、と移行対象を理解すればいい。

　別離と自立の狭間を埋める移行対象は、幼児の育ちにとっては、一時期不可欠の至宝である。周囲はそのことを理解してやらねばならない。物は、それぞれの子どもによってさまざまであるが、やわらかさと持ち運び可能であることが必要条件のようだ。

(4)　母子の別れ

　前項で触れたように、さまざまな生活局面で、幼児は自分にとって決定的存在であった母親との距離を拡大させられていく。

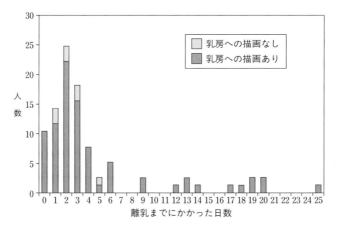

図2　離乳完了までに要した期間

　文化圏によっては、4〜5歳まで母乳を飲む風習を持つところもあるよう
だ。わが国の通例では、生後6ヵ月頃から始まる離乳食の登場が母子分離の
最初であろう。子どもは新しい味、食感、色彩、成人と似たものを口にする
ことなどに好奇心をそそられる。

　しかし、独占してきた乳房との別離は悲しい。乳房の所有権を目指して抵
抗を示す子も少なくない。乳房に絵を描いて、授乳を心理的に遮断しようと
する親もある。子ども側から見ればひどい仕打ちであろうけれど、往年のよ
うに乳首にからしを塗って断念させるよりは人道的な処遇である。調査によ
れば、3〜4日から1週間程度で大半の子どもは乳首を断念できるという
（図2．根ケ山光一『〈子別れ〉としての子育て』2006）。

　ここで注目しておきたいのは、母親にとっても離乳はわが子との別離体験
だということである。こういったところに注目して、子育ての過程を〈子別
れ〉の側面から点検し直す試みも始まっている。欧米文化圏とは異なり、わ
が国には〈添い寝〉という風習がある。これも、いつ止めるのかという問題
を含んでいることから、〈子別れ〉としての子育ては重要な検討課題となる。

　いずれにせよ、子どもが独り立ちしていく過程は微妙かつ複雑であり、よ
く引用されるような狼がわが子の自立を促す方法のようには円滑でも操作的

でもない。欧米のように、幼児期から子ども部屋に独りで寝かせる文化もあるけれど、わが国はもう少し柔らかな文化を持ち続けており、この国なりの工夫が求められる。分離のつまずきとしての精神保健問題も時として起こりうることを考えておきたい。

(5) 排泄訓練

日本の現代文化では、赤子の排泄はおむつで処理される。やがて、便器の利用を子どもは求められ、次いで、便所での排泄が強要されるようになる。それぞれ、どの年齢からがよいかなどの定めはないけれど、就学年齢以前には排泄訓練（toilet training）が終了していないと、少し困ることも生じてこよう。

言葉を用いてのコミュニケーションが進むにつれ、一定時間ごとに養育者は子どもを便器に座らせて排泄を促す。やがて、つたない表現で子どもから排泄の予告が伝えられるようになる。これが可能になるためには、便意・尿意を感じ取る力量とともに、括約筋を制御して養育者の許可が出るまで排泄物を体内に留めておく努力と能力が必要である。

その前提として、全身の横紋筋の筋力発達が必要であるし、後に自律性と呼ばれるようになる自我機能の萌芽も求められる。自律性（autonomy, self-control）とは、自分の頭脳で判断し、その判断に従って道を選択・決定し、行動する能力のことである。排泄訓練は、自律性・自立性を学ぶ機会であると同時に、大小便を自己身体の一部であることから、〈不潔な〉対象物へと変換すべきことを学ばせられる文化的な事柄でもある。

(6) 万能感の終了

赤子は完全に守られている条件の中でしか、生き永らえることができない。独歩可能となり、生活の場が自宅から戸外へと拡大していく。そこでも、優しい言葉と気遣いを投げかけられ、思う通りの行動ができる。遊具は年長児が譲ってくれる。このような生活に浸っている中で、幼児は自分が世界の中心に居り、どのようなことでも可能であるかのような感覚を抱いている。これを心理学では万能感（omnipotence）と表現している。やがてそれが幻想

であることに、子どもは気づかされていく。

　排泄訓練によって「したい放題」に制限が加えられ、食事の練習では、永久に笑顔でいるはずと思っていた母親の顔に厳しい表情を読むことになる。こういった変化は、子どもの生活訓練において母親からしだいに伝わってくるので、自己中心的な万能感から離れて、母親の希望に添うことで味わう喜びを抱くことへと、子どもの心情は育っていく。

　万能感の終了へ向かうにつれて、子どもは約束ごと、規律、制限、そして社会性を緩やかに体得していく。

　多くの観察結果から、乳幼児期に万能感を十分に味わえていた子どもほど、規律を受け入れるのは容易であるということがわかってきた。そこには、母親を喜ばせようとする能動的愛情が底流しているのであろう。幼児的万能感を放棄したからこそ、社会性の獲得を開始することができた、とも表現できる。このように、生まれてから思春期の終わりまで、人間は喪失と獲得の連鎖を反復していくものである。

(7)　遊びの発達

　生まれてほどなくから、自分の手を眺めたり動かしたり、玩具などを握ってみたりと、子どもは遊びを楽しんでいる。遊びの内容は当然、加齢につれて変化していく。単純化すれば、下記のような段階で発達する。

　　　0～1歳　　独りで遊ぶが、相手をしてやると喜ぶ。
　　　1～2歳　　大人に相手をしてもらう遊び。
　　　2歳　　　　ごっこ遊びが始まる。
　　　3歳　　　　2人の子どもで遊ぶ。
　　　4～5歳　　約束事のある遊び、集団で行う遊びが可能になる。

　遊びは、子どもの育ちに不可欠なこころの栄養素と表現して差し支えない。この重要性を十分に理解して、遊びが成立するようおとなは子どもに配慮してやらねばならない。遊びの相手をしてやること、ごっこ遊びに関心を向けてやること、2人の子どもあるいは集団で遊ぶ状況を設定してやることなど、

おとなに求められる課題はたくさんある。

　さいきんでは、ほとんどの子どもが保育所か幼稚園へ通うようになり、幼保統合も増加して、遊び仲間は確保されるようになってきたのであろうか。同胞数が少ない時代、これら施設において同年齢集団と共に過ごす時間は同胞数が多かった時代にくらべてとても大切になっている。

　絵本や童話の読み聞かせも、大切な子どもの遊びとして中心に位置づけられるべきものである。言葉がわかるようになる年齢まで待つ必要はまったくない。妊娠後半に母親が同じ絵本を繰り返し胎児に読み聞かせていたところ、新生児期に同じ絵本を読み聞かせると赤子が落ち着き、続いて新聞を朗読し始めるとごそごそと体を動かし始めたという実験もある。これのみで胎児期の聴覚記憶が保たれているとは言えないにしても、興味ある実験ではある。

　母親とは限らず女性は、乳幼児に本を読み聞かせるとき、共通の発声特徴を示すという。声の調子が高くなり、抑揚が誇張される。これは国・文化圏・言語域を問わず共通しており、母親語（motherese）と名付けられている。

　言葉が理解でき始めると、物語の内容にも関心が向けられるようになる。反復して読み聞かせを受けて物語の筋を記憶したり暗記してしまってもなお、同じ本の読み聞かせをねだることが多い。これは、言葉の意味や物語の筋を聞いているのではなく、親の声音と言おうか声の調子・雰囲気（肌理）を子どもが楽しんでいるのであり、反復して付きあってやることが育ちの糧としてとても大切である。

● 第3節　就学前の数年間

⑴　こころの理論

　霊長類の中でもっとも進化しているチンパンジーとヒトとは、DNAで見れば1.2％しか差違がない。そこで霊長類にもヒトと同様のこころの動きがあるのではないかと考えて、さまざまな研究が行われた。そのような研究の1つが、他人の気持ちを読むことが難しいという障碍を持つ自閉症の研究に

も導入された。こころの理論（theory of mind）と呼ばれている。簡単に紹介しておこう。

　こころの理論とは、「山田くんは遊びたいという『信念を抱いている』と僕は考える」など、他者の意図や信念を把握する能力のことをいう。たとえば、今日はいいお天気なのに、隣のおじさんが傘を持って会社へ出かけるのを目撃したとする。傘の用途を知り始めた幼児は、「いいお天気なのに、おじさんはどうして？」と疑問を抱く。だけど、10歳の子であれば、「今日はお天気が崩れるだろうと、おじさんは考えている」のであろうと理解する。

　社会生活を普通に送っている成人は、信念や欲求など他者のこころの状態を読む能力を持っており、それによって日常生活における人間関係をほど合いよく維持している。

　この水準の他者の意図了解力は、3〜4歳から獲得され始める。原始的なこころの理論を類人猿は持っているが、日本猿は持っていないという。これは獲得的な能力であると当初考えられていたが、マカクザルで偶然、前運動野にあるミラー・ニューロン（mirror neuron）という神経系がこころの理論に関与していることがわかった（2001）。

　他者の意図を読む能力を逆手に用いると、他人をあざむく〈マキャベリ的知能〉を働かせることができる。チンパンジーは、森の中にバナナの木を見つけると、群れが通っていくのをやり過ごし、その後でひとりこっそり食べるというあざむき行動を行うことが可能である。

　こころの理論を計測するための心理テストも作成され、臨床の場では活用されている。

(2)　遊びの効果

　前節でも遊びについて考えたけれど、ここでいま一度考えてみたい。子どもの発達には遊びが不可欠である。3歳、4歳、5歳と年齢を重ねるにつれて、遊びは力強く、大胆に、広範になっていく。とくに男の子の場合、3歳頃になって横紋筋が発達するにつれ、運動機能も進歩してくる。そうすると、身体を動かすことによってそれまでにないスリルと快感が味わえることを知る。女親相手の穏やかな遊びではなく、男親に両手を握られ360度振り回し

てもらうような荒っぽい遊びが愉しくなる。

　ジャングルジムの最高部や遊具の不安定な部分を好むようにもなる。必然的に怪我の危険もそれまでになく高まってくる。ところが近年の日本では、公園・遊園地や幼稚園・保育所での事故に対して親も報道も過敏となり、万一の危険まで排除しようとする風潮が蔓延している。

　子どもの遊びには、ある程度の危険は付随するものである。そのことによって子どもがスリルを楽しむだけではなく、危険察知能力や危険管理能力を体得し、想像力・好奇心・探究心・冒険心などを掻き立てる機会を子どもに与えることになる。子どもであるがゆえの不慮の事故は、3歳頃にピークとなる。現今の危険排除の風潮は、自発性・積極性・想像力・独創性・創造性などを育てる可能性を子どもから奪い、安全を求めると称して危険回避能力の涵養を否定する結果になっている。

　遊びには3つの『間』が必要だと指摘されている。それは、時間・空間・仲間の3要素である。これらが昨今、怪しくなっている。時間は余っているけれど孤独なテレビゲームなどに占有されて、生産的可能性を子どもにもたらす時の流れがなくなっている。空間は、人口の都市集中により都市部から子どもの遊ぶ場所が失せ、秘密基地設定の候補地もほとんど消滅している。地方や農山村部でも、子どもは自宅に籠ってスマホ・ゲームに没入し、周囲に控えている豊かな自然空間が視野に入らなくなっている。仲間遊びも凋落の一途である（第8章第7節を参照）。

　子どもの育ちに関するこのような危機を注視することなしに、子どもの精神保健を考えるのは、適正な思考回路とは言えない。

(3)　反抗の意味

　反抗期という表現は、思春期という時期につなげて一般には受けとられている。しかし発達心理学的に見れば、2〜3歳の年頃にも反抗期がある。分離個体化の時期と名付ける学者もいる（マーラー Mahler, M. S.）。いずれも心理学的基本構造は同じであり、子どもが養育者（主として母親）から独立しようとする企てと見ることができる。

　幼児は、這う、立つ、歩き始めるという具合に運動機能が発達し、それに

つれて視野に入る世界は急速に拡大していく。必然的に、好奇心が掻き立てられる。冒険心と表現しでもよいであろう。隣の部屋に何があるのだろうと、心もとない歩みを進める。この中には何があるのだろうかと、屑籠の中身をすべて出してみる。

　親と共に戸外で歩く機会が出てくると、初めのうちこそしっかりと親の手を握っているけれど、好奇心が先行して手を離して歩き出し、走り出す。そして、すぐに親の元へ駆け戻ってくる。こうして親から離れての行動範囲はしだいに拡大していく。これを反抗期と表現することには抵抗感があるかもしれないけれど、分離個体化（親から離れて、自立に向かう）という表現であれば、抵抗はなかろう。反抗期ではなくて、自己主張期だと考えればもっと納得しやすい。

　思春期初期におけるいわゆる反抗期とこれが、心理構造は同じなのだと記憶しておこう。

⑷　子どもの睡眠、脳の発達

　睡眠は、成人においても、休養・生体リズムの調整・免疫力の回復などを保障する、きわめて重要な生理学的機能を持つ生活部分である。まして、成育途上の子どもにとってはさらに重要である。

　新生児は、ほぼ３時間の周期で眠り目覚めて受乳してまた眠る、これを繰り返している。４ヵ月を過ぎると、夜間の睡眠時間が延びて受乳回数も減少に向かう。赤子の睡眠リズムをこのように整えていくには親の配慮が必要である。夜になれば満腹して安らかな表情になった頃合いを見て、照明を薄暗くして添い寝や語りかけを行って、睡眠への導入を図ってやりたい。

　加齢に伴って１日の睡眠時間は短くなっていき、午睡の時間も就学時までにはなくなる。日常生活の乱れがなければ、睡眠は脳の働きによって制御されている。ところが近年、親の夜ふかしに伴ってなのか、深夜まで起床している子どもが増加して、子ども臨床や睡眠研究などの領域で専門家の心配を強めている。

　就床時間が遅いほど総睡眠時間が短くなる、就床時間が不規則な子ほど夜泣きの割合が高くなる、睡眠時間の短縮によって子どもの認知機能は低下す

る、早寝早起きでない子どもは昼間の活動量が低下する、総睡眠時間が短い
と肥満児になりやすいなど、子どもの発達にとって気がかりな研究が、近年
相次いで報告されている。

　ここで、子どもの脳がどのように育つのか、少し振り返っておこう。

　出生時点での赤子の脳は約400グラム、半年で2倍、3年で3倍に増える
（成人脳の平均は1,350グラム）。

　脳の発達とは、神経細胞の数が増え、シナプス（神経細胞同士の接続部位）
が増加していくことである。1個の神経細胞は1万のシナプスを作り、大脳
皮質だけでも神経細胞は140億個あるのだから、神経回路の数は膨大なもの
になる。

　生後数ヵ月でシナプスは急増し、8〜12ヵ月で最高となる（成人の1.5倍）。
このように大量のシナプス結合が作られるのは、どのような環境にも適応で
きる能力を子どもに保証するためだと考えられている。この段階から3分の
1のシナプスが消え、成人の水準に至って安定する。不必要なシナプスを刈
り込んでいくのは脳にとって1つの成育戦略であり、したがって、幼児期に
シナプスが減少するのは脳発達の1段階なのである。

　就学後は、子どもの発達はますます個人差が大きくなり、社会性という要
素も加味されるようになるので、簡単に記述できるものではない。

　人間の生活維持に必要なさまざまな生体機能の中で、生殖を除くほとんど
すべての機能はあらかた幼児期に発達を完成させてしまう。この事実を、子
どもの精神保健に携わるものは注視していなければならない。

　あれよあれよという間に過ぎてしまう数年間に、平均して80年余りの人生
を支える生体機能のほとんどすべてが準備されてしまうとすれば、この数年
を十分に保護して普通に育っていく条件を保障してやる責務が、親に、一般
成人（社会人全般）に、そして国家にある。

●第4節　出産まで

(1)　受精卵の着床という奇跡

　人生の初日は産声を挙げた日だ、誰もがそのように考えている。しかし医学的に見ると、妊娠中（胎生期、胎児期と呼ばれる）の育ちは、新生児の育ちをまるで予行演習しているかのように見える。逆に表現すれば、新生児は胎児の時期に獲得した心身機能を、出生後は日々反復しつつそれらの器用さを向上させようと努めている、と述べることも可能である。加えて近年、母体を中心とする外界と胎児とのコミュニケーションが可能であることも、研究の対象となってきている。

　そこで、出産の日までの子ども（胎児）の育ちを簡単に振り返っておくことにする。医療関係以外の実務者や学生には少々わかりづらい、あるいは煩雑な情報と見えるかも知れない。そのように感じる読者は、この節を飛ばして読み進めてもよい。その場合もやはり、最後にはこの節をぜひ読んでもらいたい。それによって、子どもへの理解がさらに深まると信ずるからである。

　受精卵が子宮内壁に着床した日から人生は始まる、とこの書物では考えることにする。精子の記憶とか卵の記憶などという話題もあるけれど、教科書で語る水準の問題ではない。以下に、子宮内壁へ着床してからの胎児の育ちについて、時系列を追って述べていくことにする。

　1回の射精で2億前後の精子が射出され、約48時間生き永らえる。卵の原基は胎生（受精からの日数）20週で600万個あり、しだいに減少して新生児期には200万個、思春期に入って妊娠可能な年ごろになると、最初の5％ほどに減っている。以後、平均28日ごとに卵巣は1個の卵を排出し、閉経期になるとこれは終了する。卵巣から排出された卵の生命は20時間程度である。

　1つの精子が卵に入り込むと、瞬時に卵の周囲に障壁ができて、他の精子は入り込むことができなくなる。卵管に滞在している卵のところまで到達できる精子は500万程度であるから、受精卵が成立することは、確率としてはまことに奇跡的な現象である。

　受精卵は子宮に移動して子宮内壁へ着床する。この際、受精卵（胚芽）は

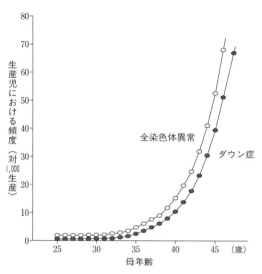

図3　生産児における染色体異常の頻度
（Hook E.B., 1981改変）

母体の免疫系から異物であると認知され、攻撃を受ける。子宮内膜に取り込まれそうになったり、白血球に攻撃されたりもする。このようなわけで、1回の排卵で成立した受精卵が子宮内膜へ着床する可能性は20％となる。着床率は年齢にしたがって低下し、流産する可能性や染色体異常の頻度も高まっていく（図3　武谷雄二『少子化の医学的側面』2007）。

　女性における高齢化リスクのみ語ることは、公正ではない。男性も、加齢に伴って染色体は劣化してくるという研究が、近年報告され始めている。

　例えば、40歳以上の父親から生まれた子は、30歳以下の父親の場合に比して、子が自閉症になる確率は6倍、50歳以上であれば10倍になるという報告がある（R.G. Smith, 2009）。父親が40歳のときに産まれた子が統合失調症を発症する可能性は2％であり、父親が30歳以下の場合に比して2倍のリスクを負うという報告（A. Reichenberg, 2006）もある。

　動物には進化学的・生物学的に親となる年ごろがあるようだ。数万年来 homo sapiens sapiens の方向に枝分かれして進化してきた種は、生物学的伝

統をこのところ無視するようになってきた、そのように表現されようか。

こういった事情から、妊娠しない人があり、生殖医療と呼ばれる領域がこの半世紀余りの間に拡大してきた。これには、さまざまな倫理的・社会的問題が付随しているのであるが、本書では深入りしない。

(2) 38億年の急ぎ旅

地球が誕生したのは46億年前、地上に生命が誕生したのが38億年前である。それ以来人間に進化するまで、DNAは断絶したことが一度もない。これは奇跡である、と生命科学者は感嘆する。10億年前に多細胞生物まで進化する。

4億5000万年前に脊椎動物が出現し、ヒトとチンパンジーが別れたのは600万年前、現在の人類（homo sapiens sapiens）がアフリカ中部で誕生したのが10〜15万年前である。

この38億年間の進化は系統発生と名づけられている。この38億年間にわたる系統発生を、子宮内で胎児は急ぎ足で辿り直している。中等教育で生物の時間に学習した「個体発生は系統発生を繰り返す」というのは、このことである。胎児の1日は、単純計算すれば、1300万年余りに相当することになるけれど、このような計算では実感が湧かない。しかし、脊椎動物の先祖である魚類以降の系統発生は、視覚的には専門外の人にも理解できる。興味があれば、図書館で人間の発生学に関する書物に載っている図を参照してもらいたい。

(3) 知覚の育ち

受精3週目に、神経板というものができる。この頃、胎児の身長は1mm、体重は0.4〜1gほどの大きさである。神経板は円筒状（神経管）になっていき、前部が膨らんでくる。管内の細胞は分裂を繰り返して神経細胞となっていく。膨らみ始めた部分はやがて大脳になっていき、続く神経管は中脳・小脳・延髄・脊髄などに分化し始める。神経系は意外と早い段階から育ち始めることを知っておきたい。

5〜6週で、いずれ耳（聴覚器官）となっていく穴ができるけれど、この時期にはまだ女性は妊娠したことを自覚していない。身長は8mm程度である。

聴能力ができあがるのは20〜21週である。24週になると聴覚器官は一応完成し、母体内外の音を胎児の脳は受信するようになる。母体の心拍、大動脈血流、腸のグル音、話し声など、さまざまな音の流れる生育環境であるけれど、子宮内は20ヘルツ以下の振動が中心なので、胎児の生活空間は意外と静かであるようだ。

　知覚には関わりないけれど、受精後5週で、性別には関わりのない精巣にも卵巣にもなりうる生殖腺が成長し始める。その胎児がY染色体を持っていれば、この部分は7週目から精巣になってゆく。性染色体がXXの児は、この部分が13週目から卵巣として成長を始める。

　ここで、人間の遺伝情報がすべて書き込まれている染色体について簡単に説明しておこう。23対からなり、父母それぞれから1本ずつ受け継いで1つの対ができている。22対は顕微鏡的外見がほとんど変わらない常染色体で、23番目は性染色体であり、男の子はXY染色体（形は大きいけれど、遺伝情報は少ない）を持ち、女の子はXX染色体。（形は小さいけれど、Y染色体よりもずっとたくさんの遺伝情報を担っている）を持っている。

　15週頃、胎児は指しゃぶりを始めることが、超音波エコー検査で観察される。これ以降、吸う運動の練習は続けられ、出生直後より赤子は乳首から自発的に母乳を摂取できる。指しゃぶりを始める頃には、解剖学的には味蕾が完成する。だから、胎児は味を知覚するようになり始めるはずである。母親が苦いものを食べると胎児は羊水を飲む量を減らし、甘いものを口にすると羊水を飲む量が増加するという研究もある。

　妊婦の腹壁に強い光を当てると、胎児は心拍数を変化させて反応する。だから、少なくとも明暗を胎児の網膜が判別していることは明らかである。まぶたは閉じたままであるけれど、眼球は左右バラバラに動いている。

　嗅覚についてはまだ定かにはなっていないものの、新生児が母親を匂いで識別するほど嗅覚を作動させていることから、胎生期に嗅覚が機能していると考えれば無理がない。

　胎生6ヵ月で知覚能力は一応出揃う。この水準まで大脳皮質の機能が発達すると、感覚を感情ないし情緒に変換することが可能になると考えられる。すなわち、母親からの情緒的メッセージによる影響を受け始める。ちなみに、

母体保護法で人工中絶が可能なのは在胎22週（約5ヵ月半）までである。

　このように胎児は、専門外の人が想像するよりもはるかに早い時期から五感を活動させ、それを感覚信号として大脳で受信している。こういうことが20世紀の終わりごろから急速に明らかになりつつある。

(4) 運動機能の育ち

　8週で胎児は動きを開始する。この頃身長は3cm程度である。10週頃になると動きが多くなるものの短いけいれんのような動きであり、これは「驚愕様運動」と名づけられている。しかし母親が胎動を感じ始めるのはずっと後で、妊娠後4〜5ヵ月頃からである。13〜14週になると、吸う、嚥下する、口を動かすなどの運動を行うようになり、出生直後からただちに生きていくことができるようにと準備が進んでいると見える。

　妊娠中に子宮筋腫が生じた例で、筋腫の圧力を避けて胎児は体位を変化させたという報告もある。子宮内で快適に生きていくよう適合する運動を自発的に行っていると考えられている。

　切迫流産など、胎児自身の生命の危機が発生したとき、胎動を増加させることで母親に知らせたり、母体の情緒変化に対応して胎動が変化するなど、胎動は母親と意思疎通するための重要な技となっていることが少なくない。

　妊娠9ヵ月に入ると、胎児の動きはしだいに少なくなっていく。頭蓋が骨盤に固定されていく、すなわち誕生の準備が始まるからである。

(5) 胎児と母親とのコミュニケーション

　妊娠中にみられる母子間の交流について、さいきん少しずつ解明が進むようになってきた。これを、以下の3種類に分ける捉え方がある。

　　○ 生理的コミュニケーション
　　○ 動作によるコミュニケーション
　　○ 共感によるコミュニケーション

　初めの2項目については、上に述べてきたことで容易に理解される。共感

を介してのコミュニケーションは科学的計測が困難であると考えられてきた。しかし、胎内記憶に関心が持たれるようになって、しだいに現実味を帯びた話題となり始めた。リオのカーニヴァルへ参加した妊婦から生まれた子どもが、遠く離れた場所で育って後、カーニヴァルの音楽を記憶していた、といった胎内記憶の記録は、断片的に以前から報告されていた。

　この方向の研究がどのように展開するか、まだ予見できない。しかし古くから語られてきた胎教を超えて、妊娠中における母子交流を促進し援助する働きかけが進めば、育児不安や産後うつ病に対する予防効果も期待される。

　誕生記憶を保持する幼児が5人に1人という調査結果を見ると、子どもの精神保健にかかわる者は、母と子が共有する出産という体験に対してこれまでよりも一層多くの関心を注ぐよう求められる。本書では、そこまで記述を拡大するわけにもいかないけれど、関心のある読者は、近年相次いで刊行されている関連書を一読するよう勧める。

第1章のまとめ

　小児科の教科書は、子どもの通常成育を解説する章から書き始められる。ところが、児童精神医学の教科書では、それに対応する記述がほとんどない。小児科では、身体成長の標準的変化が明らかであるけれど、精神の発達においてはそうはいかないという弁明もあるのであろう。

　だけど、出生から1歳の誕生日辺りまでの成育変化はほぼ平準的である。偏差がある程度生じるのは、心と身体といずれにおいても同様である。

　そこで本書は、子どもの誕生からの1年間を、冒頭で具体的に描くことにした。定型の成育ということでは、胎児期の約280日においてもみられる基準（目安）があるので、そのことも補助として描くことにした。

　　胎児期から出産へ
　　母親の態度と子の育ち
　　新生児が持っている能力
　　クーイングから始まる言葉の獲得
　　笑顔で加速するコミュニケーション力
　　カンガルー・ケア
　　アタッチメント
　　運動機能、言語能力、こころの理論
　　遊びの効用、睡眠の大切さ

第2章

発達の障碍

第1章で述べたように、子どもの育ちや障碍・疾病を考える場合、『発達』という基礎概念を抜きにして適切な理解を得ることは不可能である。筋力や運動能力の育ち、心肺機能など内臓の機能に関する発達もある。本書の主題に限定するため、心理的な側面における発達の障碍について、この章では学習する。

●第1節　知的発達症

古い時代に、精神薄弱・精神遅滞・知恵遅れなどと呼ばれていた、知能（intelligence）を中心とする発達の障碍である。

米国でかつては精神欠損（mental deficiency）、現在では精神遅滞（mental retardation）と呼ばれており、ドイツ語圏の精神医学では〈精神的発達の抑制〉（psychische Entwicklungshemmung）と表現されていた。差別的表現を嫌って、わが国は1999年4月より、すべての関連法律を一斉に変更して〈知的障害〉という表現を行政用語として用いるよう統一した。

知的障碍と表現されてはいるものの、知能のみが選択的に損なわれているのではない。情緒・判断・状況把握などの育ちにも難があるのは、これらの機能が相補的に影響しあって発達していくのだから、当然のことである。発達の遅延は知的能力（認知機能）の面で一番観察し把握されやすいため、知的障碍という用語が用いられるようになってきたわけである。

WHO は、ICD-10において知能指数の測定値によって以下のように分類していた。ICD-11では知能指数に関しては、「可能な限り、極力標準化された知能検査を用いること」と付記するのみで、数値による表現・指定は行われていない。WHO において、ICD が世界共通の分類として汎用されることを期待し、簡単に知能検査をいまだ施行できない地域へ配慮して知能指数の具体的な表現は用いないことにしたという背景事情もあるようだ。おおよその目安としては簡便なので、ICD-10で用いられていた分類をここに記しておく。

名称		知能指数で示すと	知的障碍全体の中で
軽度知的障碍	(F70)	IQ ＝50〜69	約85%
中度知的障碍	(F71)	IQ ＝35〜49	約10%
重度知的障碍	(F72)	IQ ＝20〜34	3〜4％
最重度知的障碍	(F73)	IQ ＝19以下	1〜2％

これは、平均値を100と世界各地で設定している知能検査の結果による分類である。経験的に知能指数は正規分布を示し、標準偏差（SD）は15程度と考えられてきた。そして2SD で切断して、70未満を知的障碍と定めている、そのような数値である。

数字で切断して判定するのは肝機能検査や中性脂肪値と同じことであり、数字そのものには医学的あるいは自然科学的に明確な根拠はない。そのことを理解しておく必要がある。コレステロール値や中性脂肪値の正常範囲は、いまだに論議の対象となっている。血液化学検査でも、当日朝は絶食したうえで採血して検査を行う。知能検査でも、その日は子どもの気分がどうであったか、検査者の力量や子どもとの相性はどうか、など背景事情も十分考慮して検査値を読む必要がある。

このような数値よりも、どのような支援を必要とする段階にあるかによって分類している米国知的障碍学会の分類が、より合理的であり実務的だと考えられる。以下に、簡単にそれを紹介する。

断続的支援：必要に応じて、その都度、ごく短期間の支援を必要とする
　　　　　　程度。
限定的支援：期間は限定されているけれど、その間は継続した支援が求
　　　　　　められる程度。思春期の混乱に際して介助員をつける、雇
　　　　　　用に向けて1年間職業訓練を提供する、など。
広範囲支援：ある環境（家庭、学校、職場など）においては、定期的支
　　　　　　援を必要とする程度。
広汎支援：　長期的に（場合によっては、生涯にわたって）強力な支援の
　　　　　　継続を必要とする程度。

　この章の1節と2節（「知的発達症」と「自閉スペクトラム症」）以外のとこ
ろで述べる主題は、大半がいわゆる「病気」（疾病、disease）である。それら
は、症状や暮らしづらさを保健・医療・福祉等の連携によって取り除き、発
病前の状態に戻すことが求められる。
　これに対し、知的発達症（自閉スペクトラム症も）は、生まれながらに
「生きることの困難（障碍、ハンディキャップ）」を持っている子どもたちで
ある。専門的介入によって、「症状」を除こうとするのではなく、暮らしの
うえでの困難具合をより少なくして、より安全な日常生活を送ることができ
るよう支援することが求められている。
　「病気」については、WHOのICD委員会によって分類表が作られ、世界
規模で使用されている。これは1900年に国際統計協会（International Statisti-
cal Institute）が発表した国際死因分類から発するもので120年余りの歴史が
あり、1948年に国連の下部機関であるWHOに移管されて現在に続いている。
このハンドブックで用いられているものは、その第11版（ICD-11）である。
　他方、「障碍」の分類は、国際生活機能分類（ICF, International Classifica-
tion of Functioning, Disability and Health、2001年にWHO総会で採決）が使用さ
れている。
　前世紀末までは、ICDとICFはそれぞれ独自に検討、分類作成、使用さ
れていたけれど、今回、ICD-11の編集作業はICFとの協業によって進めら
れた。

ちなみに、「生きることの困難（障碍）」の捉え方は、20世紀末までは図4のように考えられていた。すなわち、心身になんらかの疾病が生じ、その結果として心身の一部に機能面においてあるいは形態面において障碍が生じる。この障碍が原因となって当人に心身能力の不全が生じる。このような一連の変化の故に当人に社会生活上の不利が生じること、と「障碍」を当時は捉えていた。

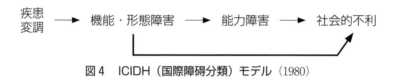

図4　ICIDH（国際障碍分類）モデル（1980）

　21世紀に入って（20世紀末に、さまざまな論議や調査が行われてきた結果）、図5のように理解するようになり、現在は新たな解釈と支援が行われるようになってきた。

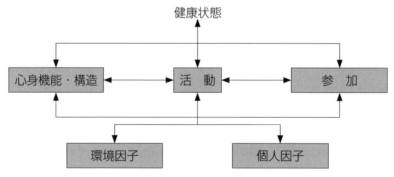

図5　ICF（国際生活機能分類）モデル（2001）

　当事者の健康状態がいま、どのような可能性を持つ水準にあり、そのことでどの程度の日常生活『活動』が可能か、結果としてどれほどの心身機能水準を維持しているかを判断すると同時に、社会参加はその条件においてどの水準を維持しているかを判断する。

　理解の道筋がこのように変化してきた。活動に制限があれば、それは生活

環境に由来する部分はどの程度か、同時に当事者側に心身機能等の因子はどの程度であるかを検討する。そのことは、条件設定を改変することによってどの程度日常生活行動をより高めることができるかという視点へと繋がっていく。

　要約すれば、20世紀末までは、心身の「障碍」を客観的に観察し査定していたのが、今世紀に入ってからは当事者の立場と視野から状況を査定して、支援の在り方を判定する方向に大きな転換が行われたということである。

　子どもが置かれる育ちの場（保育所、幼稚園、学校など）において集団の指導・教育に大きな困難を生じないのは、知能指数にしておおよそ85（＝－1SD）以上の子どもたちである。知的発達症との間の、IQにしておおよそ15の狭間（細かくいえば、70程度から84程度の間ということになる）に置かれる子どもたちについて目を留めておく必要がある。この部分を臨床の場では〈境界知能〉と名付けて問題視してはいるものの、公教育の場では特段の配慮は行われることなく、集団教育に乗っていくことに困難を抱いて苦労する子どもたちが少なくない。

　保育所・幼稚園の年頃には、少しゆっくりと育ちが進む子だなと見られ、彼らが問題とされることはさしてない。親も、遅咲きの子であろうと将来の発達に期待を寄せることが多い。就学年齢に達しても、この水準の子どもたちは就学指導委員会の議題に上ることはまずない。1年生の頃は、ばらばらな育ち具合を子どもたちが示し、何ごとであれ能力の身につき方は早いか遅いかさまざまな違いがある。

　しかし、学年が進むにつれて、軽度知的障碍とされた子はそれなりの配慮が行われるものの、境界知能の子どもにはそのような手当てがなく、学習効果はしだいに立ち遅れていく。30〜40人の学級の中では教員も軽度の知的な遅れに気づかないことが多い。公教育だけではなく、この範囲に位置づけられた子どもは社会福祉の援助からもとり残される。どうすればいいか。社会の大きな課題である。

　この問題については、DSM-5では、疾病・障害群を21項目列記したのに続いて、22番目に「臨床的関与の対象となることのある他の状態」という項

目を示した。例が表現され、「境界線の知的機能（Borderline Intelligence Functioning）」が記されている。

　原因のありようによって、知的障碍は生理的障碍と病理的障碍とに二分して理解されている。
　生理的な知的障碍とは、正規分布における正常偏倚のものである。
　ことばの獲得・身長・体重など、子どもの成長・発達各側面と同様に、知能指数は一定年齢の子どもを一定地域で調査すれば正規分布を示すものと考えられる。ところが、ペンローズ（Penrose, L. S.）が実地調査したところ、標準偏差で2SD（IQ ＝70）以下の知的障碍児・者が理論値よりも0.29％多いことを見出した（図6　Penrose, 1963）。

　この理論値と実測値との違いを、ペンローズはなんらかの病理的原因によって生じたものと考えた。ある地域における同性の成人集団で身長を測定すればおおよそ正規分布を示すであろう。そこでの低身長者のうち、子ども時代に成長ホルモンが正常に分泌されなかった人やクレチン病の人は病理群で、そのような原因が明らかにされない人は生理群に属する。そのような理解と重なるであろう。病理群の原因とされるものには、以下のように多種類のものが挙げられている。

　　　染色体異常：　ダウン症、猫泣き症、ターナー症候群、クラインフェル
　　　　　　　　　　ター症候群、トリプルX症候群、など
　　　胎児期の要因：アルコールや煙草の母体への影響、トキソプラズマ・風
　　　　　　　　　　疹・梅毒などの感染、有機水銀・鉛・一酸化炭素などの
　　　　　　　　　　中毒、母体の疾患、フェニルケトン尿症などの代謝異常、
　　　　　　　　　　放射線被曝、など
　　　出生時の問題：低出生体重児、分娩障碍、など
　　　出生後の要因：脳炎、髄膜炎、脳外傷、児童虐待、など

　知的障碍児の持つ問題は、客観的には、知的能力の低さによる社会生活の

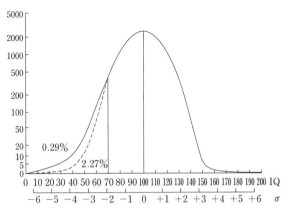

図6　知能テスト評価点の理論的分布

様々な困難ということになる。このような三人称として捉えられた問題は、特別支援教育においてこれまでもそれなりに支援が行われてきた。

　しかし一人称で捉え直してみると、判断力や思考力の水準に由来する情報の不十分さ、周囲の者から能力を適正に評価されないこと、その子がみずからの障碍を理解していないこと、能力主義の時代に自尊感情を育てにくいこと、自己主張させてもらえないこと、などに由来する永続的なストレス状態に、知的障碍児は苦しんでいると推量される。そのところまで配慮の届いた特別支援教育を、これからは期待したい。

　1872年に公布された学制は、すべての子どもを対象とする義務教育制度として発足した。ところが14年後の1886年には第1次小学校令によって就学義務の猶予規定が作られ、障碍を持つ子どもは公教育からしだいに除外されていった。あらゆる障碍児の就学義務化が完全に実現したのは、約100年後の1979年4月1日である。

　サヴァン症候群（Savant Syndrome）と呼ばれてきた病態がある。広義の発達障碍を持つと同時に、驚異的な能力、偉才を部分的に示す人である。知的障碍を持ちながら音楽（ほとんどがピアノ演奏か歌唱と云われる）や造型芸術に異様な才能を発揮する。ある年の2月第3火曜日は何日かといったことを、現在よりもずっと離れた（過去でも未来でも）年であっても瞬時に答えることができる。それでいて、1桁の加減乗除ができなかったりする。暗算

能力のみ飛びぬけた能力を示す人もいる。計算をめぐる異能は、次節に述べるASDに含まれる可能性が高い。

　サヴァン症候群はきわめて稀にしか見られないものなので、名称のみ知識に加えておけばいい。

●第2節　自閉スペクトラム症（Autism Spectrum Disorders（ASD））

(1)　自閉症とはなにか

　自閉症圏（Autismとその周辺）を解説する文章の多くは、初めて接する読者にはなかなか理解しづらく、イメージを掴みにくいものである。

　ある診断表においては、次に述べる症状（患者の暮らし振り）の中から〇項目以上に合致すれば、自閉症と診断される、と述べられている。それに続いて、下記の症状は網羅的なものではない、と責任を放棄したかのような叙述を行っている。こういった混乱は、この病態が初めて記述されて以降約80年の歴史の中に理由が潜んでいる。そのことをまず説明しておこう。

　自閉症（Autismus）という医学用語は、1911年にスイスの精神科医ブロイラー（Bleuler, E.）が統合失調症（Schizophrenie、ブロイラーの造語であり、直訳すれば「精神分裂病」）に関する書物を刊行した際に、著者が作成したものである。ブロイラーの定義によれば、統合失調症の基本的精神病理としての自閉とは、「自分自身の中へ引きこもること（Zurückgezogenheit auf sich selbst）」であるという。

　自閉症という医学的問題が児童精神医学論文に初めて登場したのは、1940年代前半である。1943年に米国のカナー（Kanner, L.）が11名の子どもの症例を基にして「情緒的交流に関する自閉性障碍（autistic disturbance）」という論文を英文雑誌に発表した。翌1944年、オーストリア（ナチス・ドイツに併合されていた時代）の小児科医アスペルガー（Asperger, H.）はドイツ語圏の精神医学雑誌に「児童期における自閉的精神病質児（autistische Psychopathen）」という表題の論文を発表した。

　カナーの論文が掲載された雑誌（「Neruous Child」、短命であった）はこれ

に先立つ数年の間に「児童分裂病」という題名の論文を数編掲載していた。カナーは、自分が抽出した症例群をどのように理解すれば妥当か、あれこれと考えていたのであろう。社会的交流機能において平均から大きく逸脱しているこれらの子どもを表現する際に、ブロイラーの自閉症という用語を形容詞として援用したのであろうか。歴史に期を画した論文を発表した8年前にカナーは英語圏で最初の児童精神医学教科書を刊行している。この教科書で、カナーは統合失調症の章に自らの「自閉症児」を叙述している。

　カナーはギムナジウム（日本の中学・高校に相当する9年制の学校）をドイツで卒えてベルリン大学医学部で学んだ後に30代で米国へ移住した医師であり、ドイツ語は母語であった人だけれど、当時は相互に交戦国にあったために、相手の論文を見る機会なく長い年月が過ぎた。

　この時点ですでに、基本病態は同一であるらしく、両者とも病名に「自閉（autism）」という用語を用いてはいるけれど、いずれも〈自閉的〉という形容詞を使用したに過ぎず、異なる質の子どもたちを見ていたのであろうと読むことができる。

　歴史的に振り返ると、知的障碍児の中に一部、趣を異にする子どもたちがいて、その特異性に目を止めた臨床医がおり、その異なる趣は一体何なのだろう、どこに差異があるのだろうという素朴な疑念が生じ、そこから自閉症論が始まったと推量される。

　これより1世紀半ほど前のフランスで、偶然に発見・保護された「アヴェロンの野生児」（第1報の発表は1801年）を巡って、フランス精神医療界の重鎮であったピネル（Pinel, P.）は少年を「白痴児」と断定したことに抗し、ピネルの弟子イタール（Itard, JMG）が男児の教育可能性を信じ、数年間療育（言語能力を身につけさせる）に取り組んだことも、この事情と連想が繋がる臨床感覚ではないか。「アヴェロンの野生児」は、自閉症児だったのであろうと現在では考えられている。師は感じえなかったけれど、知能面の障碍以外の何ものかがあると、少年の中にイタールは感じとっていたのであろう。

　1981年、イギリスの自閉症研究者ウイング（Wing, L）がある地域の自閉症有病率を求めて悉皆調査を行い、それまで理解されてきた子どもの自閉症とは異なるけれど、自閉症に包含せざるをえない質の子どもが存在すること

を目にして、既存の自閉症関連文献を読み続ける中でアスペルガーの論文にゆき着き、「アスペルガー症候群」という病名も作成した。ここから、カナー型とアスペルガー型という区分が行われたり、異同などを巡って様々な論議が交わされつつ時代が流れた。

ウイングは、いまでいう自閉スペクトラム症（ASD）の特徴を3点に要約して解説している。診断基準としてではなく、精神病理像を理解するには、このウイングの3兆候が納得しやすいので、以下にそれを説明する。

① 社会性の障碍

これは、日常生活における社会的な振る舞いを支えている〈暗黙のルール〉が理解できないということである。挨拶するときに、ちょっと会釈するだけでいいか、深く頭を下げるか、片手を挙げて「やあ、おはよう」と声を掛けるか、相手と自分との関係性の程あいによって異なってくる。こういった〈程あい〉というものが ASD の子どもにはわからない。

このようなことは、社会における定めではなく、学校で教えられるものでもなく、礼儀作法の書物にも書かれていない。人々は育ちの中で、子どもの日常生活で、教えられることもなく自然と身についていく約束事を共有し、そういう約束事に従って人は日々暮らしている。

自閉症児は、この暗黙のルールがどうしてもわからない。身につかない。世間の目、とでも表現できるであろうか、そういった他者との関係性に関する淡い合意事項に対する認識能力を、自閉症児は身につけにくい。結果として、周囲からは「常識のない子」とか「親のしつけが悪い子」などと誤解されて育つことが非常に多い。

また、相手がいまどのように感じているか、何について考えているかを理解するのが困難なことも、社会性の障碍では中軸に位置する。相手の立場や意図を察知することも難しい（英語では mind blindedness という表現も用いられる）。

昼休み、担任に相談するため職員室へやってきた中学2年生、そろそろ休憩時間が終わるので担任が机上を整理し教科書を出して5限目の授業に向かう準備を始める。中学生にもなれば、担任の次の行動を察知して、話をはし

ょるか、また来るといって退室するなどして対処するであろう。ところが、ASD の中学生はここで、場の状況を読んで行動することができなくて、いつまでも話し続ける。

こういったことのために、周囲とのトラブルは学年とともに増えていく。

ASD との関連で注目しなければならない社会性については、同年代児との対等で相互的な交流が育ちつつあるか否か、この部分を点検しなければならない。小学校から中学校にかけての年頃、幼い子どもの面倒はよくみるけれど同級生との交流が苦手という知的障碍を伴わない ASD 児などは、この辺りについて慎重な観察を進める必要がある。

②　コミュニケーションの障碍

まず、表現能力にさまざまな難が見られる。小学校へ入学するまでに、子どもは日常会話の基礎をほぼ習得していることを第 1 章で学んだ。ところが ASD の児童では、知的障碍を伴っていなくても、助詞や接続詞が抜け落ちることがある。このような文法上の不正確さだけではなく、声の抑揚が平板化したり乱高下するなど、自然で滑らかな語り口で話すことが困難な子どもも多い。持って回った表現や不必要に丁寧な語りも聞かれる。相手や状況に応じて、臨機応変に話し振りを微調整する能力が身につかないと見える。

言語理解の面にも特徴が現れる。「行く―来る」とか「ここ―そこ」の混乱が見られることがある。また、語られることばの意味・内容よりも音韻・音調に注意が引きずられてしまい、何をいわれたのか、語りの内容（文脈）を理解できなくて混乱する。

字面通りにしか理解できなくて混乱し、そのために頑固・反抗的な子と見られてしまうこともよく起こる。

「仕事に縛られて、趣味に割く時間がとれないよ」と話す大人の語りを聞き、その人の全身を眺め直して「どこに縄があるの」と尋ねた中学生がいた。母親から「あなたのうそは目が泳ぐから、すぐわかるわよ」といわれた小学校 3 年生、「ぼくは、お魚じゃない」と怒り出した。

こういう具合に、比喩とかほのめかし表現がなかなか理解できない。冗談や皮肉も伝わらない。ことわざもなかなか理解できない。ことわざやいろは

がるたをすらすら語る子でも、理解したかに見えて実は丸暗記しているに過ぎず、意図されているニュアンスは理解できていないことが多い。このように微妙な食い違いが多発するため、本人は真剣に話しているのに、周囲からはふざけていると見られてしまうことも生じる。

対話は二重奏であり、相手の心情を推量しながらお互いに微調整しあって話を進めていくものだ。ところが、ASD 児は相手の出方を見ながら語りを修正していくことができない。そのため独語・独白のような話し方になってしまう。

いまひとつ、重要なコミュニケーション障碍として、非言語的コミュニケーションが困難だという特徴を挙げておかねばならない。冗談・ほのめかし・皮肉・比喩に弱いことに通じる問題と見ることもできようか。

日常の親しい者と雑談しているとき、交わされているコミュニケーションの中で意味言語が占めるのは1割程度であるという調査結果もある。大半は、音調・身振り・手振り・表情・まなざしなどなど、非言語的な要素で占められているという。そうであれば、人と会話する際に ASD 児がどれほど大変な苦労をさせられているか推量できるであろう。

知的能力の高い ASD 児では、1対1であればさして会話につまずくことのないように育っていくことが多い。そのような児でも、相手が複数となり集団の中で身を処すとなると、途端に混乱するということもある。

③　想像力の障碍とそれにもとづく行動の障碍

ASD の子どもは、「現実と空想の隔壁が薄い」と語られる。現実と空想が混入しあっておれば、実社会で生きる上でさまざまな困難が生じてくる。

ごっこ遊びができない。これは2歳頃から始まることを第1章で学んだ。ところが、ASD の子どもは3歳、4歳になってもこれが苦手である。

長方体の小箱を自動車に見立てて「ブーブー」とつぶやきながら遊ぶことができない。厳密に見れば当然、箱は自動車とは似ても似つかない。しかし生後2年過ぎれば、教えられることもなく子どもはそれを自動車に見立てる想像力が身についてくる。車輪がない、窓がないなどと、細部にこだわって几帳面になり過ぎてしまう ASD 児は、「おおよそ、こんな具合に」と見立て

ることができないわけである。

「おおよそ」の見立てができないことは、生活上のさまざまな困難を作り出す。ASD 関連書にしばしば、症状あるいは行動特性として表現されている〈こだわり〉も、この部分に由来する障碍である。

知的障碍を伴わない ASD 児はこの辺りのところを経験によって補っていくことができるため、パニックに陥ることはしだいに少なくなっていく。しかしそういう子どもでも、不意打ちには弱く、突発的に予定変更を提示しないよう、周囲の者は常に留意している必要がある。

知的能力の高い ASD 児は、他児を観察し模倣することでみずからの弱点を補っていくことが多い。このような場合でも、他児の想像的な活動を真似ることができるか、自発的に模倣したか、その行動を他児と共有できているかどうか、などを点検することが臨床の場では大切である。

興味や関心の偏りも、ASD の特徴としてよく語られる。好きになったことには特殊能力を発揮することがある。ダスティン・ホフマン、トム・クルーズ主演の映画『レインマン』（ASD を理解するうえで、アカデミー賞を 4 部門で獲得したこの映画は格好の教材である）では、自閉症者を演じるダスティン・ホフマンがモーテルで町の電話帳を読んで暗記してしまう場面がある。他にも、列車の時刻表を諳んじている子もいる。世界の国旗をすべて覚えている小学生もいる。

ASD でない人間には、記憶力に自信のある人でもそういうことはむずかしい。一般の人は対象にそれなりの意味を見出し、試験のためとか将来役に立つだろうなど動機付けを設定して、記憶するよう努力する。しかし ASD の子どもには、意味も動機付けも必要としない（ようにみえる）。

このような抜群の暗記力を発揮するのは一部の ASD 児である。カタログ的記憶などと呼ばれることもあるが、数字、文字、自動車・電車・家電製品の種類・型・名称・発売年、世界の天気予報、世界地図など、人さまざまである。日本の城博士とでもいえそうな中学生に出会ったこともある。こだわりともいえるけれど、いずれは脳科学の進歩によってなぜこのようなことが可能になるのか、理解される時期が来るのであろう。

上述した3点を、ウイングはASDの特徴であるとして強調し、日本でもこれをウイングの「3兆候」と称して診断で多用されている。

　これ以外の特徴についても、少し述べておこう。

　臨床的には、知覚過敏をめぐって混乱が生じることに注意しておく必要がある。目に入ると何でも読んでしまう子がいる。それが車のナンバープレートや看板のこともある。登校すると、教室の掲示物をすべて読み終えないと着席できない子もいる。毎日のことなので、内容を暗記しているにもかかわらず、目に入ったものは読まずにはおれなくなる強迫性が出てしまう。

　ある特定の企業コマーシャル・ソングを聞くとパニックを起こす小学生がいた。誰が聞いても異様なメロディではなくて、かわいい歌である。この会社がスポンサーになっているテレビ番組を一切見ないようにした結果、家庭におけるその子のパニックは激減した。

　〈どのような種類の音〉に対して過敏になりやすいのかと考えるのではなく、その子にとって〈どの音〉〈どのメロディ〉が耐えられないのか個別に点検し、生活からその音を除去してやる努力が求められることを、このASD児はわれわれに教えている。

　運動機能に難のある子どもが多い。キャッチボールがまるでできない子とか、鉄棒の逆上がりがどうしてもできない子がいる。もしそれがASDの子であれば、練習は訓練ではなくて拷問になる。注意しなければならない。こういったことも特別支援教育の小さくない課題である。

　全身運動だけでなく、手先がとても不器用な子もいる。なんとなしのせわしなさを感じさせる子とか、チックを伴うことが少なくないのも、運動機能との関連がいずれ解明されるのかも知れない。

⑵　ASDの位置づけ

　診断において注意しなければならないのは、ADHDと同様の状態を観察することがASDにおいてもあるという事実である。ICD-10の時代にはASD症状とADHD症状の両方が認められた場合にはASDの診断が優先されていたが、ICD-11では、一方の障碍が他方の障碍によって完全に説明できなければ、両方の診断を併記してよい、とされている。すなわち、ASDと

ADHDの2つの病態が併存することがある、と考えられるようになったのである。これら両者のそれぞれにおいて、他を併存する例が約半数だとする研究が多い。

　加えて、近年のASD臨床において、被虐待体験を持っている子どもがASDの兆候を示し始めると、ASDの特徴にばかり目が向いて、背景に子どもが背負っているトラウマ体験が見過ごされやすいという問題の存在が明らかになってきている。第3章で説明するアタッチメント障碍が見過ごされ、深刻なトラウマは注目されることなく、トラウマ治療が失念されたままに過ぎる危険があることを、子ども虐待が急増している時代にあって、十分留意していなければならない。

　1990年頃はまだ、ASDの子どもの有病率は0.1から0.2％程度と考えられていた。現在は68人に1人（1.47％）と考えられている。ここ数十年における急増ぶりについては目下、毎年新知見の報告と論議が重ねられているところであり、教科書水準で詳細を語ることは避けたい。

　実数の増加と多様な病態記述が加わる事情には、さまざまな背景事情がある。図7（滝川一廣、2003）を見てもらいたい。

　縦軸に認識（理解）の発達水準を、横軸に関係（社会性）の発達水準を設定する。この二次元座標軸の上へ、悉皆率調査のように、ある一定地域に居住する小学生のすべてをプロットしたとすれば、このような分布が描かれるであろうと制作者は考えた。

　縦軸は、認識・認知・理解の育ちや知識獲得と利用の術という具合に考えればいい。そうすると、おおよそは知能指数で計量化できるので、子どもたちを図上に位置付けることが可能になる。

　横軸は他者との関係性だから、先述の社会性とくくってしまうこともできるし、対人関係の技・他人の気持ちを推量する方法・イメージを膨らませて他人と共有することで関係性を豊かにする術、そういったことなどがこの軸に揃うと考えればいい。しかしこちらは、簡便に計量化することが難しい。だから推測の域に留ることになる。

　認識の育ちと関係の育ちは、お互いに影響しあって生育していくことは、

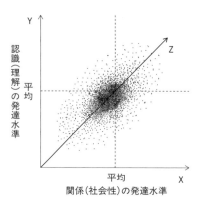

図7　精神発達の全体分布

　誰にでも理解できる。知恵がついてくると、同年配の友だちとの関係は豊かになり、遊びの技もますます育っていく。その辺りのことは第1章でも年齢を示しておいたので、読者は理解できるであろう。そうなると、実際の平均的な子どもは図7におけるZ軸の方向に育っていくと考えるのが無理ない子育ちの見方となる。

　本図版の製作者は、縦軸を中心に発達に困難がある場合を知的発達症、横軸において発達の難しい場合を自閉スペクトラム症（ASD）という具合に考えている。知的発達症の子どもは社会性を身につけることも苦手ではあるけれど、その子なりには社会性も身につけていく。

　認識の発達水準（知的機能、と単純化してみよう）が高いにもかかわらず社会性の発達が遅れている子どもが図7には散在する（第2象限）。これが、20世紀の終わりから21世紀の初めにかけて論議され、診断名としても多用されたアスペルガー症候群とか高機能自閉症といわれていたものと考えればいい。

　アスペルガー症候群と高機能自閉症との異同については、専門家の間で若干の議論が交わされてきた。しかし、発達支援や特別支援教育の進め方から見れば、区別する必要はない。2種類のことばがあるということだけ記憶し、本書の読者は両者を区別することなく読み進めてもらいたい。

　ASD の有病率が近年急上昇しているのは、この第2象限に位置する子ど

もたちが臨床家や教育関係者の視野にどんどん入ってくるようになってきたことにも、大きな理由があろう。

電話を発明したグラハム・ベルは伝記から察するとアスペルガー症候群に属する人であったようだ。そのように見ていくと、学者・発明家・芸術家など、特異な狭い世界において異様な才覚を伸ばしたけれど、対人関係で苦労した傑物は歴史上たくさん存在する。かつての日本には、人間嫌いで通っているけれど技量は抜群、そういう職人がたくさん巷で活躍していた。こういう人の中には、昨今であればアスペルガー症候群と名付けられてしまうであろう人が結構いたのかも知れない。しかしこれらの人に病名を付してみても、社会に益することは何ひとつない。

歴史上の事例ではなく、いま目の前にいる第2象限に位置づけられる子どもに対して、われわれは何をなすべきか。それを次項で考えてみる。

(3) ASDに対する発達支援

自閉スペクトラム症は生来性の発達に関する困難であるから、発達した後で新たに生じた疾病とは異なり、「治る」ということはない。発達によって暮らしのひずみが大きくなっていくことを予防し、発達可能性を少しでも引き出していく努力を社会は考えねばならない。そのことは、知的発達症についても同様である。

そのような事情のため、ASDに治療ということばは適当でなく、従来は療育（Heilpädagogik, L. カナーは remedial education とこれを英訳しているけれど、英語では educational treatment という表現が妥当であろう）いう表現が用いられてきた。しかしこれはドイツ語圏と日本語圏にしか通じない表現なので、さいきんでは発達支援ということばが用いられるようになり始めている。本書でもこの用語を用いることにする。

生来性の原因による発達の障碍であるから、問題も対応のあり方も年齢に応じて異なってくる。以下に、加齢に応じて考慮すべきことを順次説明していく。

① 乳幼児期

　多種類の発達の障碍に共通することであるけれど、社会に与えられた課題は「早期発見と発達支援の早期開始」である。かつては、知的障碍を合併する自閉症児のみ注目されていた。そのため往時も、主に知的発達の遅れの面によって乳幼児健診で ASD を発見することが、健診の人的条件や検査力性の整っている場合には可能であった。

　しかし、近年急速に関心を集めるようになってきた知的障碍を伴わないASD では、1歳6ヵ月健診や3歳児健診時には注目されることなく通過してしまう子どもが多い。それは、3歳頃までには養育者との愛着が一応成立するし、言語発達障碍がないか、あるいはわずかであることによる。

　そのため、より詳細な観察と養育者からの綿密な聞きとりが早期から求められるようになってきている。乳児期に視線があわないということはなかったか、歩き始めると分離不安がなくて迷子になることが多くはなかったか、抱きにくい子という印象を乳児期に持たなかったか、よそ見しながらバイバイしているようなことはなかったか（バイバイといって手を振る身振りの意味を理解していない）、赤子の割に睡眠リズムが不規則ではなかったかなど、発達の微細な経過を詳細に聴取していくことが求められる。事前に質問紙を郵送しておいて健診時に持参してもらい、これによってスクリーニングすることも、いくつかの地域では実施されている。

② 就学前の時期

　いまの時代、ほとんどの子どもが就学前に保育所か幼稚園で日々を過ごす時代になっている。子どもたちは、同年齢集団の中で暮らしているわけである。

　この生活条件においてもっとも目につく ASD 児の特徴は、集団行動が苦手なことである。引っ込み思案な気質の子で集団になじめないのか、母子分離が円滑に進んでいないことと関連するのか、それとも発達障碍に由来する適応困難なのか、判別する専門技術を保育士も幼稚園教諭も学ばざるを得ない時代になってきている。

　集団行動に参加しない・できないとか、部屋から飛び出して砂場でいつも

一人遊びしているといったことに限らず、わがままではなくて指示に従わぬというようなことはないか、自分だけの関心や興味に没入する傾向はないか、突然自動車の型などについて喋り始めて周りが聞いていなくても話し続けることはないか、そういったことなども含めて、総合的に子どもを観察していくことが求められる。友だちに関わってもらいたくて、相手を叩くということもある。障碍が明らかになっていれば、それは単なる暴力ではなく、その子にとっての意思伝達法なのだから、保育の方法に工夫が求められる。

　ことばでの指示に従わない場合、視覚情報によって伝達する努力も試してみる必要がある。聴覚よりも視覚認知が得意な（あるいは、より楽な）ASD児は多い。今日の気分を尋ねるために、5から10ばかりの表情を書いたパネルを用意しておくのもいい。手洗い、おやつ、運動場への移動などを描いたカードを常時用意しておくと役立つことが少なくない。

　どうしても手に余る場合は、親と話しあって専門機関で診断を受け、必要となれば専門的な発達支援プログラムに参加させるよう努める。ここで重要なのは、親の理解をどう獲得するかの技である。わが子の障碍を親がなかなか認めたがらないとしても不思議ではない。保育士など関連職種の者は、このところをよく認識していなければならない。

　みずからの行動範囲内の地域で、発達障碍の得意な医師はどこにいるか、TEACCH を行う専門機関はどこにあるかなどは、普段から情報として持っていることが求められる。

③　小学校時代

　就学すれば、集団生活に縛られ、一定の部屋に一定時間座らせられ、一方的に与えられる課題を45分間ごとに変更して行わせられるという苦業に突入する。変化に弱い自閉症児にとって、次々と授業主題が代わるのはつらいことである。

　1限の授業で行ったことを昼まで続ける子もいる。これはわがままではなく、変化に対する弱さ（先述のこだわりに含まれる）が現れていると理解しなげればならない。その子独自の時間割を組むなど試みて、ASD だからただちに特別支援教室へ移す、と発想を飛躍させないようにしたい。

家庭への一斉連絡は、プリントが配布されるであろう。個別に親へ伝える必要のある伝言を子どもに担任が語るとき、目を伏せる子がいる。世俗の通念に従って、人の話を聞くときは相手の顔をしっかり見ているようにと教師から指示されて混乱した子がいた。ASD の子どもは、一時に１つのことにしか関心を集中することができないために、視覚刺激を遮断して真剣に聞いているのだと理解するには、正しい診断が必要である。

　小学校１年生の高い知的能力を持つ男児が、担任の善導で１年間をうまく過ごした。ところが、２年生からは隣の校舎に移ることを説明されていなかった。同じ担任でクラス替えがなかったにもかかわらず、２年生始業式の日に「自分の教室ではない」とパニックを起こしてしまい、１学期間不登校になってしまった。知的能力が高いのだから、春休みの間に本人・担任・親と３者懇談して説明、２年生の教室へ連れていって納得させておけば、不登校は防ぐことができたパニックである。ASD と診断されたのは、もう少し後になってからである。

　こころの理論課題通過率は、普通児では４歳頃に50％となり、ASD では言語性IQ にして９〜10歳の段階になると同水準になるという調査もある。だから、知的障碍を伴わないかあるいは軽度であれば、高学年へ進むにつれて社会ルールに従えないことに由来するトラブルはしだいに減少してくる。

④　中学・高校生時代

　ASD に限らず発達障碍全般に言えることであるが、思春期に入れば定型発達児と同様、性に関する問題と自我の芽生えから始まる同一性の形成が大きな課題となってくる。

　性腺の活動化と関連して始まるであろうと考えられる自我の芽生えは、当然、ASD 児にも生じてくる。さまざまな心身の変化が生じてきて、変化に弱い ASD 児は苦労の時期を迎える。知的障碍を伴う児では、そういったことに由来するパニックが増える。

　知的障碍を伴わない児では、社会的ルールに従えないことによる周囲とのトラブルは激減する。しかし、自分とは何かという模索の結果、名前や性別を否定しようとする例も出てくる。自分は周りとは異なる特殊な存在である

ことに気づき、そのことを巡る悩みが強まるのであろう。

思春期は同年代者が競りあいつつ育っていく時代なので、ASD の青年は周囲との違和感に触発されて精神病的色彩を示したり、強迫症状や解離症状を示す青年も出てくる。誤診なきよう慎重に注意しなければならない年頃である。

発達障碍全般に関して、なるべく早く障碍を親に告知して納得してもらい、共同治療者に加わってもらうことが大切である。そのことについては、治療を検討する第 9 章において改めて考える。

加えて、知的障碍を伴わない若者では、発達支援者は当人への障碍告知と向きあうことになる。周りの者との間に独特の違いがあること、自分は異質な存在なのだと知ることにより、その人なりの生き方を模索したり、発達支援者と一緒に検討したり、同じ障碍を持つ人たちとの交流のなかで道を見出していくことができる場合が多い。このことについては、第 8 章で改めて考える。

以下に述べるその他の発達障碍を含め、発達障碍児に対する早期発達支援の基本内容を、杉山登志郎（『発達障害の子どもたち』2007）は下記の 6 点に整理している。

1．健康な生活を維持させる。
2．養育者との間に信頼と愛着の形成を育てる。
3．遊びを通して、自己表現活動を活発に行う。
4．基本的な身辺自立を進める。
5．コミュニケーション能力を進歩させる。
6．集団行動における基本的なルールを覚えこませる。

●第 3 節　注意欠如多動症（ADHD）

心身に障碍や疾病を持たない幼児は、あらゆるものに好奇心を投げかけ、探索する冒険心のためにからだの動きがしだいに多くなっていく。しかし、通常の発達範囲から逸脱していると、注意転導性の高まりや多動性と医学的に判断される子どもが含まれてくる。そのような子どもに対して現在のよう

な注意欠如多動症（以下、従来慣用されてきた略語の ADHD で表現する）とい
う病名が設定されてから、まだ歴史はさして経過していない。そのため、概
念枠の設定についても成因論についても、多くの論議が交わされている。

　特徴をおおまかに表現すれば、

　　○　多動性

　　○　不注意

　　○　衝動性

の 3 点に要約される。無器用さ、知的能力の割には学習効率がよくない、と
いったことも多い。

　就学すると、45分ごとの課題を設定されて行動を制限されるようになるの
で、教室を乱す困った子どもとして多動性という問題は浮かびあがってくる。
授業中に立ちあがって教室内を歩き回る、教室の外へ出ていく、筆記具など
他児の持ち物を勝手に使う、授業中にふざける、などである。

　親から生育歴を聴取すると、幼児期から落ち着きのない子で、こわいもの
知らずに走り回り、高いところへ平気で登ってしまうなどの特徴が見られた
と、多くの場合で明らかになる。

　衝動を制御できない故に、ふと、自分がやりたいと思いつくと、待ったな
しでそれを実行しようとする。遊びなどの順番を待つことができない、他児
が遊んでいるところへ無断で割り込んでいく、ふざけて軽く叩いたつもりで
他児を力任せに突き飛ばす、などといった光景が見られる。

　学習・遊び・行事など、何ごとにつけ 1 つのことに集中できず、同じこと
を継続するのが困難である。ちょっとした刺激で気が散る。順序立てて行動
できない。一事が万事、このような具合の暮らし振りであるから当然、忘れ
物や落し物も多い。

　小学生の 3 ～ 9 ％に ADHD が見られるというが、調査によって数値に大
きな幅がある。いずれにせよ、稀なものではない。女児よりも 4 ～ 5 倍男児
に多く出現する。

　ADHD の診療をしていて、同伴した父親との会話に若干の食い違いを感
じて、父親の子ども時代を尋ねると、幼稚園や小学校における「困った子」
エピソードを聞かされることがある。父親の実家へ休暇で旅行したときに、

子どもの多動や不注意で嘆きを母親が語ると、父方祖母から「父親の子ども時代よりは、この子のほうがずっとまし」などと聞かされることもある。親子で性格・気質・行動特性が似るということを超える問題があるのかも知れない。

一卵性双生児における ADHD の一致率は80％以上であり、二卵性双生児では50％程度といわれることから、遺伝的負荷は存在すると考えるのが妥当であろう。同胞の50％に ADHD が発現するという報告もある。

全国均一に施行されている乳幼児健診システム（市町村福祉担当課が実施）は世界に冠たる子ども保健福祉行政施策である。このような行政システムが法的には整っているにもかかわらず、成人してから ASD や ADHD とわかって苦労するのは、国家としては恥ずべきことと考える必要がある。

先に述べたように、9歳前後になると多動はほぼ背景に退いてゆく。不注意はこれから後も続くけれど、学校生活など日常の暮らしに適応できないような行動上の問題は、この年ごろからは大いに改善してくる。不器用さという特徴も、多くは改善に向かう。

多動が引き起こす行動面の障碍は通常、おのずと育まれていくものであるアタッチメント形成に遅れを生じさせる。また、親などの叱る言葉がついつい増加する結果、子どもは自己評価を低めることになってしまう場合が多いことにも留意しておきたい。

ADHD の治療に用いられる薬物は、さいきんの脳科学の進歩により、精神薬理学的にも ADHD の神経病理所見に対応した薬理作用を持ち、臨床的に有効な薬物が開発されてきている（これについては、9章8節(7)で述べる）。

薬物が効果を発揮している時間内に、適切な発達支援を子どもに注入すれば、二次的な障碍を子どもが背負い込む危険は確実に防ぐことができる。基本は先述した杉山の6原則であり、個別の技法はここ一両年に数多く刊行されつつある手引書を参照してもらいたい。

●第4節　発達性学習症

ある子どもの全知能指数（Full IQ）の水準から見て、一定部分の知的機能

に限定して大きな落ち込みを示す発達の障碍を発達性学習症という。従前は
「学習障碍」と表現されていた。ICD-11では、読字不全を伴うもの、書字表
出不全を伴うもの、算数不全を伴うもの、その他に分類されている。

　学習症はかつて、微細脳損傷とか微細脳機能障碍などという身体的障碍基
盤があるものと推定される時代があった。しかし、そのような身体所見を確
定することがなかなかできないため、これらの用語は使用されなくなり、現
在では子どもが示す学習機能の特異性という表現型のみで把握・分類されて
いる。

　学習症の概念は最初米国で注目され、研究や学習支援の手立てが行われた。
その歴史経緯の中で、「言語性 IQ または動作性 IQ のいずれかが90以上」
（1964）という定義が作られて、わが国でも文部科学省が「基本的には、全
般的な知的発達に遅れはない」と定義している。

　しかし、知的発達症児にも知能検査の下位項目において目立って苦手とす
る領域を持つ子どもが存在することを見過ごしてはならない。これは学習症
（ときには、ASD の可能性）としないのか、という問題が残る。

　数字としての知的能力を学習症の定義にどう表現するかはさておき、そう
いった子どもに、たとえば軽度知的発達症として一括の特別支援教育を提供
することは再考を要する。一人ひとりの子どもについて、苦手とする領域に
配慮した支援教育を組むことがいま、国家に求められている。

　学習症を学校教育という制度の中で明確に位置づけているのは、米国以外
にわずかしかないという現実も知っておきたい。そのような歴史経緯があり、
精神医学用語としての学習障碍はかなり限定して用いられている。学習機能
の一部にその子特有の苦手部分があって、その部分に対応できる教育法を提
供してやる必要がある子どもとして、障碍というよりも教育法の問題として
理解するのが妥当と考えられる。

　一連の発達症における他の障碍と学習症との関連も、研究はこれからとい
う水準に留まっている。知的発達症の問題はすでに述べた。ADHD との重
複がどれほどあるのかという基礎的資料も日本ではまだ調査されていない。
非言語性発達症（発達性学習症、特定不能）は、近年、ASD の範疇に含まれ
ると理解するように変化してきている。

新しく始まった特別支援教育において、知的発達症児に対しては長い歴史が教育界に蓄積されているので、さしたる困難は生じない。ADHD に関しては、薬物療法と SST その他による発達支援の輪郭を描くことができる。ASD については、TEACCH その他、発達支援のさまざまな技術に関して長い歴史と技術の蓄積がある。それを教育現場へどのように円滑に導入するかという課題が生じてきたといえる。

　しかし、学習症はこれらと異なり、概念設定や他の発達症との関連性など、基本的な課題をまだ少なからず積み残している。

　広義の学習症に含まれるものとして、運動機能の発達につまずく子どもの問題がある。歩く、走る、摂食行動、靴紐を結ぶなども、子ども自身の潜在力と周囲の指導によって発達を遂げていく。知的障碍・脳障碍・筋疾患など明らかな身体的原因が認められないにもかかわらず、このような運動機能の発達が円滑でない子どもがいる。これは、発達性協調運動症と名付けられている。

●第5節　反抗挑発症

　反抗挑発症（Oppositional defiant disorder）は、「発症の時期は常にではないが通常は児童期である」とされている。

　きわめて挑戦的で不従順で悪意のある行動パターンが持続するけれど、法律や他人の権利を侵害するほどに重大な反社会的あるいは攻撃的な行動が反復したり持続することはない、と問題行動が限定されている。欲求不満への耐性が低いため、かんしゃくを起こす、失敗を他人のせいにするなどの行動により、治療の場では苦労が絶えない。

　しかし行為の障碍に関連する問題を持つ子どもは、ひと桁年齢の間になんらかの治療的手立てを加えておかないと、加齢とともに治療耐性は急速に高まり、反社会的な青年となっていく危険が大きい。

　『反抗挑発症』から ADHD を経て『行為障碍』に進み、やがては『非行』に至るとして、これを一連の発達障碍連鎖と捕らえる者もいる（Lahey, B.B. & Loeber, R., 1994）。より早期に治療的介入を行わないと後が大変であるとい

う警告として、これは適切な考えである。しかし疾病学的には、一層の詳細な検討が求められる。「持続的な反抗的、不従順、挑発的または悪意のある行動パターン」という不明瞭な説明が行われ、明瞭な診断基準はなく、以下のような例が列挙されている。

> * 他者とうまくやっていくことの持続的な困難（例：権威的人物と口論になる、指示や規則に真っ向から楯突いたり、従わない、他者が嫌がることをわざとする、同年代の仲間や同僚が間違ったり不正をしたと攻撃する
> * 挑発的で悪意のある、または報復的な行動（例：他者の反感を買う、ソーシャルメディアを使って他者を攻撃したり馬鹿にする）
> * 極端なイライラや怒り（例：気難しい、あるいはすぐに気分を害する、ちょっとしたことで怒る、カッとなる、癇癪を起こす、怒りっぽい）

　これらの行動特性を持つ子どもに診断名を精神医学が用意する必要があるのかどうか、慎重な点検が必要である。

●第6節　言葉の育ちと遅れ

　這う・立つ・歩くことと並んで、言葉の育ちは、子どもの発達を具体的に表現する指標である。したがって、発達を追跡するにも遅れを点検するにも、言葉の能力は多用される所見である。

　親の側からも、言葉の育ちは、目に見える育ちを眺め、かつ喜ぶ機会であると同時に、わが子に遅れがあるのではないかと心配を掻き立てる契機にもなりやすい。そこで、言葉の育ちについて少し説明しておく。

　言葉の遅れそのものは、発達障碍の一種ではない。言葉の育ちはさまざまな発達障碍の中でいろいろと遅れを示す観察指標であり、多様な発達障碍を言葉の軸で横断的に眺めてみるのが、この節の学習課題である。

　言葉（言語的コミュニケーション）の遅れは、それ以前から育ちを始める言葉以外の交流（非言語的コミュニケーション）の遅れを伴うことが少なくない

ので、それも同時に視野に入れて把握していなければならない。第1章で言葉の通常発達を学んだ。ここでは、乳幼児健診に関連した言葉の発達を眺めてみたい。1歳6ヵ月健診の時点では、5語以上の単語を語ることができる子どもは男女合わせて95〜98％である。

これを基準に育ちの水準を推定するのであるが、ことばに限らず乳幼児の発達速度は個体差が非常に大きいことを忘れてはならない。標準偏差的な理解を機械的に告げると、親の不安ばかり増大させることになりかねない。

知的発達症における生理群と病理群という把握と同様、乳幼児健診で平均より大きな言葉の遅れを観察した場合には、対象児の聴力、構音機能、乳児期からの非言語的コミュニケーションはどうであったかなどを、詳細に点検することが求められる。

病理群として言葉の遅れが生じるのは、知的発達症、ASD、聴覚障碍、発達性発話または言語症群、口蓋裂その他の構音器官の障碍などがある。ASDには、知的発達症を伴うものと伴わないものがある。言葉の習得が早く、小さい年齢から成人のような語りをする子どももいる。しかし、社会性の障碍があるために、語彙が多いにもかかわらず相互交流・対話はなかなか成立しにくいという特徴がある。

3歳の頃には語彙も増え、2語文を話すという課題の通過率は95％程度となる。3歳児健診は3歳になってから4歳の誕生日前日までに受けることになっており、1年間の時間幅があるので、1歳6ヵ月健診のように言語発達の指標を設定することはできない。それほどに、この頃の1年間における言葉の発達は目ざましい。

3歳児の1年間には、問われれば自分の名前や年齢を告げる、疑問詞を用いて問いかける、代名調・形容詞も多用する、「あした、きのう」など時制を使用するなどの能力をしだいに獲得していく。

乳幼児健診以外の場でも、養育者が言葉の遅れを心配して相談に来ることが多い。その場合、年齢と語彙数の関係に留まることなく、表現の間違いは多少あっても相互交流が成立しているかどうか、こちらの語りかけに注意を向けているか、どこまで理解しているのか、などを慎重に査定しておく必要がある。

さらに、その子どもの日常生活状況も聞きとり、肉声が十分交わされる生活環境か（テレビに子育てを任せているような場合は、単語のシャワーは浴びていても実在人物との相互交流がない）、養育者が早口で一方的命令口調が多くて、子どもの発語機会が制限されていることはないかなど、子どもの具体的な暮らし全般を点検したい。

●第7節　乳幼児健診

　全国均一に施行されている乳幼児健康診査（健診と略して用いられる）システム（市町村福祉担当課が実施）は、わが国が世界に誇るべき子ども保健福祉行政施策である。これに先んじて、妊婦健診がある。女性が妊娠したことを市町村へ届け出ると、母子（健康）手帳が交付される。これを産科へ持参して健診を受ける。通常は、24週までは月1回、35週までは月2回、36週以降は週1回受診する。2009年4月以降、これらのうち14回までは公費による支援がある。

　乳幼児健診システムは、生後4ヵ月前後と10ヵ月前後に地域の小児科医による育ちの点検（公費負担）、1歳6ヵ月と3歳時（満3歳の誕生日から4歳になるまでの間）に行われる市町村の検診によって構成されている。厚生労働省の推奨により、5歳時に健診を試みる自治体も出てきている。

　1歳6ヵ月健診では、身長・体重の計測や内科的診察など身体的成長の点検とともに、精神発達、前項で説明した言葉の発達、社会性の発達なども点検される。したがって、健診が適正に運用されておれば、発達障碍の大半はこの段階で発見され、発達支援の仕組みに支えられ始めるはずである。

　この段階で点検されるもので本書に関連する項目は、以下のようなものである。意味のある単語を話す（パパ、ママ、ネンネ、バイバイなど）、積み木を積むことができる、絵本でニャーニャーなど知っているものを指差す、人形を抱っこして遊ぶ、などである。

　3歳児健診では、精神発達と社会性の発達が重点的に点検される。この段階では、質問に応じて自分の名前・年齢・性別を答えることができるようになる。何でも自分でやりたがり、親の指示に対して気に入らないと「嫌だ」

とはっきり拒否を示すこともできるようになる。

　5歳児健診は、一部の地域で試行されている段階であり、定型的な点検法・検査項目はまだ定まっていない。しかしこの段階における健診が薦められるようになったのは、それ以前の段階における健診をすり抜けてきた高機能の ASD 児を発見することを目的としており、ことばの相互交流性を初めとして社会性の発達水準に注目が向けられる。

●第8節　特別支援教育

　かつては、知的障碍や身体的ハンディキャップを持つ子どもに対する公教育的手立てを特殊教育と表現してきた。これに対応する施設として養護学校が設置され、知的障碍、身体障碍、病弱児の3種類に分類されてきた。他に、盲、聾学校があった。ところがこれらの障碍に合致しない発達障碍が多数存在することに社会の関心が高まり、2007年4月から、従来の特殊教育を含めて特別支援教育と表現されることになった。

　新しい問題の存在に気付いたということだけではなく、21世紀に入って、知能指数とか四肢の運動機能とか、計量化した客観評価によってハンディキャップを査定する発想から、当事者は生活上にどのような困難を持っているかを基に支援を提供する必要があるという捉え方に、視点が進化したこともある。

　新しい問題とは、発達障碍として一括されている自閉スペクトラム症、注意欠如多動症、発達性学習症などであり、文部科学省の資料では、2012年に教員を対象として全国調査することで算出された全児童・生徒の6.5％を占める、という数値が現在も使用されている。

　このような、特別の発達特性を持つ子どもへの注目は、一部には不可解な反社会的行動（非行）によって世の関心を集めたところもあったけれど、乳幼児健康診査によって発達の凹凸が指摘され、就学前からさまざまな発達支援を受けている子どもたちが増加し、この子どもたちを学校教育がどのように受け入れるかという学校側の現実的な困難も、変更への要求力となってきたと考えられる。

特別支援学校ではなく、一般学校においてもそれなりの特別支援教育を準備すべきだという考えから、特別支援学級が多くの小・中学校に設置され、大半の時間を普通学級で教育を受けながら一部の時間を発達特性に応じた特別な指導を行うこと（通級による指導）も普及し始めている。これらを利用している子どもたちの人数を2008年と2019年とで比較すると、特別支援学校へ通う児童・生徒は1.2倍、特別支援学級を利用する子どもは2.1倍、通級による指導を受けている子どもは2.5倍に増えている。

年々利用する子どもが増加していること、特別な指導を担当する教員の専門技能は現状でよいかなど、解決すべき課題は山積している。

第2章のまとめ

第1章で、子どもの定型発達を学んだ。

子どもそれぞれに、育ちの個性がある。しかし時として、個性とはいっておれなくて、医療・福祉・教育的な支援を社会（法や行政）が提供しなければならない場合が生じてくる。

そのような定型ではない育ちにはどのようなものがあるのか、主要なものの姿・形を学んだ。さらに、早期発見の方法としての乳幼児健康診査、すべての子どもに教育機会を提供するために用意されている特別支援教育についての知識も学んだ。

　　知的発達症
　　自閉スペクトラム症
　　注意欠如多動症
　　発達性学習症
　　反抗挑発症
　　言葉の育ちと遅れ

第3章

子ども虐待

　ここ30年ばかり、「年を追って児童虐待が増加している、大変な時代だ」と誤解している人が多いようだ。毎年8月初めになると、図8（次頁）のような経年事例数をグラフで新聞各社が報道することによって生じる、これは錯覚である。この種の報道は1990年に始まったもので、子ども虐待問題として児童相談所（以下、児相）が受理した事例の数を、児相所長会で全国集計して厚生労働省が毎年公表している数値に過ぎない。

　人目につきにくい児童虐待事例は、発表されている数値の数倍はあると専門家は推定している。2018年度の事例数は159,850件であり、18歳未満（児童福祉法対象）年齢の1,000人に8.5人ということになる。これは累積されていく数字なので、未成年者の2％程度は被虐待児であると、子ども虐待に関わっている専門家は推定する。

　父親は狩りに、母親は木の実の採取に出かけ、洞窟で独り寝かされている赤子が野獣の餌食になったということは、石器時代では少なくなかったのではないか。現代であれば、これはネグレクト事例としてただちに親が警察の事情聴取を受けることになる。

　もう少し歴史が下がって神話や伝説の時代になると、どうか。神から十戒を授けられたとされるユダヤ人モーセ、ローマの建国者といわれるロムルスとレムス兄弟、バビロンのアッカド王朝創始者サルゴン、エディプス・コンプレックスの名に遺るオイディプス王、メソポタミア神話の英雄ギルガメシ

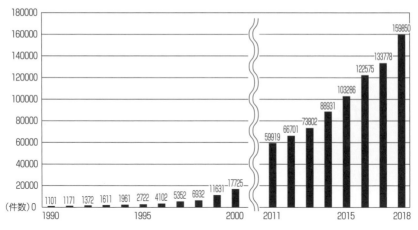

図8　児童相談所における児童虐待相談対応事例（1990〜2000、2011〜2018）

ュ、かれらは皆、子ども（乳幼児）期に棄てられていた人と記されている。日常的に世間で見聞されてきた生活状況から、神話は創作されてきた。

　江戸時代の終わりまでは、嬰児の喉を踏んで殺すという、現代からみればきわめてむごいことが日常的に行われていた。そのような行為を反省するかのごとき生々しい絵馬も、寺社に奉納されて各地に残っている。その結果、300年近くにわたり日本の人口は3,000万人のままに過ぎてきた。食糧生産限度に縛られた時代の人工調節法であって、「子返し」（今日産まれた子を神様に返す、という意味）とこれは呼ばれていた。いまであれば、新聞の一面記事に踊る第一級児童虐待事例となり、母親ないし助産師は警察に逮捕される。

　医師による子ども虐待に関する最初の論説と考えられる、わが国で刊行された三田谷啓の報告（1916）には、身体的、心理的、性的虐待およびネグレクトに相当する事例がすでに論じられている。少し後の賀川豊彦の児童虐待防止に関する論文（1920）が関心を向けたのは、子どもの貧困問題であった。この頃、貧困のために放置される幼児は数知れず、小児労働も社会問題として省みられることはまだなかった。

　グリム童話集に収められている248話のうち27話が児童虐待を主題としているという。アンデルセンの童話156話の中でも虐待話が7話ある。

　欧米では、虐待されていた子どもを保護した事件がいくつか、19世紀以降

の歴史に名を留めている。ニューヨークで被虐待児を救出した伝道師が保護の手段がわからなくて動物虐待防止協会へ相談し（1873年、メアリー・エレン物語）、その2年後にニューヨークで子ども虐待防止協会が設立されたという歴史（三田谷による報告の46年後）もある。1962年に米国の医師ケンプが子ども虐待に被殴打症候群（battered child syndrome）という病名を提唱し、この命名によって社会一般に子ども虐待への関心が広まった。

　子ども虐待は許されてはならぬことであるけれど、時代背景や文化事情抜きに考えると、おかしな論議にもなる。いま、日本で、問題にされている子どもに対する虐待（老人に対する虐待も社会問題となり、防止対策の法律が作られている）の問題を、精神保健の水準で考えてみよう。

●第1節　子ども虐待の捉え方

　UNICEFは、子どもの生きる権利、育つ権利、守られる権利、参加する権利のいずれが侵されても子ども虐待とする、と明確に定義している。筆者もこの考えに賛成である。

　読者は、子ども虐待をどのようなものと感じているであろうか。子ども虐待に対する意識には、かなり大きな個人差や地域差がまだあると考えられる。表2に示した項目のうち、子ども虐待であると判断するものに〇印を入れてみてもらいたい。おそらく、考えがこれからしだいに変化していくであろうから、鉛筆で記入しておき、この章を読み終えてから再度記入し直してみることを勧める。

　これは、国際子ども虐待防止学会（ISPCANと略称されている）が世界規模で繰り返し調査してきた項目である。初めの3項目は、国・地域を問わず、90％以上が子ども虐待であると認知する。情緒的虐待からストリート・チルドレンまでの項目は、50から80％と地域により結果は拡散している。しかし、チェックされる項目の数は年を追って増加してきているという。

　わが国では現行児童虐待防止法（本書255頁）が2000年11月に施行され、以降、頻回の改正が加えられている。この法律には4種類の児童虐待が明記さ

表2　子ども虐待の理解度調査票

	性的満足のために子どもを利用する
	子どもをたたく
	子ども売春
	十分な衣食住を与えない
	情緒的虐待
	12歳未満の子どもに労働を強要する
	医療ケア、健康ケアを受けさせない
	遺棄
	子どもに物乞いを強要する
	心理的ネグレクト
	ストリート・チルドレン
	両親の薬物使用
	非器質的成長障碍
	嬰児殺し
	女性性器の割礼

れているので、それを紹介することにより、わが国で理解が共有されている子ども虐待概念の大枠を理解してもらうことにする。

① 身体的虐待

　子どものからだに傷を負わせたり、または傷ができる恐れのある行為を行うこと。

　殴る、蹴る、煙草の火を押し付ける、首を絞める、逆さ吊りにする、冬に戸外へ放置する、乳児のからだを激しく揺さぶって脳に障碍を負わせる（乳児揺さぶられ症候群）など、さまざまなものがある。結果として、子どもを死に至らしめることもある。

　これは誰にでも理解される子ども虐待であるけれど、児童福祉の現場では虐待と判定してよいかどうか判別に苦労することも、時として生じる。昔は

愛の鞭などと称して、親が殴打したり折檻することをしつけと称していた時代もあった。現在でも、しつけか否か判断に迷ったり、虐待であると親に納得させるのに苦労する事例はある。

② 無視（ネグレクト）

衣食住など日常生活の必要条件や通学できる条件を与えないという不適切な養育、子どもが危険にさらされることに関する注意・配慮の欠如。

食事を十分与えない、長期間入浴させない、着替えをさせないままでいる、外出や登校をさせない、炎天下の自動車に乳幼児を放置しておくなどがあり、捨て子や子どもの置き去りもここに加えられる。

③ 心理的虐待

ことばで脅したり、わが子を拒否するような生活態度を示したり、子どもの心情を傷つけたりする言動。

大声で怒鳴ったり刃物を振りかざして子どもを脅す、「お前なんか生まれてこなければよかった」などと子どもの存在や尊厳を否定するような言葉を吐く、他の兄弟と明らかな差別的扱いをする、盗みなど犯罪行為を強要する、特定の宗教を強制する、保護者の DV 行為を目撃させるなど、さまざまな形態がある。

④ 性的虐待

子どもを性交の相手にする、売春させる、子どものからだを不適切に触る、子どもに性器を触らせる・見せる、ポルノ作品を見せる・被写体にする、など。

医療虐待（medical neglect）についても少し触れておく。わが国の児童虐待防止法では、医療虐待は明示されていない。しかし、救急医療や小児科の臨床場面ではこれが年を追って重視されるようになってきている。

疾病があるにもかかわらず医療を受けさせない、輸血を拒否して子どもを生命の危険にさらすなどの行為がこれに相当する。身体的虐待やネグレクト

の一環として発生することもあるが、輸血拒否のように宗教的信念に由来する場合もある。いまの日本では、医学的に必要と判断された場合、親の同意を得ることなく輸血を行っても、医師は刑事訴追を受けることはない（判例による）。

　親権者の同意を得ることなく子どもに医療行為を行うことが正当な医療行為であるかどうか、現場では悩むことが多い。そのような場合、以下のような手順で医療機関は判断を行っている。

　　○　生命の危機に直面した緊急性があるかどうかの判断（急性期か慢性期かの判断も必要である）。
　　○　唯一の治療法を親権者が拒否しているのか、それとも他に治療の選択肢はあるのか（治療方針で親と医療機関が対立している可能性はないかの検討）。
　　○　医療機関が提示した治療方針は妥当なものかどうかの判断（治療結果の見通し、副作用や合併症の可能性、長期予後などについて、親権者と十分に話しあったかどうか）。

　治療の最前線における限られた時間内での厳しい判断や交渉であるが、さまざまなコメデイカルズもこのような場で直接・間接に交渉へ参加するようになる可能性はある。

　これらの他にも、少年を兵士として使役する、未成年者に就労を強要するなど、いまの日本では想像し難い子どもへの虐待が、UNICEF から毎年たくさん報告されている。最近10年間の世界を見ても、戦乱によって生命を落とした子どもや重篤な身体障害を残した子どもは、いずれも兵士のそれらよりも数が多いという現実を知っておく必要がある。WHO の子ども虐待定義には、子どもの健康・生存・発達・尊厳を損なうとして、「商業的目的その他の搾取」も明記している。

●第2節　法的保護

　わが国に初めて児童虐待防止法が初めて作られたのは、1933年のことである。それは、1947年に児童福祉法が施行されたときに、この新しい法律へ吸収された。

　児童福祉法にも、児童虐待を眼にした場合、国民は児相へ通告しなければならない（第25条）、親が同意しなくても子どもを施設入所させて保護できるよう家庭裁判所への申し立てを児相は行うことができる（第28条）、虐待が疑われる家庭へ立ち入り調査し、事情を質問する権限が児相に与えられている（第29条）、都道府県知事の職権で、虐待されている子どもを児相の一時保護所へ収容し保護することができる、児相への一時保護（当初は1ヵ月以内であったが、現在は2ヵ月まで）を病院や子ども施設へ委託することができる（第33条）など、さまざまな法的保護が定められていた。しかしこれでも実情に対処できなくなって、新たな法律が2000年に制定された。

　新しい法律では、保護者だけでなく同居人を「加害者」に加えたこと、地方分権の流れによって、児童虐待通告先を児相から市町村福祉担当課へ拡大したこと（従来通り、児相や福祉事務所へ直接通報でもよい）、警察の援助を具体的に求めうるようになったこと、保護者への治療的働きかけ（家族の再統合）を努力目標としたことなど、虐待問題への対処法のうち、発見と保護に関してはさまざまな進展が行われた。

　しかし、保護した後に子どもをどう処遇してどこで育ち直しの場を提供するか、現行の施設基準では被虐待児の育ち直し支援が無理である現状をどう改善していくかなど（社会的養護をめぐる諸問題。本章第5節で述べる）は、これからの大きな行政課題である。

●第3節　どうして子ども虐待は発生するのか

　第1章で学んだアタッチメントが育っているならば、わが子を虐待するなどという事態なんてどうして生じるのかと不思議に思う。しかし現実には、数多くの悲劇が発生してしまう。なぜだろう。これはどうも、単一の原因で

発生すると考えるほどに単純な問題ではないようだ。児童虐待の研究では、原因をいくつかの側面から分析しようと試みる。それに従って、以下に少し説明してみよう。

(1) 加害者側の問題

虐待を行う者は、実親・養親・同居人に限るものではないので、ここでは加害者と表現しておく。

まず、加害者自身が虐待されて育った生育歴を持つことが多い点に注目したい。子ども時代に優しく接してもらう体験をしてこなかったため、自分の経験から、折檻して子どもを育てるのが当然と考える親がいる。被虐待体験が虐待行為を再生産しているわけである。これを「虐待の連鎖」と呼び、子どもを保護するだけではなく、同時に親に対して治療的介入（暴力を用いずに養育する気持ちと技を教える）を進める必要があることが強調されている。

次に、育児や家事の能力が不足しているという現実が挙げられる。10代で妊娠して母親となった場合、子育ても家事も引き受ける余力がない。まだまだ遊びたい、という気持ちの強い若い親が多い。そのために、思う通りにならぬわが子に対していらいらする、邪魔だと感じる、子どもの世話を面倒・厄介に思う、子どもの存在を忘れ置き去りにして遊び呆ける、などということが発生しやすい。

まったく逆に、子どもへ注ぐ期待の強すぎることが災いする場合もある。自分は苦労して育ったからこの子にはその思いをさせたくないと入れ込み、完璧な育児という現実味のない目標を求めようとする。キャリアを放棄して家庭に入ったので、自分の分まで社会的成功を手にしてもらわねば困ると思い込んで高望みする、といったことが子どもから自由を奪う場合もある。

もともと対人関係が苦手で自宅へ籠もりがちな親は、夫婦と親子だけの限定された日常生活になり、親子の距離が密着型になって息詰まってしまうことになりかねない。また、人間関係の能力は平均的であっても、閉鎖的なあるいは因習の強く残っている地域へ遠方から転居してきた場合にも、これと類似の孤立家族が生じやすい。

周囲から見れば虐待と考えざるを得ない仕打ちだけれど、親自身は「自分

もこのように厳しく育てられて現在がある」のだと思い込み、子どもに折檻するという場合もある。行為に対する認識のズレとでもいうのであろうか。

(2) 子ども側の要因

まず、子どもという存在形式自体が問題となる。赤子は養育者の生活を拘束する。戸外遊びを始めた幼児は、自己中心的な存在であり万能感の中を生きているので、子どもに親は振り回されることが多い。

よほどの覚悟がなければ、養育者の緊張・不安・イラつきが強まりやすい。かつての日本であれば、3世代同居や近隣の互助その他で人手があったけれど、いまでは若い親が独り大きな負担を抱えることになりやすい。また、親や祖母の助言、さらには妊娠中に助産師から母体の保護と同時に育児教育を提供されるということもほとんどなくなってしまっている。

子どもがハンディキャップを持って生まれてくると、親の苦労はさらに加重される。低出生体重児の生存可能性も格段に進展した。ダウン症・心室中隔欠損・鎖肛など、さまざまな障碍を持った子、慢性疾患を生まれながらに持っている子もいる。生殖医療技術が普及して、多胎児が急増している。多胎児は出生時体重が低いためのハンディキャップを持っている。核家族化した時代に多胎児を育てる親の負担はきわめて大きく、加害に向かう圧力となりやすい要因の一つであることを社会は理解していなければならない。

このような新生児は、生後ただちに保育器（incubator）に入れられる。赤子の生命はそれによって保護されるけれど、母子間にアタッチメントが育つ機会は奪われる。そこを補うべく、第1章で学んだカンガルー・ケアが行われるようになりつつある。したがって、カンガルー・ケアは子ども虐待予防という効能も持っていることを知らねばならない。

生まれつき手がかかって親から拒否されやすい子がいるようだ。第6章で学ぶ気質（temperament）の問題である。生まれつき育てにくい子ども（difficult child）が全体の10%はいるという。そうであれば、どの子が育てにくい気質の子であるかを早期に鑑別して、特段の支援をその親子に提供していくことが虐待予防策として求められる。

(3) 家族の要因

　機能不全家族（dysfunctional family）という表現も用いられる。親子という課題より前に、親の夫婦関係がすでに不安定となっているところへ生まれてきた子どもの育ちはどうなるか、想像力を働かせてもらいたい。自分のことで精一杯な両親はいずれも、わが子をかわいがり、慈しみ、いとおしく感じる余裕を持っていない。さらには、邪魔な存在としてわが子を見るようになっていく危険もある。

　昔の日本語には〈子は鎹（かすがい）〉という表現があった。夫婦間で不満足が生じても子どもがいるから別れる訳にはいかない、という考えであった。やがて、子どものかわいい育ちが夫婦関係の再強化を築いていくという含みがあった。いまの男女関係には、そんな具合に我慢するという発想が希薄になっている。鎹ではなく、当今は一足飛びに離別か虐待へ走ることになりやすい。

　家計の不安定さ、育児や家族関係を援助する者の不在、不安定な家族環境、多重債務その他、経済上のストレスなども、養育者を虐待の方向へ追いやる因子として指摘されている。

　いったい家族とは何だろう。男女が同居し、必然的な結果として子どもが産まれ、一軒の家屋でともに暮らし、成人が働いて生計費を確保する。それだけのことであると単純化することはできる。

　しかし、その時空間の中ではさまざまなドラマが展開する。子ども虐待に関連してそれを考えるならば、密室空間であって他人が自由に観察することのできない、他人には不可侵の生活機能部分だということである。これを〈家族という無法地帯〉とまで表現する者もいる。わが国では、親権が非常に強く法的に保護されており、それを超えて非力な子どもを社会が保護するという発想が育ちにくい面もある。この部分への法整備も検討が急がれている。

　地域社会の繋がりが希薄になり、個人情報保護法によって家族のプライヴァシーに対して極端な配慮を求められるようになり、ますます閉ざされてきているわが国の家庭。その中で育ちゆく子どもをどうすれば護っていくことが可能か、これは大きくも重い課題である。

⑷　心理・社会的孤立、その他

　日常生活が世間から孤立するという事態は、上記３項目とさまざまに絡み
あっている。地域社会から小さな家族が孤立するのは、どのような場合であ
ろうか。

　まずは貧困が考えられる。外国人労働者急増の時代である。人種差別もし
っかり注意していなければならない。大都会で転勤者の多い地域では、周囲
と交流しなくてよいと考える住民も多いけれど、不安の強い若い親であれば、
そこでますます孤立を強める可能性があることを理解しておかねばならない。

　学校におけるスポーツ関連のクラブ活動で、特訓とかハード・トレーニン
グと称していまだに指導者の暴力が絶えない。けしからぬとそれを報道する
マスメディアも、他方では国会における暴力的強行採決を興味本位で放映す
るなど、暴力というものを容認するとまではいわないまでも、暴力容認の閾
値は高い。これも児童虐待を増加方向に押しやる間接要因として検討してみ
る必要はある。

　さまざまな子育て支援活動が地域社会に増えてきた。しかし、大きな地域
差がある。このような育児に関する地域資源の配置・分布も、全国的に均質
に高めていくよう努力を続けなければならない。

●第４節　子どもには何が起こるか

　子ども虐待という、育ちの道筋から見れば異様な事態は、子どもにさまざ
まな悪しき影響を残す。虐待を受けた年齢・期間、虐待の種類によっても、
生じてくる精神医学的問題（症状）はいろいろと異なってくる。詳細は専門
書に譲るとして、ここでは大まかな臨床的問題を示しておきたい。

　まず、愛情剥奪症候群がある。虐待を受けている乳幼児は身長・体重など
からだの成長が停止するという現象である。物心つかない幼な子の成長ホル
モン分泌を止めてしまうほどのストレスを、虐待は与えるようだ。このよう
な子どもを保護して、入院させるとか子ども施設で適切な保護を提供すれば、
身長・体重はただちに上昇し始める。この成長回復現象をキャッチアップと

呼んでいる。

　生後1年ほどの間に、赤子は養育者との間に基本的信頼関係を築き、それがその後の人生で役立っていくことを第1章で学んだ。基本的信頼関係を築くどころか突き崩され続ける生活を、被虐待児は余儀なくされる。その結果、次章第1節で学ぶアタッチメントをめぐる障碍を背負うことになる。反応性アタッチメント症と脱抑制性対人交流症とである。

　このほか、次章で学ぶさまざまな心因性疾患の原因として、児童虐待が潜んでいたと明らかになることは少なくない。うつ病や解離症群なども多いし、思春期以降に顕在化してくる境界パーソナリティ障碍（ボーダーライン・パターン）の原因としても子ども虐待、とりわけ性的虐待の被害を体験してきた可能性が推定される。成人してから物質依存に陥る人の幼少期も、この視点で点検し直す必要がある。

　今世紀に入って以降、子ども虐待に関する精神医学的研究には、大きな変化が見られる。成人期に至ってから生じる各種精神疾患にまで波及する幼児期被虐待体験の意味を後方視的に追跡する研究、被虐待体験が脳の深部にある海馬、偏桃体、線条体など、感覚や記憶の中枢、さらにはものを考える中枢である大脳皮質にまで、体積の減少や働きの異常が起きてくることが脳画像診断によって明らかになった、などの研究である。

　こういった研究の結果から、幼児期に過酷な生活体験に曝されると、学習困難、認知機能発達の遅れ、学校生活への不適応、注意や行動の制御に困難を来す、アルコールや薬物などへの依存、自死、肥満など、さまざまな人生における厳しい不利益を背負うようになることが明らかにされてきた。こういった所見から、子ども期における生育のありようが従来以上に重要視されるようになり、「子ども期逆境体験（adverse childhood experiences, ACEs）という用語も使用され始めている。

　子ども虐待の被害者と臨床の場で付き合う場合、自責的になるなどして被害者性の語られない場合があることを知っておきたい。「自分が悪いのだから、叩かれでも仕方ない」「親が私を愛してくれたから、厳しいしつけをしてくれたんだ」という語りを聞くことがある。これらは、被虐待体験があまりにもつらいものだったので、こころの裏側へ心傷を隠し込んだ結果として生

じてきた語りである。

　体罰は、しつけという理由であってもなぜ、いけないのか、ここでその理由を整理しておこう。

    ① 自己価値を低下させる
    ② 親との距離が遠のく
    ③ 内的コントロール力を低下させる
    ④ 無気力・無感動を引き起こす
    ⑤ 悪い習慣が次世代に伝承される（児童虐待連鎖の一面と考えられる）
    ⑥ 暴力的な資質を育成してしまう（悪しきガイドラインとなる）

などの諸点が、一般に指摘されている。

　こういったことは専門研究における論議とはいえ、その一部は児童虐待防止の広報活動の中でも語られるようになってきている。であるにもかかわらず、なぜ、わが子を殴打する親はなかなか減らないのか（スポーツ指導者による暴力行為も同様）。

　一つには、暴力的しつけが即効性を持っていることが挙げられる。衝撃によって、その場では従願になる。しかし、うらみを後に残すことを知らねばならない。次に、加害者のほとんどは暴力以外のしつけを知識・体験として持っていないということも考えておく必要がある。この辺りは、養育者に対する治療的アプローチにおいて十分留意する必要がある。さらに、親（やスポーツ指導者）の権威が失墜することを恐れて暴力行為に走るという面も見ておきたい。

●第5節　治療の手立てと社会的養護

　被虐待児の治療・ケアにおいて第一に考えるべきは、子どもを安全な場所へ保護することである。先に述べたような法的規定があり、施設が地域に用意されている。児童相談所がとりあえず一時保護所へ保護した後、どうするか。小児科病院へ一時保護委託して身体的諸検査を行い、時には身体的治療

が早速必要になることもある。

　こころの問題はどうか。重い心傷を負った子どもは児童精神科病院への入院が望まれるけれど、わが国には児童精神科の入院施設がごくわずかしかなく、重度の被虐待児を治療する技が根付いている病院がほとんどなく、きわめて困難である。

　法律では児童精神科医が常勤で配置されることになっている児童心理治療施設という子ども施設がある（児童福祉法第43条の2）。施設も少ないし、職員職種の筆頭に掲げられている医師が常勤で配置されている施設は非常に少ない。

　そういうところに保護できない場合には、大きな不安を抱きつつ乳児院や児童養護施設（同法第41条）へ措置（入所）させることになる。最近では、臨床心理技術者を配置する児童養護施設も増えてきているので、この職種にこころのケアを期待したい。

　子ども施設に措置する場合は、児童相談所でしっかりと心理アセスメントを行い、指導・療育方針の見立てを定めてから措置を行う必要がある。PTSDに有効な薬物も明らかになっているので、一時保護所滞在中に児童精神科外来を受診し、必要に応じて薬物治療を開始しておく可能性も点検しておきたい。

　どこに保護された子であれ、心傷の深い子どもに対しては、トラウマ治療を提供しなければならない。医療機関等で構造化された治療を行う場合もあるが、そのような構造に身を委ねることにさえ不安を抱く子どもも少なくない。そのようなときには、子どもの生活の場全体を治療の場とする発想を持たねばならない。これは環境療法（milieu therapy）と呼ばれている。

　そこに求められる要件として、安全感や保護されている感覚を改めて学習させる、自己イメージの修正、人間関係の歪みの修正などを可能にする場の提供がある。

　被虐待児をはじめとして、さまざまな理由により保護者の元で育つことができない子ども（行政的には、要保護児童と呼ばれる）を保護・養育し、社会的な自立へ向けて支援していく社会の営みを、社会的養護という。これには、乳児院や児童養護施設から里親までいろいろなものがある。

子どもの施設を立派にしても職員を充実させても果たせない問題として、アタッチメント形成という観点からの超え難い発達課題が残る。そのため、子どもが普通の生育を果たす条件として、できる限り家庭的な養育状況を準備することが期待される。欧米ではこのような長年の反省と議論を踏まえて、この半世紀ほどの間に要保護児童を施設で養育することは大幅に減少し、里親の活用へと大きく移行してきた。オーストラリアでは93.5％、米国では77.0％、英国では71.7％、フランス54.9％、ドイツ50.4％（2019年現在）の要保護児童が、里親によって養育されている。しかしわが国では、里親がなかなか増加せず、いまも12.0％に留まっており、OECD圏内では最下位に位置している。

　日本では、社会的養護を必要とする子どもが約45,000人おり、その内約39,000人（86.7％）が施設処遇の下にあり、里親の下で育つ子どもがこの国ではなかなか増加しない。この落差を埋めることを目指して、小規模住居型児童養育（ファミリー・ホーム）も機能を始めている。我が国がこのような状態に留まっている背景には、文化の差異も考えられるけれど、里親というものが社会的に認識されていないことにも注目しておきたい。

　里親になるためには、所定の研修を受講したうえで、児童相談所へ申請して里親になる（未成年の子どもを育てる）条件・資質の点検を受けた後、地方自治体の児童福祉審議会から認定を受けなければならない。

　子どもの養育を委託する、あるいは委託を解除する権限は児童相談所が持っており、里親は児童相談所の養育計画に従わねばならない。養育に必要な費用として、生活や就学に必要な費用および里親手当が公的に支給される。里親にはいくつかの種類がある。「養育里親」は従来から行われてきた里親である。「親族里親」は、保護者が死亡したり行方不明になったりして監護する者がいなくなった場合、3親等以内の親族が認定を受けて養育するものである。「養子縁組里親」は、民法上の手続きを行って養子縁組を行い（戸籍を移す）、養親となることを希望する里親である。

　被虐待児や障碍を持つ子どもなどを引き受ける「専門里親」が制度化された際、養育里親あるいは児童福祉事業に従事した経験を3年以上持つという前提条件を付し、さらに「専門里親研修の課程を修了して」おり「委託児童

の養育に専念できること」を条件とした。その後、他の里親に関しても事前研修の受講が義務付けられるようになった。児童福祉論、里親養育論などの講義に加えて、里親養育演習、養育実習など2日程度の登録前研修と、2日程度の実践的実習が義務付けられるようになり、現在に続いている。

●第6節　予防の可能性

児童虐待という社会問題がどのようにして世間に認知され、それぞれに適切な対応が仕組まれていくのか、研究者は次のような段階的時間経過を考えている。

第1段階：子どもの虐待などわれわれの社会にはない、と問題の存在が無視・否定され続ける。
第2段階：身体的虐待の存在に気づき、次いで、ネグレクトが多いことの重要性に着目するようになる。
第3段階：「可哀そうな子ども」を「ひどい親」から保護しようという発想が定着し始め、実行に移すようになる。
第4段階：親子を分離するだけでは問題の解決とならないことに気づき、親に対する治療的アプローチを試み始める。
第5段階：性的虐待が子どもの心の育ちにきわめて深刻な影響を与えることに気づく。
第6段階：発生の予防に取り組むようになる。この段階に達すると、心理的虐待が注目されるようになる。

わが国の現状を見ると、とりあえず第6段階にまで達してはいる。しかし、第4段階は法律にも表現されて実施されねばならぬと語られながら、誰（職種など）がどこでどのように実施していくか、親に対する拘束力はどうかなど、積み残しになっている課題がかなり多い。第5段階についても、専門家の共通認識とはなってきているものの、世間における認知はいまだしの感があり、発見もあまり増加してはいない。

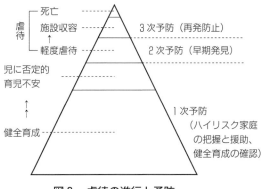

図9　虐待の進行と予防

　そのような未解決部分は多いものの、子ども虐待を予防する手立てはしだいに広がって来つつある。本書で子どもの精神保健を学ぶ読者には、将来さまざまな職種や立場で虐待防止活動に関りを持つようになる人が少なくないと考えられる。そこで、予防の方途についても少し触れておきたい。

　精神障碍の場合に似て、子ども虐待においても第1次、第2次、第3次予防と3段階に分けて考えられている（図9。松井一郎2001）。

　第1次予防とは、児童虐待そのものの発生を未然に防ぐことである。それを目指して、一般社会において子育て支援を充実させる、母子保健活動を綿密に展開する、啓発運動を拡大するなどの試みが進められている。児童虐待防止法の改正が繰り返され、毎年11月を児童虐待防止月間として市民運動が展開されるようになったのも、このような流れの結果である。

　妊娠中から子育てへの準備や心構えを親に教育する（parenting）機会を地域社会が提供することも大切である。暴力シーンによって映像や出版物の販売を上昇させようとする世相を改めさせる必要もある。米国には、殺人罪で服役中の11〜20歳男児はその63%が母親を虐待する相手を殺した罪による、という報告もあり（1992）、暴力行為に比較的寛容な生活感覚を改善することの重要性を考えさせられる。ドメスティック・バイオレンス（DV）を減少させる社会活動は、子ども虐待の第1次予防にも役立つことを理解しよう。

　民間団体がオレンジ・リボンの着用運動を起こし、政府が11月を児童虐待

防止月間として催事を企画し、虐待防止110番として『189』番（いち早く）で無料相談を行う、などのことが継続実施されている。

　もっとも、こういう社会的活動を展開することによって件数を減少させることは可能であろうが、ゼロに近づけることはなかなか困難である。

　第2次予防はもう少し具体的なもので、なるべく早期に発見してただちに子どもを保護し救援対応をとることである。本章第3節で4項目にわたって述べたリスク因子を持つ子ども、リスク因子に囲まれた子どもを早く察知して、援助を提供する活動と表現できる。この方向における活動は、わが国でもしだいに拡がりつつあるものの、まだかなり地域差があるのは否めない。

　第3次予防は、再発の防止である。加害者である養育者と子どもを分離し、子どもに対する保護・トラウマケアを行って、子どもが再び不幸を経験することなく暮らせるようにすることが第一である。加えて、加害者への治療的介入を行い、それが成功して子どもと一緒に平穏な暮らしを維持できるようにする家族の再統合まで、さまざまな段階がある。

　家族再統合とか家族治療とはよく語られる話題ではあるけれど、わが国では、まだ端緒を切った程度の段階に過ぎない。それは、DV治療や家族療法に熱心な精神科医・心理臨床家・ソーシャルワーカーなどが一部行っている程度である。現実には、児相職員が矢面に立つことが多い。いずれの場合でも、親にのめりこんで過剰共感してしまい、加害者はここまで反省しているのだから子どもを親に戻そうと考え、再発を誘発してしまうという危険を含んでいる。単独で事例を担当し抱え込むことなく、同僚と点検し合いながら、対応を進めていくようにしたい。

　わが国では、毎年、虐待されて死亡する子どもが50〜60人いる。これを加害者の刑事責任を問うことに留めず、なぜそのような不幸が生じたのか詳細に検証することは、新たな不幸を抑止する効果をもつことから、第3次予防に含めてもよいだろう。法改正により、死亡例や重篤事例の詳細な検討（検証委員会の設置）が、地方自治体の児童福祉審議会に義務づけられた。

　本章の初めにも触れたように、虐待の背景にある文化や社会状況にも注視する必要がある。たとえば、戦禍の中では子ども虐待（戦争自体が子ども虐待である）の防止など注目されることはなく、論じられる機会もない。その

意味では、子ども虐待が真剣に論じられるのは社会が平和であることの証と見ることができる。

　そうであれば、子ども虐待防止活動は、平和の水準をいっそう向上させる、さらには、人間性の質を上昇させる営みと表現することもできるのではないか。

第3章のまとめ

　法律によって、子ども虐待は、①身体的虐待、②無視（ネグレクト）、③心理的虐待、④性的虐待に分類され、行政的、医療的、福祉的施策等が企画・実施されていることを学んだ。

　ネグレクトに照らせば、古い狩猟採取時代の先祖から、子どもの被害はあったろうと空想を拡げてみた。江戸期260年ばかりの間、日本の人口は3,000万人（食糧生産に見合う人口）を維持してきた。その裏側で、間引きなどと呼ばれる子殺しが行われていた。これを残酷な子ども虐待と責める権利・資格を、現代日本人は持っているのか。近年しばしば報じられるむごい虐待死とあの時代の行為とは、同列なのか。

　善悪の強弱はしばらく棚上げして、いま現在、21世紀に入ってからも増加し続けている子ども虐待について、先ずは真剣に考え、市民として行動することがわれわれに求められている。10年単位でみれば、対応策は改善されてきているけれど、阻止効果はなかなか上がらないのが現状だと認めざるを得ない。そこで、予防の方策を具体化する必要があることをこの章で学んだ。

　専門家の活動に任せるだけでは打開策は進歩せず、オレンジ・リボン、子ども虐待相談110番、11月の子ども虐待防止月間の催事へ参加するなど、市民挙げて行動する必要があることも学んだ。3段階にわたる虐待防止策をいま一度思い出そう。

　　子ども虐待とはなにか
　　子ども虐待の種別
　　法的保護
　　虐待体験が子どもに遺すもの
　　保護の手立て
　　予防は可能か

第4章

主に心因で起こるとされる病気

　精神科の病気は、原因を心因、内因、外因の３種類に分けて理解する歴史がある。そこで、心因（心理的な原因）によって起こるとされている子どもの病気の中で、主なものを解説する。

●第１節　アタッチメントの障碍

　第１章で学んだ「アタッチメント」というものが成立し難い状態であり、1980年に米国精神医学会が診断表を大幅に改定（DSM-Ⅲ）したときに、子どもの精神医学に診断名として初登場した。

　医学的概念として明確に定着しているとはまだ言い難く、有病率調査さえ十分には行われていない診断枠である。診断基準・症候群の輪郭や範囲・疾患単位を立てることの妥当性などについては、議論の余地がまだ多い。しかし、子ども虐待・ネグレクトや厳しい愛情剥奪状況で育った乳幼児（全体主義時代にルーマニアの乳児院で育てられた子どもについての大規模追跡調査もある）などで、現実に発生している現象であるから、子どもの精神保健領域では今後積極的に研究を進めなければならない。

　アタッチメントに関する不全（dysfunction）を、ICD-11は下記の２種類に分けて説明している。

(1) **反応性アタッチメント症**（reactive attachment disorder）

　子どもが周囲に対してひどく警戒心と怯えを示し、励ましや慰めの言葉がけや働きかけを行っても好ましい効果が現れない。同年輩の子どもたちとの間に、社会的相互交流はほとんど成立しない。自分や他人に向けての攻撃心がしばしば表現され、子どもであるにもかかわらず、暮らしが惨めだという雰囲気をただよわせている。

　育児が器用でないとか、母親が体調を崩して乳児期に面倒を見ることができなかったという程度のことでは、この障碍は生じるものでない。5歳になるまでに、無視される、ひどい虐待を受ける、深刻で不適切な養育状況の下で育ったことなど、きわめて不適切な養育を長らく受け続けた結果として、養育者との間にアタッチメントが育まれなかったことが原因となっている。

(2) **脱抑制性対人交流症**（disinhibited social engagement disorder）

　5歳までの子どもに見られる対人関係の障碍であり、生育環境が改善しても状況は容易に改善しない。2歳頃までは、誰彼なしにべたべたとしがみつくといった、対象無選択のアタッチメント行動を示す。それ以降の年齢では、相手かまわぬアタッチメント行動は続く上に、周囲の人たちの注意を惹こうとする意図がありありと透けて見えるようになってくる。

　対象として選んだおとなにはしがみつくが、同年輩の仲間とは信頼関係や友愛関係を形成することが非常に困難である。

　反応性アタッチメント症と同様、社会的、児童福祉的、公衆衛生的配慮が先行して設定された臨床単位であるので、医学的にはさらに詳細化することが急がれている。

●**第2節　習癖をめぐる問題**

　「なくて七癖」ということばがある。人は誰でも固有の行動習性を持っている。考え事をするときに自然と手が頭へ行き、髪をつまむ人がいる。人に話しかけるとき、わずかに首を右（左）に傾ける人がいる。人前で話すのが

本業である政治家にも、演説中に「え、あ」と無駄語をよく挿入する人もいた。

　これは他人に迷惑も不快感も与えることのない少数者の癖（habit）である。子どもの精神医学には習癖ということばがある。幼時からの学習によって意識して獲得した習慣（practice）と比較すれば、これは無意識に繰り返されるその子の行動パターンとして固定したものである。見過ごされるものから、親が気にするもの、社会的に負の評価を下されやすいもの、さらには、社会機能に影響を及ぼすものまで、さまざまな段階がある。

　神経性習癖（nervous habit）と名付けてこれらの一部が子どもの病気とされたのは1928年と、歴史は古い。しかし一概に病気であると判断してよいものかどうか、議論がある。さいきんの診断分類では習癖障碍（habit disorders）と名付けられているものの、診断名を告げることには慎重でなければならない。こういった程度の生活習慣的側面を操作診断で捉えて、子どもを「病人」に仕立てるのは誰に益することなのか、疑問が残る。

　乳児の指しゃぶり、赤子にとっては指がおもちゃかも知れない。かわいい姿だ。生後1ヵ月で40％の子どもがこれを行う。6ヵ月になると、指しゃぶりをする子の数もしゃぶる時間もピークになる。入眠時ではなく、昼間に人前で5歳児が指しゃぶりしておれば、少し奇異に感じて何か欲求不満があるのかと考えてしまう。大地震が過ぎた神戸の春に新学期が始まると、たくさんの小学1年生が教室で指しゃぶりしていて担任を動転させた、そういうことも実際にあった。

　発達年齢、時、場所、子どもの生活事情などを考慮し、精神保健の課題として習癖を取り上げるときには個別に考慮し判定する必要がある。子どもの習癖として数え上げられているものを表3に示す（田中康雄『現代児童青年精神医学』2002）。

　以下に、親の心配を掻き立て、治療の対象となることもある習癖の問題をいくつか列挙してみよう。

表3 乳幼児期に見られる癖（習癖）

(1) 身体をいじる癖（身体玩弄癖）
指しゃぶり、爪かみ、舌なめずり、鼻・耳ほじり、目こすり、抜毛、咬む、引っ掻く、引っぱる、擦る、性器いじり、自慰

(2) 身体の動きを伴う癖（運動性習癖）
律動性習癖（リズム運動）：頭打ち、首振り、身体揺すり
常同的な自傷行為
チック
多動
歯ぎしり、指ならし、身体ねじり

(3) 日常生活習慣に関する癖
食　事：異食、偏食、拒食、過食、少食
睡　眠：夜泣き、夜驚、悪夢、夢中遊行、就寝拒否、過剰睡眠
排　泄：遺尿、夜尿、遺糞、頻尿
言　辞：吃音、早口、幼児語、緘黙
その他：左利き、両手利き

(4) 体質的要素の強い癖
反復性の腹痛、便秘、下痢、嘔吐、乗り物酔い、頭痛、立ちくらみ、咳嗽、憤怒痙攣（泣きいりひきつけ）

(5) 性格、行動に関する癖
抱き癖、人見知り、内弁慶

(6) その他の習癖（非社会的など）
嘘言、盗み、金銭持ち出し、徘徊、嗜癖

(1) **爪かみ**（nail biting）

　これは成人にも時として見られる。指しゃぶりよりは高年齢で始まり、足の爪をかむ子もいる。約半数の子どもが爪をかむといわれ、10歳頃にピークとなり、やがて減少していく。原因は明らかでないけれど、悲しいとき、恐怖を紛らせるとき、緊張したときなどによく見られる。指しゃぶりよりは精神保健的な背景問題が多いようで、睡眠障碍やチックを伴うことが多い。

　ストレス障碍の治療をしていると、親の安定度が波打つのに連動して、保育園へ通っている子どもの爪かみが激しくなったり軽快したりすることもある。そのような場合には親子ともに観察し支援する必要があり、激しくなって出血するというようなことがなければ、干渉したり治療的介入を急ぐこと

は控えたい。

　子どもの習癖問題に着目するとき、子どもは平穏な生活を保証されているか、親はどうか、子どもは緊張や欲求不満を抱いていないかなど、暮らしの周辺事情をそっと観察し続ける眼差しが求められる。

(2)　遺尿症（enuresis）

　これは、身に憶えのある読者もいるであろう。第1章で学習したトイレット・トレーニングが終了した後に生じる不随意的（本人の意思によらない）排尿である。夜尿ともいうけれど、昼間の場合も就寝中の場合もある。てんかん発作中や尿管・膀胱などに排尿調節障碍がある子どもの場合は、これから除外される。

　5歳以前の子どもでは、この病名をつけない。緊張して、就床前に水分を多飲して、悪夢を見てなどで、たまにしくじるということは珍しくない。このような場合は、もちろん除外される。

　夜尿の治療・指導としては、夕食から就床までに少なくとも3時間は間隔をあけるなどして就床前の水分摂取を避ける、塩分少な目の夕食にして水分摂取欲求を抑えるなどの生活指導を、親に対して行う。排尿させるために就寝中の子どもを起こす親がいる。睡眠リズムを乱されると抗利尿ホルモンの分秘が妨げられるので、これは宜しくない。親に対して必要な説得は、「起こさず、怒らず、焦らず」である。

　5歳を超えると、子ども自身が失敗を気にしたり恥じたりすることが多くなるので、子どもの自尊感情を傷つけることのないよう配慮したい。ほとんどは加齢・成熟とともに減少し消滅に向かうことを親に理解させ、根気よく生活調整を続けさせることが大切である。

　抗利尿ホルモンである酢酸デスモプレッシン点鼻薬（desmopressin acetate）や三環系抗うつ剤など、薬物治療の有効なことが多いので、改善がなかなか得られないときには、児童精神科医や小児科医を受診させる。

　自分の下に子どもが生まれるとわかった頃、一時的に夜尿の再現することがある。これは同胞抗争のはしりといおうか、親の愛情独占を脅かされることに対する防衛としての退行であるから、添い寝するなど世話を工夫して安

心感を与えてやればよいので、あわてることではない（本章第3節の(4)を参照）。

(3) 遺糞症（encopresis）

　排泄訓練（toilet training）が終わった後の年齢で、適切ではない場所へ排便することをいう。腸の病気（ヒルシュプルング病、肛門括約筋の障碍など）は除外される。このような身体病が原因で不随意的に大便をもらす場合は、大便失禁と表現する。

　年齢を問わず、排便という日常行為は便塊が直腸にたまることで腸管の神経節を刺激して生じるものであり、子どもの場合でも、便秘していないか、便の形状はどうかなどを確かめる必要がある。知的発達症の存否も留意しておきたい。

　親が排泄訓練に過敏となり、不適切に叱責する結果、子どもが怯えたり便所恐怖とでもいうような気持ちを抱かせていることが背景に見られる場合もある。幼児期からの育児のあり方や排泄訓練の進め方を、さりげなく親から聞きとっていく努力も惜しまない。

　発達障碍や情緒障碍の子どもには時として、わざと（随意的に）便所以外のところで排便する子どもがいる。いやがらせ・困らせとも見えるが、これはその子なりのメッセージであると考えて、なぜそのような行為を行うか、経緯を詳細に点検しよう。

　遺糞は、腸疾患によるものや心因性の部分もあり、状況依存性の側面もある。思春期に入る年頃に近づくと、臭気などで仲間に気づかれるためにからかいの対象となることが多く、自尊感情の育ちに好ましくない影響を与えることがある。そのような場合には、身体疾患であると断言してやることで本人を納得させ、生活様式を考えてやるとよい。

(4) 異食症（pica）

　通常の食生活では口にすることのない栄養にならないもの（土、紙、消しゴム、石鹸、絵の具、など）を継続して摂食する行動である。もっとも多く見られるのは知的発達症児の場合である。

しかし、正常域知能の子どもに一時期異食が起こるなど、独立した精神病理単位として見られることも少しはある。被虐待児が異食症状を示す場合もあるので、臨床現場ではそういったことにも留意している必要がある。

(5) 常同運動症 (stereotyped movement disorders)

身体を揺らす、頭を揺する、指をはじく、手叩きなど、随意的で、反復し、常同的で、非機能的な（有用な意味がない）運動のことである。頭打ち・頭叩き・目突きなどの自傷行為もこれに含まれる。常同運動症は知的発達症に伴って生じることがもっとも多い。その場合はまず知的発達症の程度に応じてコード番号をつけ、追加的に常同運動症のコード番号を記録する。心因性の問題としてよりも、自傷行為の一種として障碍児の生活指導を工夫し、事故を防止することを優先しなければならない。

(6) 吃音 (発達性発話流暢症、developmental speech fluency disorder)

発語リズムの障碍であり、会話時に、ある音の発音をためらって出ない、同音（同音節）を繰り返す、初音を伸ばすなど、会話の流れに乱れが生じるものである。緊張すると増強することが多い。頻繁に口ごもり、発言が止まってしまうこともある。

人種・地域・文化背景にかかわりなく発生するといわれている。始まるのは2〜5歳がもっとも多い。男の子が女の子より2〜3倍多い。発声器や中枢神経系に異常は認められない。遺伝傾向も明らかになっていない。

幼児期に一過性のものとして吃音が出現するのは、ごく普通のことである。親や保育士などが無理に矯正しようとしないのがよい。正しく発音せよとか行儀よく人と接するようにといわれるなど、強迫欲求が発生に関与していると考えられ、矯正を求めると子どもが無理をしてしまって、悪循環を形成することになりかねない。

文明化せず原始的な生活を送っている部族には吃音がないといわれている。これは、そのような生活においては吃音がなんら生活の支障とならないからであろうと考えられる。

生育するにつれて改善していく子どももいるし、成人となっても軽度に持

続する場合もある。成人では、当人がさして気にすることなく社会生活機能を維持していれば、その人の話しぶりの特性と見られ、「障碍」と判定されることはない。

　吃音とは対極であるかのように、反復や口ごもりはないものの話し方が非常に速いため、なめらかで穏やかな対話の難しい子どもがおり、早口言語症（cluttering）と呼ばれている。

●第3節　不安に関連する問題

　漠然とした未分化な恐れ・おののきの感情を、不安と呼んでいる。それは、完全無防備なままに生まれてくる人間においては人生の初日から始まるものであり、終末期に意識が消失するまで付き合う感情であるといってよい。したがって、すべての人にとって不安は避けることのできない心理現象である。しかし同時に、自己保存本能に由来する危険信号として役立つという有益な面を併せ持っていることにも注目したい。

　しかし、不安も度が過ぎてくると人間に苦痛を与え、日常生活にいろいろと支障を来すようになる。日常生活に悪影響を与える不安を精神医学では不安または恐怖関連症群として記述する。

　では、人間誰もが日常的に感じる不安と、ICD-11によってコード番号がつけられる病気としての不安とは、どう違うか。両者の間には明瞭な境界線はない。しかしおおよそ表4のような比較区分を行うことはできる（笠原嘉『不安の精神病理』1981）。

　これほどにありふれた市民の日常生活感情なので、そのずっと先にある不安障碍はかなり多くの人が経験しており、この1世紀余りの間には数え切れないほどたくさん、不安に関する精神医学論文が発表されてきた。

　それにひきかえ子どもの不安症については、十分に研究されているとはまだいいがたい。ICD-11の前身であるICD-10では、子どもの不安関連問題は「小児期に特異的に発症する情緒障碍」（F93）としてまとめられていた。精神医学に初めて接する読者には理解し難い表現なので、内容について病名表現

表4　不安の幅

	健康範囲内の 不　安	神経症性の 不　安
理由（対象）	あ　る	な　い
表現	できる	しにくい
他人の理解	可　能	困　難
我慢	できる	しづらい
持続	続かない	長く続く
予期不安	な　い	あ　る

を新しくして以下に説明する。

　ここでいう情緒障碍とは、成人の神経症に対比する用語として用いられている。しかし、情緒障碍児がおとなになって神経症性障碍を示す人は少数であり、大人の神経症性障碍は子ども時代に精神病理学的前徴を持たず、両者の間に連続性か認められないので、子どもの情緒障碍とおとなの神経症性障碍とは区別されるべきものと考えられている。

(1)　**分離不安症**（separation anxiety disorder）

　養育者ないし愛着を形成しているおとなから離れるときに示す、子どもの強い不安感を分離不安という。乳幼児が母親から離れることに不安感を抱くのは、ごく普通の現象である。分離不安についてはフロイト（Freud, S.）が語り、学校恐怖症という病名を作ったジョンソン（Johnson, A. M., 1941）も、この病気の原因は母子分離不安にあると語っている。

　病気として分離不安をとり上げる場合は、不安感が激しいこと、幼児期に生じることなどと限定する必要がある。十全の養育を受けて愛着が成立している子どもは、始歩の後、母親が視野の外に去っても遊びを続けることができるようになるのが早い。そのように、精神病理としての分離不安には、潜在的なストレスや不安を生育の背景に持っていないかどうか点検しておきたい。ICD-11では、分離不安症を招く子どもの状況として、下記のようなものを例示している。

○ 危害や悪い出来事（たとえば、誘拐）が起こって愛着対象と離れ離れになってしまうという考えが繰り返し浮かんでくる

○ 登校に抵抗を示す、または拒否する

○ 愛着対象からの分離に関連する、反復性かつ過剰な苦痛（たとえば、かんしゃく、対人的閉じこもり）

○ 愛着対象の近くでないと眠ろうとしない、または眠ることを拒否する

○ 分離に関する悪夢の反復

○ 登校など、愛着対象からの分離を伴う状況における、吐き気、嘔吐、腹痛、胃痛、頭痛などの身体症状

　成人になっても、分離不安は残っている。たとえば、初めて一人で海外旅行に出かけるときなど、不安感を抱かないことのほうが自然とはいえない。しかし、そのために必要な外国語や訪問国についての知識を学び、経験者の助言を聞き、それなりの覚悟を決めて、不安を体験に内在化して行動を始める。

　子どもの場合、そのような準備可能性や予見性が育っていないから、不安を処理できない。その背景には、子どもの気質（第6章）や母子関係、とりわけ愛着が形成されているか否かが問題となる。

(2)　限局性恐怖症 (specific phobia)

　就学前の子どもが一時期、ある種の動物に対して怯えるのは、よく見られることである。子どもが蒙る災害の1つとして、動物に噛まれるという被害があり（第7章）、子どもであるがゆえの災害に数えられている。興味本位で無防備に動物へ近づいて噛まれる、虫に興味を抱いて刺されるなどは、珍しいことではない。そのような経験があれば、動物に対して度外れた恐怖感を抱く子どもがいたとしても、本節初めに語った不安の一側面（防衛反射）とこれを見ることも可能である。

　そのようなものは除外し、恐れの対象や状況が特定されている、恐れの程度が実際の危険性に照らして不相応に大きい、恐れは長期間にわたって持続

するといった条件を付けて、この診断枠は設定されている。

(3) 社交不安症（social anxiety disorder）

これは、かつて対人恐怖と呼ばれていたものであり、例外的に就学前に現れることはあるとしても、思春期・青年期の心性に強く関連した病態であるので、第8章でくわしく述べることにする。

(4) 同胞葛藤症（sibling rivalry disorder ── ICD-10ではF93.3とコードされていた）

ICD-11では、このカテゴリーは独立させていない。しかし臨床的には重要なため、ここで説明しておく。

大多数の子どもは、弟妹が誕生すると、それなりの情緒的な揺らぎを体験する。誕生後に限らず、両親が妊娠を喜ぶとか、母親の腹部が肥大し始めることなどを耳目にするにつれて、退行現象を示すのはごく普通のことである。対抗意識や嫉妬の気持ちであり、独占していた親の愛情を奪われることへの心配なのであろう。

赤子のような振る舞い、幼児語の再使用、幼児のような食べ方、夜尿の再現、親の邪魔をする、寝つきが悪い、登園しぶり程度の退行現象であれば、さしてあわてることもない。親は大変であろうけれど、たとえば、父親が協力して一緒に入浴する、添い寝する、絵本の読み聞かせを増やしてやるなどしながら経過を観察していくのがよい。

しかし、赤子に対して明瞭な敵意を示したり外傷を負わせる、陰険な意地悪をするとなれば、子ども臨床の専門家に相談して、遊戯療法などで心的負荷を軽減させるなどの配慮が求められる。

●第4節　強迫症（obsessive compulsive disorder）

強迫は、強迫観念（obsession）と強迫行為（compulsion）からなっている。

強迫観念（強迫思考ともいう）は、自分の意思とはかかわりなく意識にのぼってきてしまう納得できないいやな考え（楽しい観念は、ここに含めない）であり、そのような考えに抵抗を試みるのだけれど、うまくいかない。わい

せつであったり、不謹慎であったり、暴力的な内容であったりする。かつては、不合理・非合理な内容であると当人が認識していることを重要な指標としていたけれど、さいきんはそのところが不明瞭になってきている。

　強迫行為は、意味がなく有用性がないと気づきつつも、そのように行動しなければ強い不安に陥るので、行為を反復してしまうというものである。鍵をかけたか、ガス栓をきっちり閉めたかなどが、とても気になって何回も確認行為を繰り返す、舗道で升目の線につま先が揃わないと歩みを進められない、などである。

　子どもの場合、どのような症状となるのか。アダムス（Adams, P. L., 1973）は表5のようにまとめている。

　表5では、幼児に通常みられる行動から、強迫性格・神経症・精神病までの強迫スペクトラムが表現されている。1から5までは正常範囲の発達に見られる儀式行動である。2歳を過ぎると、養育者はしつけとして、食事摂取の手順、排泄訓練、おもちゃの後片付け、衣服の着脱、入浴などを教えていく。これらは、子どもにとって強迫的な儀式行動である。集団遊びが始まって同年配者とごっこ遊びを共有するようになると、約束事に従うことを強制される。これは強迫儀式ともいえる。

　このように見てくると、幼児期から学童期にかけての子どもに見られる強迫的行動は、発達課題の一部として通過していかねばならない関門という一面もある。そのことをおとなは理解していたい。

　では、どの範囲を超えれば病気として治療対象となるか。その境界を線引きすることは、不安をめぐる障碍やその他の障碍と同様に、なかなか困難である。

　強迫観念や強迫行為のためにその子の日常生活が円滑に進められなくなる、たとえば、友だちと一緒に遊べなくなる、通園・通学が困難な事態となれば、ただちに専門家のところへ連れていってやらないと、子どもは病的苦痛から解放されない。話がくどくなった、このごろ同じことに拘るようになったなどと親が感じたときには、通園先の保育士や幼稚園教諭、通学先の養護教諭に相談し、当の子どもを直接知っている複数のおとなで検討してみるとよい。

表5　子どもの強迫現象

1.	儀式的な集団遊び
2.	年齢相応の儀式性
3.	儀式的な独り遊び
4.	強迫的な収集癖
5.	興味の限定や衝動性
6.	強迫的性格
7.	強迫神経症
8.	精神病や脳損傷に由来する二次的強迫症状

「この年頃の子では、この程度は普通のことですよ」という保育士の一言で、母親の不安が解消されることもある。

　強迫症の有病率は一般人口で2〜3％とされている。子どもに関しては有病率調査が少なく、結果には大きな幅がある。最年少発症は3歳頃とされている。治療に関しては、心理治療よりもむしろ薬物療法と行動療法との組みあわせが通例になってきている。

　青年期心性は強迫的色彩を帯びることが多い。そのため、かつては10代の精神発達と強迫の精神病理との関連が語られることも多かった。しかし成因における生物学的要因が相次いで明らかにされ、薬物療法の効果が明瞭となってきて、そういった青年期心性を巡る論議は背景に退きつつある。しかし成因論に関して舞台の袖に寄っただけであって、青年期の精神病理を理解する道具として、強迫論は有効である。

●第5節　ストレス関連障碍

　当然のことながら、子どもだってストレスにさらされながら日々を送っている。生体として当然のことである。精神保健の対象として考える必要のある子どものストレスには、どのようなものがあるか。これについては第7章で述べる。以下に、成人におけるストレス関連症を基に、子どものそれを説明する。

(1)　**心的外傷後ストレス症**（post-traumatic stress disorder, 略して PTSD）

　極度の脅威や恐怖を伴う（短期または長期の）出来事や状況に遭遇して生ずる反応である、と前提条件が記されている。

　次いで、自然災害、人為災害、戦闘、拷問、性暴力、テロリズム、暴行、急性の生命を脅かす疾患（心臓発作など）を直接体験すること、突然の、予期しない、または暴力的な、他人の負傷や死亡、またはその脅威を目撃すること、愛する者の突然の、予期しない、または暴力的な死について知ることなどが、外傷の例として列挙される。平和なこの国に暮らしていると、テロ・戦争・拷問といった事態は想像が困難である。

　1995年にこの国が神戸を中心に経験した巨大地震に際しても、PTSD の事例はかなり珍しいといえるほどの数であった。そうすると、これははなはだ厳しい限定条件であるように思える。

　DSM-Ⅲ（1980年刊行）という診断表全体としては、体験および行動から把握される症状のみで診断枠を作成することを基本方針としているにもかかわらず、このカテゴリーのみ原因を記述するという際立った不自然さを残していた。これはその国の政治事情であると黙視するとしても、WHO も似たような厳密さを表現したので、PTSD の診断基準は、子どもや自然災害の被災者へ適用することに難があると指摘されてきている。米国児童青年精神医学会は独自に子どもの PTSD に関する診断基準と対処法のマニュアルを作成した（1998）ものの、詳細に過ぎるせいか、あまり役立たなかったようである。

　この前提条件を持つ者が、以下の３つの症状を示すと、PTSD と診断されることになる。

① **再体験**

　過去のトラウマ体験が、子どもの意識へ突然、一方的に、いま入り込んできたかのように、再体験される。降って湧いたかのように、映像を見ているような生々しい感情を伴って〈あのとき〉の情景が再体験されてしまう。

　フラッシュバックという言葉が日常語になった。これも再体験の一種であ

る。豪雨による土砂災害で自宅を喪った経験を持つ小学生が、突然の夕立に出遭って激しい降雨の中で呆然と立ち尽くしていた、といったことが起こる。

② 回避

　問題となっているトラウマ体験に関連することを、日常生活において避けようとする。テレビ・ニュース、会話、場所、遊びなど、あらゆることで事件になんらかの関連ある事態から遠ざかろうとする。

　水難事故で危うく命を失いかけた子どもは、水辺へ行くことを回避するようになる。危うく誘拐されかけた子どもは、事件現場のある町へ行きたがらなくなる。

③ 大きな脅威がいまでも存在しているかのように感じる持続的な知覚

　さまざまな形態の睡眠障碍が起こる。早朝に発生した大地震を経験した子どもは、その時刻頃になると目が覚めるということもある。怒りっぽくなる。勉学だけでなく、遊びやテレビを見るなど楽しいことにさえ集中できなくなることもある。

　脳細胞がオーバーヒートしている状態だと考えればよい。ちょっとしたことで、大きくびくついて、おとなにしがみつくこともある。

　PTSD の原因となるストレス（ストレッサーと呼ばれる）にはさまざまなものがある。とりわけ子ども虐待（第 3 章）は、養育責任がある加害者が保護される権利を持つ被害者（子ども）に対してストレッサーとなること、持続的・反復的なストレスであり、逃げるのがきわめて困難であること、などさまざまな特殊性があるため、一般の PTSD と区別して複雑性 PTSD という呼称が提案されてきた。

　ICD-11 ではこの流れを受けて、複雑性心的外傷後ストレス症（complex post-traumatic stress disorder）というカテゴリーが新しく採用された。心的外傷後ストレス症の症状に加えて、感情コントロール、自尊心、人間関係維持に関する以下の困難を認めることが要件となっている。

○感情のコントロールに関する重度で広汎な問題。些細なストレス因への情動的反応性の亢進、暴力的な（情動と行動面の）爆発、無謀なまたは自己破壊的な行動など。

○自分はとるに足りない、打ち負かされた、または価値がないという持続的な思い込み（これには、ストレス因に関する、深く広汎な恥辱感、罪責感、または挫折感を伴う。例えば、不利な状況から逃げられなかった、または屈してしまったこと、または他の人の苦しみを防げなかったことに関して、罪責感を感じることがある。）

○人間関係を維持し、他の人を親密に感じることへの持続的な困難。人とのかかわりや対人交流の場を常に避ける、軽蔑する、またはほとんど関心を示さない。あるいは、時として非常に親密な対人関係を持つこともあるけれど、それを維持することは困難である。

●第6節　解離症群

かつてはヒステリーと呼ばれていた病気の部分症状とされていた。しかし古い病名には多くの（ときに、痛ましい）歴史的な垢が塗りつけられてきたので、診断名として用いること自体がスティグマとなる恐れが強いため、使用されなくなった。そして解離と後述する転換という2つの病名に変更された。

過去の記憶、自分は自分であるという同一性の感覚などが、部分的にあるいはまったく失われた状態だとされている。世俗的な表現を用いるならば、意識が飛ぶ、という感覚と考えればよい。

かつて、中学校で「こっくりさん遊び」が流行して騒がれた時代があった。また、若者が大量に集うコンサート会場で興奮の余り催眠状態に入ったり失神したりする子どもが輩出した時期もあった。これらは一種のトランス状態であり、病気とはいえない解離と表現することも可能である。これと、病的な解離との間に明確な境界線は引けない。

強いトラウマを蒙った子どもは、解離状態に陥ることが少なくない。解離によりトラウマを遮断して自分を護ろうとする心理的な営みと考えれば、こ

れはみずからを守ろうとする子どもの健気な努力だと読むこともできる。

　子どもが蒙るトラウマはたくさんあるので、さまざまな状態で解離が生じることがある。しかし子ども精神保健において注目しなければならないのは、複雑性 PTSD としての被虐待児の解離と、ASD の子どもが前思春期にさしかかった頃に示すことがある不適応状態としての解離である。解離症群の下位分類を簡単に説明する。

⑴　**解離性健忘**（dissociative amnesia）

　最近の重要な出来事の記憶を失う状態で、器質的な原因が否定されるものである。トラウマに関連した出来事を思い出せず、多くは部分的で選択的である。

⑵　**トランス症**（trance disorder）**および憑依トランス症**（possession trance disorders）

　自分が自分であるという自己同一性および周囲の状況認識が同時に、一時的に失われる状態である。そのとき、他の人格、霊魂、動物などにとり憑かれているかのように振る舞うこと（憑依）がある。子どもでも起こりうるが、強烈な印象を与える書物や物語の読み聞かせ、映像に接した後の空想であるか否かを判別しておきたい。

　この他、解離性同一性症、部分的解離性同一性症、離人感・現実感喪失症などいくつかの病名が ICD-11には記載されているけれど、児童精神医学領域との関連はほとんどないので、省略する。

●第7節　心因が身体で表現されるとき

　人は、ほとんどのことが未分化なカオスの中に出生し、養育者との関係を確かめつつしだいに世界を広げ、みずからの存在を確かなものにしていく。
　その途中過程にある子ども期では、心身は未分化な存在であり、心理的負荷は精神機能ではなくて身体的なものとして受け止められ、身体症状を用いて表現されることが多い。このような病態を以下に説明する。

(1) **身体的苦痛症**（bodily distress disorder）

　身体的苦痛症は、医学的に十分な根拠を見出せない身体症状（悪心、吐き気、発熱、嘔吐、下痢、痛み、立ちくらみ、しびれ、など）を訴える病気として、1980年に作られた表現である。多彩な症状を変動的に示す全身性疾患も少なくないので、このカテゴリーの診断には慎重さが求められる。

　身体の痛みを訴えれば養育者が普段になく反応・対応してくれることを、子どもは比較的早く学習する。また、子どもは被暗示性が高いので、同居家族など周囲の人の身体症状をとり込むことが少なくない。しかしその多くは一過性のものであり、関心を向けてやって保護的に接することで消失してゆき、病名を付けられることは稀である。

　頑固な身体症状があるにもかかわらず身体疾患の所見はないとされて、他の専門診療科から紹介されてきた子どもについては、虐待を受けた既往がないかどうか、丁寧に検討したい。

(2) **心気症**（hypochondriasis）

　重い進行性の身体疾患があるに相違ないと執拗に訴え続け、検査で異常が見出されなくてもその所見を信用せず、医療機関を渡り歩く（ドクター・ショッピングと俗称されている）ものである。子どもにはほとんど考えられないけれど、思春期以降の年齢では起こりうる。

(3) **運動、感覚、または認知の解離症**（dissociative disorders of movement, sensation, or cognition）

　解剖学的には説明できない神経症状を示す病気である。四肢の麻痺（知覚、あるいは運動）、てんかん様痙攣発作、など、多彩な症状が現れうる。女子に多い（成人例でも女性に多い）。小学校中学年でも、手袋状の知覚麻痺、失立失歩などの出現することがある。低年齢になるほど心理的要因が複雑ではないので、家族関係や日常生活を丁寧に観察・調査して、安全保障感を与える努力が求められる。

　事例数が少ないせいかほとんど語られないけれど、時代の新病態として

「作為症、他者に負わせる」（factious disorder imposed on another）を、ここで説明しておきたい。「代理ミュンヒハウゼン症候群」とこれまでは表現されてきた。

　ミュンヒハウゼン症候群とは、20世紀半ばに始めて医学的に記載された症候群で、虚偽の多い劇的な症状や生活史を述べて多数の病院を転々とする患者を総称したものである。子ども自身には、そのような虚言や演技を実行する能力がまだない。

　代理ミュンヒハウゼン症候群というのは、親（養育者）が保護すべき子どもに感染症を起こさせたり、傷口を人為的に汚して化膿をひどくさせるというもので、新しく話題になりつつある子ども虐待の一形態である。ICU に緊急入院して加療し、親から物理的に離すことだけで症状は改善し、退院するとただちに再発するということを反復する。今後、注意しなければならない子ども医療問題である。

●第8節　場面緘黙（selective mutism）

　ある場所（主に学校、少なくとも家庭外）では人と話すことができないものの、特定の場所（主に自宅）では会話できるという障碍である。会話できるとはいっても、自然に自由な対話が発症前と同様にできるものから家庭内でも寡黙になる子まで、さまざまである。大半は就学前に発症する。成因については、不安症のスペクトラムに含まれるとする考えと、神経発達症が基盤にあるとする考えとがある。しかし単一の原因によって発現するものではないようである。

　生来性の気質や言語・会話の苦手さが基礎にあり、入園とか入学といった社会参加を強力に求められる場面へ登場させられるという環境因が加わって発症すると考えれば、無理が少ない。発症前にほぼ正常な会話能力を持ち、社会的コミュニケーションで求められる表出性言語能力を持っていたことが判定の条件となり、それらが準備されていない場合は、別のカテゴリー（第2章で説明したものなど）に属することになる。

　「はい」「いいえ」などの短い単純な言語応答であれば可能であったり、質

間には首を振って意思表示する子もいる。描画、遊戯療法などによる非言語的コミュニケーションは可能なこともあるので、意思疎通や治療にそれらを配慮しなければならない。神経学的診断や聴覚検査を必要とする例も少数ながらある。

　円滑な言語的コミュニケーションを回復させるという意味では、予後に厳しさがあり、少数ではあるものの精神病圏の前駆症状であったと後にわかる事例もあることに留意しておきたい。しかし、保護されている状況の下で対話を要しない作業に従事することが可能になる場合はあり、社会人になるにつれて症状が改善する事例もあり、職業選択において会話をさして必要としない道を選んだ事例では、良い社会的予後が期待できる。

●第9節　*チック*（tic disorders）

　突発的で、急速で、リズムがなく、反復される、不随意的な（多くは、限られた筋群の）運動、あるいは発声である。運動チック・音声チックと呼ばれ、内容の程度によってそれぞれが単純チックと複雑チックに区別される。指示されるとか、あるいは自発意思によって、短時間は止めることができるものの、そうすれば痒みを我慢させられる程度の苦痛が生じ、ほどなく再現する。

　各種チックの実例一覧を表6に示す（金生由紀子『現代児童青年精神医学』2002）。

　子どもの10〜20％が経験するといわれているほどにチックは多く、発現は6〜7歳にピークがある。原因はまだ定かにはされていない。多因子遺伝が関与する可能性が指摘されているものの、遺伝だけでは説明できない。周生期の障碍や妊娠中の母体のストレスなどのような環境要因も関与すると推定されている。

　チックは心因性の病気ではなく、生物学的基礎を持つ病気であると考えられるようになりつつある。ICD-11でも、神経系疾患のグループに位置付けられている。しかし子どもの情緒状態によって症状が変動することは明瞭に認められる。緊張が高まるときや緊張から開放されるとき（緊張感の変動時

表6　チック症状の概要

	単純チック	複雑チック
運動チック	〈単純運動チック〉 まばたき、目を回す、白目をむくなどの目の動き、口を歪める、鼻を曲げる、顔しかめ、首を振る、首をグイッと引く、肩すくめ	〈複雑運動チック〉 顔の表情を変える、身繕いをする、飛び跳ねる、人や物に触る、地団駄を踏む、物の匂いをかぐ
音声チック	〈単純音声チック〉 コンコン咳をする、咳払い、鼻をならす、鼻をクンクンさせる、動物の鳴き声やほえ声のような奇声	〈複雑音声チック〉 状況に合わない単語や句の繰り返し汚言症（コプロラリア）、反響言語（エコラリア）、反復言語（パリラリア）

期）に症状は強まる。作業に集中している時間帯には症状が減少する。睡眠中には症状はほとんどみられない。強迫症の合併がよく見られるけれど、チックには「ばかばかしいと思うけれど、やらずにはおれない」というところがない。

　薬物治療（ドーパミン2リセプター拮抗剤）が有効である。親が制止すると余計に激しくなるので、これは避けたい。どういう状況で症状が強くなったり軽減したりするかをそっと観察して、子どもの暮らしぶりに工夫を加えてやりたい。小学校を卒業する頃までには、あまり目立たなくなることが多い。症状が激しい、小学校高学年になっても軽減しない場合は、上記薬物治療を含めて専門家の治療を受けるのがよい。一種の癖として、おとなになっても続く場合がある。

　全身の運動チックに汚言症（わいせつな言葉、人前で語ることが容認されない内容の言葉が出てしまう、音声チックの一種）が加わったものをトゥレット症候群と名付ける。最近は上述した単純チックやトゥレット症候群を含めて1つのスペクトラムと捉える考えが始まっている。

　第2章で学んだASDと同様に、精神科関連疾患は境界が鮮明ではなく、スペクトラムとして捉えるのが臨床的に適切な病態は、他にもいくつかある。

●第10節　不登校は病気か

　貧困、疾病、幼い弟妹の世話をするなど、それなりの理由がある訳でもなく、義務教育年齢の子どもが学校へ行かないことが精神保健の目に止まった

のは、1932年（ブロードウィン Broadwin, I. T.）あたりからである。日本で関心を向けられ始めたのは、1960年代の初め頃である。不登校という用語は1968年7月から使用されるようになった。

当初は、小学生がなんらかの葛藤状態に足をとられて学級（集団）生活に適応できなくなったという、子ども期にみられる一種の神経症（情緒障碍）と考えられていた。学校恐怖症という病名を作った精神科医も、母子相互の分離不安が病因であると述べている。

日本では1970年代以降現在まで、ほぼ一方的に不登校は増加し続けている。この間、神経症性のものと怠学とされるものを区別したり、分類学や成因論などが盛んに論じられてきた。最近では発達障碍に強い関心が向けられる時代風潮に沿ってであろう、知的障碍を伴わない ASD が基盤にあって学校生活が継続困難になる子どもの事例が増加している。

毎年8月初めに、文部科学省が前年度の不登校児数を公表するのが慣わしとなっている。このところ、中学生は年間10万人を超える水準で、小学生と高校生では年間3〜5万人を超える水準で推移している。小学生は6年間であることを考えれば、中学生の年代に圧倒的に多いことが理解される。

1990年に文部省担当者が国会審議の場で「不登校はどの子にでも起こりうる現象」であると言明して以降、教育行政の場ではこれを特異な問題と見なくなった。

いまでは、医療の場でも教育現場でも、また臨床心理や学校ソーシャルワーカーなど子ども関連領域（子ども臨床領域）においても、不登校現象のみで子どもを「病気」と見ることはなくなっている。不登校ということばそのものが、子どもにおけるライフスタイルの形態を表現するものとなった感がある。子ども臨床の立場から考えて、これは妥当な視点である。

しかし、学校へ行かない子どもの中には、数はともかくとして、育ちに対する援助を必要としている子もいることは無視できない。適応の障碍、子どもの分離不安症など、病名をつけることが可能な例も含まれている。ASDに関連して学校生活になじめなくなった子どもがいることからも理解されるように、多様な理由によって学校生活になじめなくなっている児童・生徒が存在することを、社会は知っていなければならない。

また、中・高生年代になると、集団への参加し難さと同時に、このような学校・勉強・進路・生活を続けていってよいのかどうかという迷いが生じて、生活が停滞する場合もある。

　さまざまな形で、学校生活に不自然感を抱いたり息詰まりを感じたりするようになって学校生活から退出する若人、この種の青年に対して生活と教育の場を提供するところも増えてきつつある。いわゆる不登校生のための私立高校などである。

　由々しい類の学校もあるようだけれど、100人ほどの若者と誠実に生活をともにしている教員たちが支えている学校もある。画一的な教育が批判されているが、その対極に位置づけられるこのような営みもあることは、子ども精神保健の一隅に位置づけて視野に入れておきたい。

　なぜか。学校とは限定しなくても、児童・思春期の子どもが普通に育っていくためには、同年配者が群れる、交わる、対立したり接近したりする、そういった体験の場がとても大切だからである。

　上に述べたように、不登校している子どもたちの居場所が多様に企画・運営される時代になった。これらの組織・施設が、足踏みしている子どもたちの育ち直りにとって本当に正しく適切に役立っているかどうか、メンタルヘルスの視点から支援と点検を続けていきたい。

第 4 章のまとめ

　主に心理的な問題が原因（心因）となって起こる病気について学んだ。
PTSD のように周囲の人に（それが原因・きっかけだろうと）納得されるよ
うなものから、不安症状のように誰でも不安を体験したことはあるけれど、そ
の困りようは理解しがたいという印象を与えるものまで、様々である。

　人間は心身統一体であると認識され、誰にも実感されている存在である。だ
から、脳（あるいは、腸）に細胞水準か染色体水準かは判らないものの、生物
学的な背景がまだみつかっていないのかも知れない。それは、医学に対する将
来の課題である。

　　　アタッチメントの障碍

　　　習癖をめぐる問題

　　　不安に関連する問題

　　　強迫性障碍

　　　ストレス関連障碍

　　　解離

　　　場面緘黙

　　　チック

　　　不登校は病気か

第5章

精神病圏の子ども

●第1節　統合失調症

　子どもに統合失調症はあるのか。

　これは子どもの精神医学でもかなり古い歴史を持つ話題である。19世紀の終わりから20世紀の初めにかけて（1883〜1927）統合失調症の概念を初めて臨床的に枠付けする作業を行ったクレペリン（Kraepelin, E.）は、統合失調症（彼の表現では早発性痴呆）の3.5％は10歳以前に発症していると語っている。統合失調症という病名を作ったブロイラー（Bleuler, E., 1911）は、この病気の5％は児童期（Kindesalter）に発症すると述べている。

　この時代には、最早発性痴呆（dementia praecossima, 1906）だとか幼年痴呆（dementia infantilis, 1908. 報告者の名を付してヘラー〔Heller, T.〕病）など、子どもの統合失調症ではないかと考えた報告例がいくつかあった。後者は、後に ASD の系列に位置づけられて、小児期崩壊性障碍と呼ばれるようになった。

　20世紀の中央を占める数十年は、子どもの統合失調症と小児自閉症の異同について論議が大きく交わされていた。ちなみにカナー（Kanner, L.）が早期幼児自閉症を報告したのは1943年であり、もっとも早く発症した統合失調症である、と彼は当初これを捉えていたらしい。

　多くの研究が行われ、論議が交わされて、1980年前後の時代から ASD（当時、自閉症）と児童期統合失調症とが別個のものと認識されるようになり

始めた。現在も自閉症研究の中心的位置を占めている国際的な『自閉症雑誌』は、初期には『自閉症と児童統合失調症雑誌』（Journal of Autism and Childhood Schizophrenia）というタイトルであったけれど、1979年からは『自閉症と発達障碍雑誌』（Journal of Autism and Developmental Disorders）へと名称を変更している。多くの論議があった後に、自閉症は子どもの統合失調症圏からしだいに分離されていった。

　歴史回想が少し長びいたけれど、10歳以前に発症する統合失調症が稀に存在することは確かである。しかし、発症数が増えるのは15歳以降であり、これから20代にかけての10ないし15年に統合失調症発症年齢のピークがある。診断に関しては年齢にかかわりなく成人の統合失調症概念が適用されている。報告されている子どもの統合失調症について、特徴を簡単に紹介しておく。

　症状としては、幻聴がもっとも多い。幻視も成人の統合失調症と比較すれば発現率がかなり高い。独語・空笑も頻度が高い。妄想も見られるものの、年齢、言語表現能力、内省化力などを考慮して空想か否かの判別が求められる。

　低年齢では、前駆症状か、発達上の問題か、器質的なものかの判断が難しいけれど、言葉の遅れ、小学校での成績不良、対人関係のひずみの見られることが多いという指摘もある。しかし、子どもの統合失調症では「発症は生育歴のなかにある」という指摘もあり、よく観察されるこれらの特徴を前駆症状であるとするのかどうか、判断は慎重に行う必要がある。

　10代に入って年齢が高まるにしたがって、しだいにおとなの統合失調症で見られる病態に近づいてくる。男子に多いという研究が多いものの、自閉症ほどに明瞭な性差はない。治療への抵抗性（薬物療法などがあまり奏効しない）があり、成人例と比較すると予後は好ましくない。

　15歳前後から急増する統合失調症については、症状論・経過形式・治療方法などに関して成人の場合と大差ないので、成人精神医学に関する書物を参照されたい。ただ、10代の統合失調症について、若干考慮しておきたいことがある。

　まずは、後に第8章第4節で述べる思春期危機といういささか古典的なラベリングに関連した問題である。10代は心身ともに大きな変動を通過する時

期であるため、さまざまな心理的変調を引き起こすことがある。神経症圏のものが多いけれども、中には統合失調症と見まがうような病態を示す変調例もある。そのことに、思春期を臨床の対象とする者はいつも留意していなければならない。

　在来の日本精神医学は、少なくとも疾病学（Nosologie、疾患単位を追求する研究分野）に関しては、ドイツ精神医学の系譜を辿ってきた。その流れにおいて、統合失調症は破瓜型、緊張型、妄想型（時に、単純型を加えることもあった）の亜型に分類して捉える考えが主流であった。世界保健機構や米国精神医学会もほぼその道筋を辿ってきた。2022年に発効するWHOのICD-11ではこの部分が大きく姿を変え、統合失調症という一つの病名にまとめられた。

　20世紀の終わり頃から、統合失調症の一次予防を求める研究が始まった。その一環として、統合失調症になりやすいハイリスク児の研究が世界各地で行われるようになった。そこでは、汎発達不全（pandysmaturation）、皮膚電気反応の慣れの障碍（自律神経系の過剰覚醒）、学童期の非自発性・受動性、神経運動機能の統御障碍などから、出産季節、母体の感染症、栄養などまで、実にさまざまなハイリスク因子が抽出されている。

　それぞれ統計的有意差があると論文は記述しているけれど、多くの臨床家を納得させるところには、まだ至っていない。研究史的にいえば、統合失調症に関して非特異的な因子の候補がいくつか抽出されてきている段階であり、特異的因子はまだ明らかにされていないと表現してよい。これらの中で異論がないのは、目下のところ遺伝負因のみであるとハイリスク研究者は見ている。

　遺伝負因にしても、片親が統合失調症である子どもの罹患危険率は13％で一般人口におけるよりも10倍余りと高いけれど、一卵性双生児における一致率は約50％であることから、決定的なリスク因とはいえない。統合失調症の関連遺伝子については、探求が続けられている。

　精神障碍全般にわたって、遺伝負因の問題は障碍者とその子どもたちに偏見の苦しみを与えてきた歴史がある。したがって、遺伝負因を一般向けに語る際には慎重でありたい。しかし、ハイリスク研究の流れとして詳細な研究

が進められて一次予防に資することができるのであれば、これは大きな期待を寄せたいところである。この範囲まで視野に入れて、子どもの統合失調症を今後考えていきたい。

●第2節　気分症

　古くは「躁うつ病」と表現され、感情病という用語が用いられていた時期があって、近年では「気分症」という言葉を用いることが多い。日常語でいえば、うつ病とその関連領域と考えればいい。

　古い時代には、躁うつ病は当時の精神分裂病と併置させて「二大精神病」と呼ばれていた。ここ数十年、うつ病が増加しているという話題が広がっている。人類の数％がうつ病に罹患していると WHO が発表したり、ヨーロッパで8万人近い人口を対象として行われた大規模疫学調査では、市民の約17％がうつ状態あるいはうつ病に罹患しているとした。感染症その他身体疾患とは異なり、こころの病気については疫学調査結果がそのまま実数として歩き出すことには慎重さが求められる。

　20世紀を5年ごとに刻んで、それぞれの世代（生年）別にうつ病の有病率を調べた疫学調査が報告された（1989）。それによれば、1935年以降に生まれた世代はそれ以前の世代よりも明らかにうつ病の有病率が高い。こうなると、やはりうつ病は時代とともに増加しているのかと考えさせられる。

　かつて、うつ病は中年以降に生じる病気であると考えるのが通念であった。1971年にスウェーデンのウプサラ（Uppsala）で〈子どものうつ病〉に関する大きなシンポジウム（演題数は74題）が開催されるまでは、子ども時代にうつ病が生じると考える専門家は少なかった。しかし、前節にも引用したクレペリンは、観察した900例の成人躁うつ病のうち0.4％は、10歳以前に躁またはうつのエピソードを経験していると、1世紀前に述べている。

　20世紀の終わりになって、病因を排して症状のみによる操作診断が流行するようになり、うつ病も症状群として扱われるようになって、子どもにもうつ病（ないし、気分症）があると考えられ始めた。

　気分症には、うつエピソードを繰り返す（1回のみの場合もある）ものと、

躁エピソードとうつエピソードを交代するものとがある。うつ病のほとんどの例では、ある時期がくると元の状態に戻るので、それぞれの病相をエピソードと呼び、これを軽症、中等症、重症に区分している。

おとなにおけるうつ病の症状としては、抑うつ気分／興味の喪失／疲れやすさの高まり／活動性の低下／集中力・注意力の低下／自己評価・自信の低下／罪責感・無価値感／希望のない悲観的な考え方／自傷・自死／睡眠障碍／食欲不振、などが通常は並べられる。

子どもの場合には、かならずしもこの通りにはならない。米国の診断基準（DSM）では、子どもや青年の場合には抑うつ気分の代わりに「いらいらした気分であってもよい」、食欲や体重の変動という項目では、子どもでは「予期される体重増加が見られないことも考慮せよ」と注記を加えている。一人ひとりの子どもについて、年齢や発達の段階によって内省化力や言語表現力が異なってくることのみを考えても、うつ病症状（の現れ方）が加齢にしたがって異なってくることは容易に想像される。これを年齢別に定式化することもなかなか難しい。

低年齢であるほど、行動の抑制（遊びが少なくなった、勉強しなくなった、など）や身体症状（頭痛・腹痛、食欲低下とそれに伴う体重減少、身体不調の訴えなど）が多くなり、加齢につれて、絶望感や不快感を言葉で語ることが多くなってくる。

頻度はどれほどか。かつて、10歳までの年齢層にうつ病が現れることは稀であると考えられていた。しかし1980年に米国の精神科診断表が抜本的に改定されて操作診断が広まったことにより、様相が大きく変化し始めた。そこには、子どもであってもうつ病（気分症）は起こりうるし、低年齢では症状にいくらかの特徴はあるものの、成人と同じ診断基準が適用できると書かれていた。

まだ定まったものではないけれど、子どものうつ病を精神症状・身体症状・行動症状に分類して示した症状一覧表を挿入しておく（表7。傳田健三『子どものうつ病』2002）。

操作診断の普及に対応して、子どもの心理面接の技法や心理テストが開発

表7 子どものうつ病の症状

■精神症状

〈中核症状〉

興味・関心の減退：好きなことも楽しめない、趣味にも気持ちが向かない

意欲・気力の減退：何をするのも億劫、気力がわかない、何事も面倒

知的活動の減退：何も頭に入らない、能率低下、集中力低下、学業成績の低下

〈二次症状〉

抑制的な表情・態度：しゃべらない、表情が乏しい、生き生きした表情の欠如

抑うつ気分：落ち込み、憂うつ、悲哀感、淋しさ、希望がない、涙もろい

不安・不穏：いらいら、そわそわ、落ち着かない、興奮

思考の障害：思考制止、決断不能、自責感、微小妄想、罪業妄想、心気妄想、貧困妄想

■身体症状

〈中核症状〉

睡眠障碍：途中で目が覚める（中途覚醒）、早朝に目が覚める（早朝覚醒）、
　　　　　寝つきが悪い、ぐっすり寝た気がしない、時に眠り過ぎる（過眠）

食欲障碍：食欲低下、体重減少（期待される体重増加がない）
　　　　　時に食欲亢進、体重増加

身体のだるさ：全身が重い、疲れやすい、身体の力が抜けたような感じ

日内変動：朝が最も悪く、夕方から楽になる

〈二次症状〉

その他の症状：頭痛、頭重感、肩こり、胸が締めつけられて苦しい、動悸、口渇、
　　　　　　　発汗、寝汗、悪心、嘔吐、胃部不快感、腹部膨満感、めまい、
　　　　　　　手足の冷え、知覚異常、四肢痛、便秘、下痢

■行動症状

〈二次症状〉

行動抑制：動作が緩慢、動きが少なくなる

学業問題：不登校、社会的引きこもり

落ち着きのなさ：多動、徘徊、じっとしていられない

問題行動：攻撃的言動、衝動性、自殺企図、自傷行為、非行、行為障碍

され、子ども用のうつ病評価尺度もいくつか作成されている。

　このような精神科医療の大きな変化によって、子どもにもうつ病が少なくないと注目されるようになってきた。時代とともにおとなのうつ病が急増していることから考えれば、子どもだけがうつ病のない、あるいは稀な年齢層とする考えは成り立たなくなってきたと理解される。

　子どものうつ病評価尺度は学校精神保健の方途として教育現場でも用いられるようになり、一般の子どもにうつ病水準の CDI（Children's Depression Inventory）得点を示す子どもがかなり多数いると各地で報告されるようになった。

それとともに、子どものうつ病における日米比較研究が行われるようにもなり、文化背景や子どもが育ちゆく状況によって、うつ病症状やその背景にある自己評価などには国によってかなりの差異があり、わが国における独自の子どもうつ病対策が要請されるようになり始めている。精神科医療に限定されず、学校精神保健における新たな課題が提出されたと理解する必要がある。

　広義の気分症には、上述したような数の上で多いうつ病の周辺に位置する病態がいくつかある。その一部について簡単に述べておく。

気分変調症 Dysthymia

　さきにエピソードという表現を用いたように、うつ病は数週間から数ヵ月の期限つきで心身の状態が落ち込む（英語の depression は元来、低下という意味のことばであり、景気や株価の下落も depression という）ことで、反復する可能性を持っている。

　ところが持続的に落ち込みが続いて、周期性を示さない場合がある。これは気分変調症と名づけられている。数日は調子のよいときもあるけれど、持続して軽い抑うつ症状が延々と続くものである。米国の基準では少なくとも2年（児童・思春期では1年）は続き、その間、はっきりとした症状を認めない期間は合計2ヵ月以下、と具体的に数字で慢性度を表現している。終生続くこともある。

　この間は、疲れと抑うつを自覚し、何をするにも努力を必要とし、楽しいことなどないと感じ、不平を述べ、不眠勝ちであるけれど、日常生活を維持するために必要な最低限のことはこなしている。学童期から青年期の時期には、重症（大うつ病）エピソードよりも気分変調症のほうが多いともいわれている。

双極症

　躁病のエピソード（気分の高揚、活動性の亢進、多弁、観念放逸など）とうつ病のエピソード（うつ気分、興味・喜びの喪失、気力の減退、集中力の低下、

無価値感など）という正反対とも言える心身の状態を反復するものである。これも、かつては子どもに稀なものと考えられていたけれど、操作的診断基準が流布するにつれて増加してきている。

　おとなの双極症と比べると、若い人の場合、躁とうつの症状が混合したエピソードがあったり、非定型エピソードと呼ばれる統合失調症様の症状や意識障碍の混入するエピソードなどが多く見られる。エピソードが短く、反復が頻回であることも多い。そういったことがあるため、誤診に注意しなければならない。

　病識が不確かであることや事故を防ぐことを目的として、専門病院での入院治療が選択される場合もある。入院してからは、刺激を少なくした生活環境を提供し、薬物療法を積極的に進める。躁病部分が多い例では、睡眠・休養・栄養摂取など、身体管理にも注意しなければならない。

若年周期性精神病

　初経を迎えた以降の若年女子に頻回反復する周期性の感情病である。エピソードは1〜2週間と短く、大部分がうつ病エピソードで、自律神経症状が強く、昏迷、妄想、幻覚、緊張病症候群などが現れる。周期性ではあるけれども、本態が感情病であるのか、それとも独自の臨床単位を構成するものであるのか、まだ判然としない。症例数が少ないので研究は進まないけれど、子どもの気分症に関連して記載しておかねばならない。

●第3節　子どもと「死」

死を理解する能力の育ち

　子どもは何歳ころから、「死」という生命体の変化を理解できるようになるのか。

　歩行が可能になって1歳半ばで戸外へ出かけることが増えると、いずれ、虫や小動物の死骸に出会うようになる。でも幼児は、そこで生命体の不可逆的変化を理解することはない。親が言葉を用いてどのように説明しても、そのような場で死が理解されることはない。

運動機能や言語的交流能力とは異なり、抽象概念を把握する能力の育ちは、計量的に捉えることが難しいし、できない。個人差も大きい。具体的な体験（身内の他界に出遭う、など）の有無によっても異なってくるであろう。

　身内の者（祖父母、親など）の死に直面したとき、2〜3歳頃の子どもは「いつか、また、遊んでもらう」などと語って、死を可逆的な現象と捉えているようだ。「永久」などという概念はいまだ身についていない年ごろである。

　5〜7歳、就学の前後あたりになると、自分の言ったことや行動によって「死」が生じたと受け止め、自責の想いを味わう子もみられるようになる。大型災害の被災地支援に参加すると、時としてそういった子どもと出会うことがある。そのような語りに触れた際、子どもの空想だと流すことなく、その年齢なりの喪の仕事に付きあってやる必要がある。

　8〜11歳頃、小学校中・高学年になると、生命とその不可逆的変化という事態が存在することを理解するようになる。中学生以降になると、理解・内省の深度には個人差はあるものの、成人とほぼ同様の死生概念を持つようになり、死が永遠の別れであると明確に認識する。

自死について

　10歳あるいはそれ以前の子どもの自死が、時として報道陣を騒がせる。しかし自殺学では、子どもに自死はない、あるいはほとんどないと考えられている。それは、この年齢においてみずから生命を断つという行為を成人と同様に自死として捉えてよいものかというためらいが研究者にはあるからだ。個人差も大きいであろう。すなわち、上に述べたように、死生観がいつ頃どのようにして育ち完成していくのか、研究でまだ定かになっていないところに迷いがある。

　自死に煩悶する子どもや、自死行為の予告を、周囲、とくに親に対する威嚇武器として描かれた例が小説にはいくつかある。それらは小説家や詩人の鋭い感性が作り出した独自の世界であるのか、子ども一般に普遍化させることが可能なことなのか、簡単には解を出すことができない。

　臨床的には、成人と同様の重みで理解すべき自死は12歳頃から見られるよ

うになると考えられている。計量的に見て、わが国における児童・青年の自死がどのような年次推移を示しているか、死因統計から図示してみよう（図10）。

　この図を一瞥して理解できるように、14歳以下の自死はきわめて少ない。

　しかし、15歳までの死因を年齢別にみると、ほとんどの年齢層で不慮の事故による死亡が一位を占めている。この中には自死に近い例が含まれていないかどうか、一考を要するところではある。

　わが国ではかつて、青年期の自死が老年期と並んで多いと自死研究において考えられていたが、図10にみるように、若い世代の自死は1950年代半ばをピークとして減少し続けている。

　世紀が移るミレニアム年を含めて、わが国の自死が３万人を超える事態が十数年続いた。３年連続して国家予算を地方自治体に投入し、都道府県毎にさまざまな防止策が講じられたことで、減少に向かい始めた。この十数年における自死者の大半は30代を中心とする働き盛りの世代であり、思春期以下の年齢層には大きな変化が見られなかった。

　子どもや思春期の場合、予防（prevention）として死生学（death education）を小学校低学年から始めることが大切である。それは、自死予防をはるかに超えて、いのちの尊厳を子どもに伝える営みとして、教育実践の原点でもある。

　思春期（中・高生）になると、内省力が育ってくるし行動の技も発達するので、具体的に、みずからのいのちを断とうとする子どもが出てくる。そのようなときに、誰が、どのようにして危機介入（crisis intervention）を行うか、精神科医に任せる前になすべきこと、できることは何か、普段から点検しておくことが教育現場に求められている。そのような平時からの点検作業は、さまざまな危機や災害に直面した際にも、かならず役に立つものである。

　自死が生じた後、同級生や友人に残された心理的影響を、どのようにすれば可能な限り少なく終わらせることができるか（postvention）は、教員、養護教諭、スクールカウンセラーたちがとり組まねばならない大きな課題である。

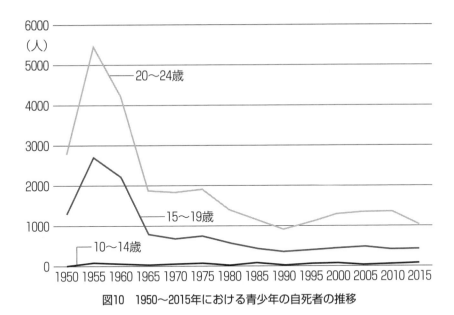

図10　1950～2015年における青少年の自死者の推移

　加えて、摂食症やリストカットなど、思春期の精神病理が低年齢化してき
たことも注目しておく必要がある。これらは慢性自殺という言葉でもくくら
れている精神病理だからである。社会的ひきこもりも、ここに含めてよい。
一般に考えられている自死のような衝撃を周囲に与えないけれど、その分、
人目につかない緩慢さで生命活動をしだいに狭める行為を子どもも行うとい
うことに、われわれは注意していなければならない。

親の死

　1995年1月に兵庫県南部で発生した大都市直下型大地震（第7章）は、こ
の国の社会に様々な問題を提起した。

　6,434名の死者は、573人の遺児（保護者を亡くした未成年者）を遺した。そ
のことを契機として、親を失った子どもの育ちを長期にわたって支えてゆく
ことの必要性も、この国で少し認識されるようになった。

　以前より、親を亡くした高校生・大学生に奨学金を貸与（現在は一部給
付）してきたあしなが育英会は、1995年1月、大地震発生直後に職員を神戸

へ派遣した。兵庫県も神戸市も保護者を亡くした子どもに関する実態調査を行う予定はないと告げられて、かれらは自ら行動を起こした。日々新聞で報道され続けていた他界者一覧を基に、被災地を隈なく巡回調査して、573名の遺児がいることを確認した。

この子どもたちに見舞金を届け、奨学金のことを広報した。子どもと保護者を温泉へ連れてゆく、夏のキャンプを企画したりする中で、長期にわたるこころのケアが不可欠であると判断した。米国オレゴン州でそのような活動を行っているダギー・センターへ職員数名を短期留学させると共に、ファシリテータ養成への技術援助をダギー・センターから受けることにした。寄付を募って、震災から4年後の1999年1月に『レインボーハウス』と名付けて、親を亡くした子どもとその保護者にケアを無料で提供する施設を神戸市東灘区に開設した。

発災後8年目に入る年から、大震災とは関わりない病気・自死などによる遺児のケアも受け入れるようになって、20余年の歴史を歩んでいる。阪神淡路大震災で遺児となった子どもたちは、すでに30代となり、家庭を持ち、子どもを授かって安定した暮らしを営んでいる。かれらは、年1回、同窓会のようにレインボーハウスへ集って、語りあう機会を持っている。母親が、あるいは父親がいないが故に、育児で苦労したり、職業選択に際して添え木を見いだせなかった、親代わりに育ててくれた祖母の老化をどう支えるかなど、さまざまな悩みを共有し、情報交換をする場としても、レインボーハウスは役立っている。医療でも、福祉でも、トラウマ・ケアでも、法的支援や財政支援でもない、このような包括的支援を行っている場は、日本には他にない。

成年後のことはさておき、未成年期に親と死別した子どもへの包括的支援も、子どもの精神保健領域における「死」の問題として考える必要は小さくない。

第5章のまとめ

　この100年余りの間、精神医学の領域で生じる病気は、身体因、心因、内因と3種類の原因によって分類されてきた。脳の感染症は稀なものとなり、身体因による精神科の病気は認知症群を除けば、ごく限られたものになった。多くは心因性疾患であり、精神科診療の大半を占めている。しかし、心因、すなわち心理的病因というものは、納得は得られるものの、自然科学的因果関係は不明瞭なままである。脳科学が20世紀末から急発展を遂げつつある現在でも、この辺りに関する事態の解明は遅々として進まない。

　古くから内因性と呼ばれてきた病気をこの章で説明した。大まかにいえば、統合失調症と感情病（気分症）である。この本の書名にある「子ども」という表現が、この話題に大きく絡んでくる。統合失調症は十代半ば、思春期と呼ばれてきた年齢層に好発年齢が始まる。感情病（気分症）はもう少し早く始まるようである。

　精神病圏の病態を始めて統合的に整理したE・クレペリンは、20世紀初めすでに、統合失調症も感情病（気分症）も少数ながら10歳以前に発症する例があることを述べている。

　精神医学には、不明瞭な（自然科学的因果性を説明し切れない）部分がまだ暫くは残るであろう。

　　統合失調症圏のこと
　　気分・感情の揺れについて
　　子どもと死

第6章

子どもの人となり

　第一子より後に生まれたわが子を見ていると、生後数週あるいは数ヵ月のうちに、上の子とはなんとなく異なるところを親が感じとるということは多い。よく動く、反応が多い、扱いやすい、あるいはその逆など。この違いはなんであろう。

　いずれ成人に向けて育っていくプロセスで、子ども一人ひとりの人となりが輪郭をはっきりと表現されるようになる。これは、性格とかパーソナリティと呼ばれている。それはどのようにして形成されていくものか。数多くの研究が重ねられ、遺伝によって継承する部分と出生後の経験部分とが交じり合うことで、個々人の性格とかパーソナリティは形作られていくものと、現在では合意されている。

　パーソナリティは、生涯一定のパターンで続くものではないという研究が少なくない。そうであれば、成熟への多様な可能性を秘めている子どもについて、パーソナリティというものを考えることには相当な慎重さが求められる。何歳からという年齢傾斜なども個別に考える丁寧さが必要であろう。この慎重さは、定型化と可塑性とのせめぎあいとでもいうのであろうか。成人におけるような定式化されたパターン認識を子どもに施そうとするのではなくて、対人交流における傾向・特徴などを考えるのであれば、子どもには無理が少ないであろう。

　固有の輪郭がそれなりに完成するのは何歳頃か。これに関しては諸説あり、定まっているとはいえない。赤子の場合はどうか。経験や対人交流をまだほ

とんど持ちあわせていないので、生来性ないし遺伝に拘束された部分が多い
ことは容易に理解される。

　同時に、親と子との相性はどうであろう。これについては、臨床家の印象
として日常的に語られるのみで、大規模な長期コホート研究はまだ行われて
いない。

　育てにくい子どもに対して愛着を持って熱心に育てる親もいれば、その逆
も実際にはある。どこにでも父親っ子や母親っ子がおり、複数の子を持つ親
は、すべての子どもを均等にかわいいと感じているわけではないのが本音で
あろう。

　こういった親と子との相性が、子どもの人となりが形成されていくプロセ
スに影響を及ぼさないと考えるのもいささか難しい。そういったことを軸に、
子どもの人となりがどのような過程で育ちゆくのかという視点から、パーソ
ナリティ形成の微調整について臨床研究が発展すれば、とても興味深い。

　1年ごとにエビデンスが要求され、それを数字で明示させられるような時
代には、このように悠長な研究を期待するのは無理なことであろうか。

　乳幼児期に見られる子どもの人となりを縦断的に調査したものとして、ト
ーマスとチェス（Thomas, A. & Chess, S.）による気質研究がある。臨床的に
はあまり活用されていないけれど、幼い子どもを診る際には意義ある研究と
考え、簡単に紹介しておく。

　1956年に始められたこの研究はニューヨーク市縦断的研究（NYLSと略称
されている）と名付けられている。生粋の中産階級家庭から136名の子ども
を選び、早期幼児期（生後6ヵ月までの間）から成人前期（18～24歳）まで追
跡調査された。社会経済的な背景を比較するために、プエルトリコ人の労働
者階級を親に持つ95名の子どもについて早期幼児期から児童期（2～12歳）
までが追跡調査された。

　さらに、運動機能の障碍や身体障碍を伴わない軽度知的障碍児52名を5歳
から11歳まで、また、1964年にニューヨークで流行した風疹に胎内罹患した
子ども243名について2歳から青年期まで追跡調査されている。

　この発達の継時的観察から、子どもの人となりを特徴づける因子として、

以下の9項目が抽出された。

1. 活動水準（子どもが機能する上での運動性の要素）
2. 生物学的機能のリズム性（空腹、授乳の様式、排泄、睡眠・覚醒周期などの機能の予測可能性）
3. 新しい事態に対する進取性ないし退嬰性（食物、玩具、人など、新しい刺激に対する反応）
4. 新しい状況や状況変化に対する適応性（変化する環境構造へ反応して現在の行動を修正する際の速度と容易さ）
5. 刺激に対する反応の感覚閾値（感覚刺激、周囲にある対象や社会的接触に対して、感知しうるほどの反応を惹起させるに必要な刺激の強さ）
6. 反応の強さ（気分を表現するときに用いられる馬力の量）
7. 気分の質（愉快な、楽しい、人なつこい行動、あるいは不愉快な、悲しい、よそよそしい行動）
8. 転導性ないし注意散漫（進行中の行動を邪魔したり、方向を変えたりする環境刺激の効果）
9. 注意の持続と固着（ひとつの行動を遂行する時間の長さと、障碍に直面した際の活動の継続性）

　これらの評価尺度はそれぞれ、高い（positive）、ふつう（moderate）、低い（negative）の3段階評価で判定された。25年に及ぶ追跡調査の結果、一人ひとりの子どもに関する評価はかなり安定していたものの、いくつかの気質特性は持続しなかった。この結果は、子どもの人となりが一定部分は生来性のものである反面、いくつかは持続しないものであることを示している。

　この研究から、養育者の乳児をとり扱う仕方、それに対応する子どもの行動、生来性の特性などが複雑に絡みあい、影響し合って、子どもたち各人の人となりを形成していくものと考えさせられる。幼児の行動特性を規定するものとして、遺伝として受け継いだもの（nature）と育ちの条件ないし養育（nurture）の両面が大切であることを、この研究はわれわれに考えさせる。

　気質（temperament、英・独・仏語とも）という言葉は、クレッチマー

（Kretschmer, E.）やシェルドン（Sheldon, W. H.）らによって用いられてきた歴史がある。そこでは生来性の行動特性と考えられて、体型との相関などが論じられた。トーマスらの研究もそれに連なるものではあるけれど、早期幼児期から長年月追跡した実証的な調査であり、人となりの遺伝する部分とそうではない部分とを区分しようとした点で優れている。

臨床の場で用いられることは少ないと述べたけれど、関連がないわけではない。そのことについて、以下に述べる。

NYLS では、次の3種類の子どもが注目される。

第一は、育てやすい子（easy child）と名付けられ、対象の約40％を占めている。生理的生活リズムが早くから身につき、変化に対する適応も良く、新しい刺激にも避けることなく接近していく。

第二は、育てにくい子（difficult child）と名付けられている。研究対象の約10％を占めていた。子どもは生物学的機能のリズム（睡眠・覚醒リズムや、食事や排泄の間隔など）がつきにくく、新しい刺激に対しては引っ込み思案であり、変化への適応が苦手である。

第三に、遅咲きというか、エンジンがかかりにくい子（slow-to-warm-up child）が指摘されており、対象の約15％を占めるという。新しい刺激に対してはいささか臆病ではあるけれど、繰り返し接近するとしだいに適応していく子どもたちである。

この3種類だけでは100％に達しないし、トーマスらも、子どもの過半がこの3群のいずれかに属するのではなく、さまざまな気質の組み合わせがあることを強調している。

40％を占める育てやすい子どもは、受乳や睡眠も早くから規則的になり、やがて始まるトイレット・トレーニングも円滑に進む。親は子育てが楽であるし、可愛さを感じやすくもあるだろう。遅咲きの子どもは、養育者がもしがまん強ければ、やがて可愛さを発揮するようになっていくであろう。

問題は、生まれながらに「育てにくさ」を持っている10％程度の子どもである。「よくむずかる、夜泣きする、あやしても笑顔をなかなか見せてくれない」となると、養育者への心理的負荷は大きくなる。子ども虐待における子ども側の要因（第3章3節）の一部として、このような生来性の気質も加

担しているのではないかと考えられている。

そうであれば、乳幼児健診において difficult child を早く発見し、ただちに子育て支援の手立てを地域社会で準備し提供することが、子ども虐待防止の具体的な一手段となるわけであり、今後の研究と実践を大いに期待したい。

　成人では、パーソナリティ特徴が明らかなものとして人々に見える。これが何歳頃に形成されてくるか、定かではない。個体差も大きいであろう。米国で使用されている診断表 DSM が1980年に大改定を行ったとき、発達問題に配慮したのであろう、パーソナリティ障碍の各項目には、18歳未満にはこの診断を適用しないことが付記されていた。しかし7年後の改訂版以降は、どういうわけかこの付記が削除された。

　その頃、境界例児童（borderline child）と名付けられた症例の報告が行われるようになった。10歳以下の年齢でおとなの境界性パーソナリティ障碍に準じた障碍名を用いてよいものかどうか、疑問が多い。当該児の操作性に注目するのであれば、被虐待歴とか激しい DV 行為に直面し続けていた子どもではないかなど、詳細に点検することが求められよう。おとなに用いられるカテゴリーに相当するものが他になくて、境界例だけが子どもに現れるとみるのも、不自然な考えである。境界例児童という臨床単位は程なく忘れ去られた。

　ここでは、パーソナリティ形成の年齢問題に深入りすることは避けて、ICD-11のパーソナリティ障碍に記されている「顕著なパーソナリティ特性またはパターン」を列記するにとどめておく。ICD-11では年齢や発達との関連についてはくわしい言及がない。

　　否定的感情（negative affectivity）
　　疎隔（detachment）
　　非社会性（dissociality）
　　脱抑制（disinhibition）
　　制縛性（anankastia）
　　ボーダーラインパターン（borderline pattern）

性格とか人格（パーソナリティ）の障碍については、古くから多くの論議が交わされてきた。19世紀後半のロンブローゾ（Lombroso, C.）による「生来性犯罪人」という考えはさすがに程なく否定された。しかし20世紀前半にはドイツのシュナイダー（Schneider, K.）によって精神病質人格という定義と分類が提示され、時の国家社会主義政権によって悪用されて悲惨な歴史を刻み、第2次世界大戦後はこれも否定（というよりも、回避）されるようになった。

　ところが、第二次世界大戦で甚大な苦痛を味わうことのなかった米国の精神医学会が精神科診断表を1980年に大改編する際、シュナイダーの分類が相当数吸収されることになった。本書はそのことの可否を考える場ではない。しかし、第2章で学んだように、知的発達症に生理群があることを考えると、パーソナリティの平均的ありようからの標準偏差によってその異常を抽出するような発想にはかなりの慎重さが求められると、歴史が教えていることをここで思い出しておきたい。

第6章のまとめ

　成人の精神医学教科書にはパーソナリティ障碍の章があるので、対応上、第6章を設けた。操作診断を開幕させた米国のDSM-Ⅲでは、パーソナリティの章において18歳未満の場合は適用しないと但し書きが示されていたけれど、DSM-Ⅳ以降では、反社会性パーソナリティ障碍を「18歳以上」とする以外の項目では削除されている。

　パーソナリティないし性格を類型化することは古くから試みられてきた。しかし、児童・思春期はパーソナリティ特性が構築されつつある未完成期なので、パターン化して捉えるのは危険であることを忘れてはならない。

第7章

子どもと災害

子どもが蒙る災害

　地震であれ交通事故であれ戦争であれ、災害は子どもにも波及する。しかしそれらに加えて、子どもであるがゆえに発生する、あるいは捲き込まれる災害もあることに、注意を留めておきたい。

　子どもの災害に関する研究で名のあるパイヌース（Pynoos, R. S.）は、子どもが災害に遭遇する場合として下記の8項目を並べている。

① 誘拐、人質体験
② 暴力への暴露（一般の犯罪的行為に加えて、DV家庭で育つ子どもにも留意する必要がある）
③ 強姦、殺人、自死（臨場したこと自体、災害となる）
④ 身体的・性的虐待
⑤ 子どもであるがゆえの不慮の事故（動物に噛まれる、階段・高所からの落下など）
⑥ 交通事故
⑦ 自然災害／人為災害
⑧ 生命の危険が考えられる疾病（白血病による闘病生活・無菌室への隔離、臓器移植など）

日本でも時として幼児誘拐や人質事件が発生して報道が大騒ぎするけれど、

米国と比較すれば桁外れにそれは少ない。子ども虐待は、身体的・性的なものに留めるわけにはいかない。第3章ですでに学んできたように、これはもっと多様な色彩を持っている。

疾病に関しては、小児白血病や移植に関連した精神保健支援がこれからの課題として待っている。前頁のリストで5番目に挙げられたものには、自宅の浴槽で溺死する、階段から落下する、犬に噛まれる、やかんとか鍋を倒して火傷するなど、多様なものがある。これらは、幼児であるがゆえの注意力・配慮性・危険に関する知識・運動能力などが乏しい由に発生する。

年齢によって被災状況への反応が異なってくることも、子どもでは考慮しなければならない。子ども虐待は0歳児にも察知できる強烈なストレス状況であることは、アタッチメントの障碍を残すことからも理解される。自然災害などに遭遇した子どもを見ても、反応には大きな年齢差が生じている。

実例から

わが国でトラウマ反応やPTSDという言葉とその意味が世に知られるようになり、対策が講じられるようになった契機を提供したのは、1995年1月の阪神・淡路大震災であった。その際、神戸市内で筆者と同僚が観察した子どもの反応を、一部例示してみよう。

○ 2歳5ヵ月の男児：地震で倒れてきた箪笥の隙間に挟まっていた。父親によって救出されたときは、泣くこともなくじっとおとなしくしていた。以後、早朝覚醒が続き、目覚めると大泣きする。

○ 2歳11ヵ月の男児：昼間は普通に遊んでいるが、夜になると、火を消すかのように口をすぼめて息を吹いたり、「火事」「地震」とつぶやいて徘徊するようになった。

○ 3歳4ヵ月の男児：話し始めていたことばが出なくなった。できていた衣服の着脱も自分でしなくなった。

○ 4歳の女児：家屋は無事であったけれど、家具・什器が散乱したため、母親の実家へ避難している。母親は娘を連れて毎日整理に自宅へ通っているけれど、自宅前へ来ると娘は泣き叫んで家屋内へ入ろ

うとしない。

○ 6歳の女児：おびえて外出できなくなったため、保育園へ通園できなくなった。食欲が低下して体重も減少し、家族に「死なない？」と繰り返し問いかける（家族・親戚に死傷者はいない）。

○ 7歳の女児：夜中にむっくり起き出して夢遊病のように歩き回り、独り言をいう。

○ 8歳の男児：（父親が中央市場へ仕入れに出かけた後に被災、自宅は倒壊して妹が圧死した）事故当時、父親が不在だったことを理由に、「お父ちゃんが妹を殺した」と誰彼かまわずいって歩く。

　一人ひとりの子どもについて、事態の認識能力に年齢差・個体差・気質差などがあり、上記8歳男児の例から察せられるように、年齢相応に合理化など防衛が働くのであろう。精神保健支援に際しでも、このような年齢差をしっかり計量し、対応策にも相応の考慮が求められる。

　児童虐待については第3章で述べたので繰り返さない。児童精神科医は通常、いのちを尊重される権利、日常生活を保障される権利、愛される権利、遊ぶ権利が子どもには本質的に賦与されていると考えて、診療を行っている。このような認識から見れば、養育者から無視されるとか戦争に巻き込まれた子どもは、疑いもなく被災者・被害者である。一般の災害に関しても、子どもに対しては子どもに照準を合わせた視点を持って臨まねばならない。

　いじめの被害にも留意しなければならない時代である。いじめは昔からあったという言説もある。たしかにそうである。しかし、凶器としてのインターネットが登場した結果、いじめは、顔のない無名の人物から、いつ、誰が襲われるかまったくわからない不気味なものへと拡がってきている。顔の見えるいじめとともに、このような新しいいじめによる被害者も、災害という枠組みで捉え直し、保護の手立てを考える必要がある。

個人災害という視点

　本章冒頭に示した子どもの災害一覧にも、人為災害とか交通事故という言葉があった。災害という言葉からは、大型自然災害や犯罪（戦争も含めて）

が連想されがちだ。しかし、個別の個人災害についてもわれわれは関心を向けるべきである。阪神・淡路大震災におけるトラウマ・ケアへの関心に続いて、犯罪被害者支援活動も全国的に広まり始めた。しかし交通事故とか労働災害で他界した個人の遺族にまでは、こころのケアが届くようにはなかなかなってこない。

子どもの場合はどうか。犯罪被害者や自死遺族への支援や自助活動は少しずつ始まりつつあるけれど、そのような場所や団体においても、ケアの対象はもっぱら大人の遺族であり、子どもにまではまなざしがまったく届いていない。神戸レインボーハウス（5章3節）のように、大震災で親を亡くした子どもの心理的支援をする専門施設を増やさねばならない。この施設は震災遺児・孤児が育っていった現在、病気・自死・事故などで親を亡くした子どものケアへと、活動の主軸を移行させてきている。大型自然災害が契機となって、子どもの安全な育ち（子どもにとっての災害を最小限に防止する）を保障する施設がこの日にできた、と見てよいのではないか。

また、児童・生徒が突然他界したとき、（病死であれ、事故死であれ）残された同胞や同級生に対するトラウマ・ケアにも配慮するよう手立てを組むことが、学校精神保健におけるこれからの課題である。

子どもへの災害支援

いまや、大型災害が発生すれば、被災児支援の活動がただちに始められる時代になっている。

1995年1月に発生した阪神・淡路大震災には、推定で延べ138万人のボランティアが被災地に参集したといわれている。それを大きな契機として、わが国の市民にボランティア活動というものが定着した。

これ以降、大型の自然災害が発生すればこころのケア活動を目指すボランティアが現地へただちに駆けつける風潮ができた。「こころのケアに来ました」と称してやってきた当のボランティア本人が一体何をしていいのかわからず、被災者もどのように彼らを活用していいか判断できなくて混乱した神戸近辺の大地震の時代とは、大きく様変わりしている。

国の内外で筆者も自然災害後の精神保健活動に若干参加した経験から、被

災地支援について少し述べておきたい。小学校での大量殺人事件（2001年6月8日）とかJR西日本脱線大量死事故（2005年4月25日）などの人為災害は、支援に関して相当深い専門技術を必要とするので、ここではそれらを除外する。

　少なくともこころのケアに関しては、無定見に足早に現地へ群がり集まる時代ではなくなっている。被災地にはボランティア・センターが地元の社会福祉協議会によってただちに開設され、各種の外部支援者を整理・差配する時代になった。個人的ボランティアは、センターの指示で働くことになる。

　専門支援は、医療であれ心理であれ福祉であれ、被災地の外部に支援センター機能を樹立し、参加したボランティアを登録・指示・情報提供・活動報告収集などを行い、地域の偏りがないように目配りし、現地の希望に即した援助を提供するよう考慮しなければならない。

　いまでは、ほとんどのボランティアが携帯電話やスマートフォンを所持しており、インターネットをどこでも利用できる。メーリング・リストによって、現地参加者以外の組織メンバーも情報を共有するようにしたい。

　成人向けの精神保健活動と子ども向けの精神保健支援とが別個に参入することもある。そのような場合でも、相互に連絡を密にして情報の欠落を防ぎ、無駄や重複のない支援を築きあげたい。

　組織体系を作って被災者支援を行うことの課題としていま1つ、支援活動をいつ終了するかを組織として決定することが挙げられる。いくつかの自然災害で経験し注意されるようになったことであるが、大型災害発生当初は報道も多く、たくさんのボランティアが現地に参集する。それはよいことである。

　しかし、災害報道は熱しやすく冷めやすい。参加ボランティア数も、いささかこれに連動する。瓦礫の撤去など、目に見える支援の撤退はまだよい。しかし、当初は子どもの支援をさまざまな人が熱心に活動してくれていたのに、ふと気づいてみれば、ここ3週間は支援者が一人も来ていないといった事態が生じれば、被災者や子どもたちは自然災害に加えて見捨てられ感という人災も味わうことになりかねない。定期的支援はここでいったん終了すると明言して、地域の自立活動に期待するのがいい。終了前の早めから、地元

のスタッフとともに継続したケア・システムの構築を外部支援者は準備しておきたい。

　ちなみに、阪神・淡路大震災の場合には、約2ヵ月半後に年度末を迎えたこともあり、その時点で他自治体からの救援を含めておおかたの支援活動は終結となった。それ以降も、特定の組織が継続して（場合によっては数年、十数年にわたり）支援活動を成立させた部分もあった。

子どもの特性

　災害の規模を問わず、被災児は退行を始めとするさまざまな反応を示す。このような場合、子ども自身への治療的介入よりもむしろ、親の不安を除去するよう親に働きかけることが先決である。それによって重度ではない子どものトラウマ反応の大半は消退していく。大型被災地では、限られた人力での支援を行わねばならず、省力化や重点化の方途も考慮しなければならない。

　被災地の大型避難所では、子どもたちが放置されていることも多い。大人や働き手はしなければならないことがあまりにも多く、避難所に残るのは老人と子どもという結果になることが多い。これらの子どもたちへの精神保健として、可能なこと、やるべきことは何か。

　それは、遊びの提供である。野外活動協会とか、保育士のボランティア集団が集団遊びを提供すれば、トラウマ反応の発生予防として役立つであろう。子どもの精神保健活動を目的として被災地へ向かう際は是非、保育士をスタッフに加えてもらいたい。必ず、ケア効果は向上する。子ども精神保健の専門家が指導すれば、ここで学生ボランティアの活動場面を展開させることもできる。

　被災地の子どもがもっとも欲しているのは、食料でも水でも衣類でもない。安全保障感の提供が第一であり、次は遊びである。被災児へ遊びを提供することは不可欠の支援であり、予防的なトラウマ・ケアとしての効力も持っている。子どもの暮らしを想像すれば、これに納得する読者は少なくないであろう。

　阪神・淡路大震災の被災地では学校が避難所となり、校庭や公園・遊園地など空地が少しあれば、避難者テント・駐車場・物資置き場と化して、遊び

空間は奪われていた。このような状況で子どもに遊びを提供するのは簡単ではない。どのようにすればいいか、あの大震災は膨大な記録を遺したので、関心のある読者は検索されたい。

　成人の被災者・被害者では、戦争など激甚災害から半世紀を経てようやくトラウマを語り始めることが可能になったという事例に事欠かない。大きな喪失を体験した子どもとか、戦争や児童虐待など持続的被災による複雑性PTSDを除けば、子どもの被災体験は長期的には忘れられていく（自己と折り合いをつけていく）ことができるのであろう。記憶というものの長期間における質的変化というものもあろう。

　1988年のアルメニア地震（政情不安の中、死者2.5万人とも10万人とも推定され、子どものPTSD発生率が61〜85％と報告されている）に関する報告から読みとることができるように、被災時点におけるその地域・時代の安定（政治的、外交的、経済的、その他）によって、子どもが示す反応は大きく左右されるのであろう。

　自然災害における子どもの被災に関して忘れてならないのは、子ども向けの長期ケアを初期から検討・設定する必要があることである。大型災害でも、直後はむしろおとながあたふたして混乱を示す割には、子どもは意外と落ち着いていたり、活発に見えることが多い。本章初めに示したような子どもの反応は見られるけれど、ただちに薬物療法など医学的な治療を必要とする子どもは稀である。

　わが国は目下のところ、一応、平和が維持され経済的に安定している。その前提が持続される限りにおいて、被災初期（成人におけるハネムーン期）には急いで支援を提供するほどにあわてることはない。むしろ、世間が安定して再建に向かい始める半年とか1年後、子どもがトラウマのソフト・サインを示し始めることに着目して対応策をあらかじめ考えておかねばならない。

　1年後などであれば、緊急支援はすでに終了しているので、そういったことは、被災地内の子ども専門家たちが担当すべき課題となるのであろうか。そうではないと考える。被災地の専門家は被災当初、パニックの中にあり、自身が被災者であったりするなどのため、専門的に動けないというのが現実である。公的には報告されていないけれど、阪神・淡路大震災に際して地元

の児童精神科医たちは直後に何もできなかったという心傷を背負っている。このようなところに関しては、客観性を維持できる地域外の専門家の視点と行動が求められる。

今後のために

多言を要しないように見えて欠けているのは、活動記録を残すことである。先進国から急速に輸入され、海外で研修を受けた人が増加してはいるけれど、わが国はトラウマ・ケアについてはまだまだ課題を残している。加えて、個人治療ではなく、被災地で展開するトラウマ・ケアはその国その地域の文化に根ざしたものが必要である。

そのために、記録する行為が重要になる。組織としての記録は道義的に当然求められるけれど、被災児のこころのケアに関しては、個人記録の集積を忘れてはならない。大半のボランティアは長期滞在が困難であるから、事例の引継ぎが不可欠である。それに加えて、このような現場経験を個別事例の形で集積することにより、わが国の災害精神保健支援子ども版が成熟していくことを期待したい。

災害の種類

日本列島に暮らしている者は、災害という言葉を見聞すると、台風、地震、洪水などがただちに連想され、それらは自然災害として一括されることが多い。しかし視点を変えてみると、交通事故など怨恨もない犯罪行為に突然遭遇して大きな傷を被ったり命を奪われたりすることも、災害ではないか。戦争行動さえ、職業軍人にとっては職務行為ではあろうけれど、巻き込まれた一般市民にとっては、深刻な災害と受け止められるであろうし、社会もそのような判断の下に支援・援助を供すべきではないか。

このように多様な災害をなんとか整理できないものかと考えてみた。日常的に用いられている言葉を用いて、自然災害と人為災害に分類されることに先ず気づいた。続いて、広島・長崎市民の被曝や核発電所炉心溶融事故などを考えると、被災者の被影響度から、一代限りのもの（心理的あるいは家計

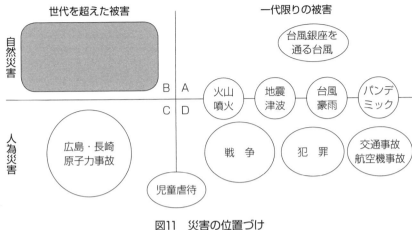

図11　災害の位置づけ

的な側面は、この際除外する）と次世代に繋がる危険のあるものという区分も
可能であることに気づいた。この二次元座標のうえに各種災害がどのように
位置づけられるか、配置を試みたのが図11である。

　以下、図を見ながら読み進んでもらいたい。

　まったき自然災害（第一象限、A）に位置付けられる災害はほとんどない
ことに気づいた。1995年の阪神淡路大震災では高速道路が倒壊し、不法工事
が露見した。2011年の大地震と大津波は、当初〈想定外〉という言葉が多用
された。やがて、明治期や江戸時代に建てられた津波への教訓碑が被災地で
次々と再発見されたり、長年定例行事として行われていた津波避難訓練が町
村合併で行われなくなっていたこと、などが気づかれるようになってきた。

　2020年に世界を揺るがせたコロナ禍（COVID-19の感染）は、感染者数に
も、発生後の防疫行政にも、大きな国家間落差が見られた。日本でも、国家
の危機管理能力が厳しく問われた。国家予算や保健行政の変化にも由るので
あろうけれど、パンデミックが災害に関する大きなカテゴリーの一つである
ことに政府がこれまで気づこうとしなかったことも、混乱の一因であったの
ではないか。国際災害データベース EM-DAT（Emergency Events Database）
は、気象災害、地質災害、生物災害（感染症、病虫災害等）の下位分類に整
理して1988年から情報を全世界に提供し続けている。

このように長い時間単位で眺めれば、人間の怠慢というのか、歴史的に考えれば当然行われるべきであった備えが欠落していたという意味で、いわゆる自然災害の内に人為災害の部分・側面のあることが理解されてくる。

　そうなると、第一象限に位置付けられる災害は台風銀座（沖縄県を想定）を通る台風で起こる災害くらいしか想定できない。沖縄県は毎年大型台風が何度も通過するが、大型被害は生じない。地域状況に即した建物、生活様態がその地に根付いている故であろうか。隕石落下（衝突）はここでは一応棚上げしておく。

　世代を超える影響を遺すような自然災害（第二象限、B）は思い当たらない。

　100％人為災害であって、かつ次世代まで被害が続く可能性を持つ災害（第三象限、C）としては、核災害（核兵器の使用や核発電所 nuclear power plant の事故）以外には思いつかない。

　まったき人為災害（第四象限、D）は、いくつも考えられる。第一は、戦争である。子どもが人為災害である戦争の被害者・犠牲者になったことは、日本の事例をごく一部、巻末の子ども史年表に記録しておく。犯罪被害者支援活動の周辺に身を置いたとき、犯罪行為は刑法という国権に任せるだけでは済まない側面があることを知らされた。刑罰は国家が処理することだけれど、被害者にとってはまったくの災害であり、大型自然災害とは異なる、表立たない長期継続の支援活動が不可欠であることを教えられた。

　児童精神医学書なのに、災害論を述べたのはなぜか。

　図の横軸上、右側部分に並ぶ自然災害と人為災害との交じりあう災厄に、関心を向けてもらいたいからである。1995年以降、子どもの災害支援に関与し続けてきて感じたことがある。語り辛いことではあるけれど、やはり述べておきたい。災害発生からの数週間は「災害ハネムーン期」（B. Rafael）と呼ばれて、みな一緒に頑張ろうと被災者も一種高揚感を味わう時期がある。以降、疲労が重なり、日常生活の最低限を叶えられない苦しみ・怒りなど、厳しい情感に襲われる。やがて、再建への目標が少し見え始めた頃から、大人には〈災害だから仕方ない〉という考えと、〈国・行政がもっと具体的に先を見えるようにすべき〉と、人為災害面を大きく見ようとする考えが混在す

ることがある。親が現実を冷静に眺め難くなれば、子は情緒の安定をとり戻し難くなるということに注視しておきたい。

　要するに、自然災害時における子どもの支援を具体的かつ長期的に構築する際には、かれらの親に対する支援もかならず並行して進めることがとても大切である、このことを理解してほしいのである。

第7章のまとめ

　子どもが災害に遭遇するのは、人類史の初めからあったことである。日本において、災害に出遭った子どもが注目され、大規模な支援活動が始められたのは、1995年1月17日、明石海峡を震源とする阪神・淡路大震災（震度7、死者6434名）以降である。それから10年を経ずして、災害時子どもの精神保健支援活動がこの国で急速に体系化した。この間、成人に関してもDPAT（災害派遣精神医療ティーム）が体系化されている。

　短い歴史経過の中で急速に整えられたシステムであるせいか、子どもと災害という表現をみると、自然災害が連想され勝ちである。しかし、体力も、気配りも、経験も乏しく無防備な子どもであるが故の事故にも注目する必要がある。「可愛い」と言って近づいて犬に噛まれた、公園の遊具による事故、子ども虐待もなど、状況や事由は多様だとしても、子どもの視点からすれば災害であることを失念してはならない。その想いも含めて、二次元座標軸を用いて、多様な災害の位置関係も説明しておいた。

　　　子どもにとっての災害
　　　支援の在り方
　　　災害の種類

第8章

思春期の病気

「子ども」ということばの語感から、読者はどのような年齢をイメージするであろうか。

わが国では、「子どもに米寿の祝いをしてもらった」という表現が自然に語られる。だけど、ドイツ語圏（Kinder）、フランス語圏（enfants）の子どもについては、そのような表現が成り立たない。それらの国でも、「息子や娘から祝われた」という表現であれば成立する。これは親子の関係を表す言葉だからである。

「子ども」というのは関係ではなく、そこに存在する独立した小さな生育途上の人格である。だとすると、10歳くらいまでを含めることには無理のない言葉であろうか。この書物の標題から考えて、思春期は対象にすべきかどうか、考えどころである。専門的表現として、この領域は世界的に『児童・青年精神医学』という表現で呼ばれている。この章では、おおよそ10代の人たちによく起こるこころの病気を、一部説明しておく。

●第1節　摂食症群（eating disorders）

通俗的には拒食症という報道用語で広く知られている病気である。10歳以下の年齢層にもときどき発症するし、50歳代で入院してくる例もある。このような年長事例も、詳細に生活歴を遡っていくと、問題は思春期に始まっていたと理解される。しかし、心理構造からも内分泌学的にも、思春期と呼ば

れる年頃に深く関連している病気と考えてよい。かつて、「思春期やせ症
（Pubertätsmagersucht）という病名がよく用いられる時期もあった。

　ICD-11では、『食行動症または摂食症群』と一括し、その中に、神経性や
せ症（神経性無食欲症）、神経性過食（大食）症、むちゃ食い症、回避・制限
性食物摂取症、異食症、反芻・吐き戻し症を含めている。

　食行動を巡る逸脱（安定して食生活を楽しみ、維持することができない）に
はさまざまなものがある。臨床場面でもっとも多く出会うのは、神経性無食
欲症（anorexia nervosa）と19世紀から呼ばれ続けてきたものである。ここで
は、その特徴を説明する。

(1)　性差

　圧倒的に女性に多い病気である。男性例は約1割と言われているが、わが
国で診療してきた経験からは男性はそれよりもっと少ないように感じられる。
女性に圧倒的に多いという特徴は通例、3〜4番目に書かれるのであるが、
この病気のイメージを把握しやすくするために、あえて最初に挙げることに
した。

(2)　極端なカロリー摂取の制限

　神経性無食欲症という古典的な病名がいまだに用いられているけれども、
この病気は食欲が低下するのではない。こみ上げる空腹を激しい抑制力で制
止して我慢していると表現するのがむしろ妥当だとも考えられる。だから、
低カロリーの食品を大量に食べるといったことはよく見られる。こんにゃく、
ところてん、等々である。食欲に抗しきれなくてたくさん食べてしまい、た
だちに全量嘔吐してしまう例も少なくない。

(3)　痩せ

　カロリー制限の必然的な結果として痩せてくる。これが、この病気のもっ
とも目につく特徴である。診断基準としては、標準体重より有意に痩せるこ
とが条件とされている。標準体重にはいくつかの計算法がある。最近では、
ケトレ（Quetelet, A.）のボディ・マス指数（body-mass index）が多用され、

ICD-11でもこの計算法が採用されている。これが18.5以下になることが診断の基準とされている。ケトレ指数の標準は成人において22である。

$$ケトレのボディ・マス指数 \quad = \quad \frac{体重（kg）}{[身長（m）]^2}$$

　児童・思春期の時代は、身長と体重は均質・定型に成長するわけではない。成長スパートと呼ばれている加速する時期がそれぞれの子どもにある。身長の伸びが止まる（長骨骨端線が閉じる）時期までは、計算された指数ではなく、小児科臨床で慣用されている成長曲線チャートのどこに位置するかで判定を続けていく必要がある。

　痩せることを目的として、食事を控えるだけでなく、下剤や利尿剤を常用し、運動に励むなどと、体重の減量にあれこれ工夫する者が多い。

⑷　食行動の歪み

　上に述べたカロリー摂取の異様ともいえる制限だけではなく、その人の摂食行動や食生活全般に異常は広がる。

　家族と食卓をともにしてもまったく箸に手をつけないにもかかわらず、家族が寝静まってから台所に行ってこっそり独りでむさぼり食べるとか、自室で一人きりになれば食事を摂ることができる人もいる。

　大学生であれば、学生食堂で大勢の仲間と食事することは無理だけれど、キャンパス一隅の人目につかないところでこっそりおにぎりを食べている（孤食）。そういったことから病気が始まることもある。入院している事例では、病院の給食にはまったく手をつけないにもかかわらず、深夜に配膳室へしのび込んで残飯をむさぼり食べる（盗食）ということもある。

　自分は食べないのに料理熱心な娘がよくいる。調理するだけではなく、家族の食べる量を監視して食事を強制する人もいる。こんな具合であるから、家庭では食卓の雰囲気が妙に変化してくる。もっとも、最近のわが国では同居家族も孤食が増えているというから、事情はいささか変化しているのかも知れない。

(5) 月経停止

初経がない若年例ではわからないけれど、初経後に発症した例ではしばしば月経が停止する。これは、体脂肪がある水準（15%）を割り込むと卵巣機能が低下し始め、10%以下になると排卵を促すホルモンが分泌しなくなる結果である。女性の運動選手でも、筋力トレーニングの結果として同様のことが生じる場合がある。男子例では、これに相当する症状はない。

(6) ボディ・イメージの歪み

ボディ・イメージとは、自分の身体に関してその人が自覚的に意識している空間的な心像（image）である。身体像とか身体心像と訳されることもある。

この病気の患者は、痩せたいというよりも肥満恐怖とでも表現するのがより適切と思われるような心情を抱いている。痩せが過度になると、いささか醜悪な印象さえ与えるようになる。しかし患者は、小学校低学年の入院児から「おばけ」とか「骸骨」などとからかいのことばを投げかけられても平然とし、笑顔を返したりもする。

袖なしの衣服を着用するなど、痩せた身体を気にする気配はなく、周囲の者が不快感を抱いても意に介さない。身体像がひずんでいるとでも考えなければ、これは理解し難い。

(7) 高い活動性

普通は、標準体重よりも10%以上急速に痩せると、体力の低下を自覚するようになる。この病気の者にはそれがない。もっと痩せたいと望むし、痩せてなお高い活動性を維持することも多い。発症してから猛烈に勉強に励んだ結果、体重低下と反比例するかのように学業成績が上昇することもある。

(8) その他の問題

痩せが強くなると、脳室が拡大してくる。すなわち、脳実質に萎縮が起こるのである。その結果であろう、第1章で学んだこころの理論の通過率も低

下してくる。これは、治療が進んで心身の症状が改善するにつれて、回復してくる。

　盗みやけちを症状として挙げることもある。

食べるという人間の営みについて

　第2次世界大戦中の米国で、ミネソタ実験と名付けられた飢餓実験が行われた。激戦に対応する方策を求めての軍事研究だったのであろう。これにより、食事制限は人間にさまざまな影響を及ぼすことが明らかになった。

　36名の被検者は3ヵ月間通常食の生活を行い、6ヵ月はカロリーを半減した暮らしを味わい、3ヵ月かけてリハビリテーションを行った。平均して25％の体重減少が見られた他にも、こころや生活様式へのさまざまな影響が観察された。一部を、以下に列挙する。

　食事への関心が異常に高まる、仲間同士での会話も食事ばかりが主題になる、料理に関心のなかった者まで料理本を読み漁って台所用品を買い集めるようになる、塩・香辛料の使用量が極端に増える、盗食・残飯あさりが増える、重い焦燥・不安・抑うつ・集中困難・引きこもり、異性への興味の喪失、怒りの爆発、万引き、自傷、など。

　カロリー制限が解除された後、多くの参加者が過食に陥り、大量に食事を食べてもなお空腹を訴え、大半の参加者において過食が収まるまでに8ヵ月を要したという。

　高校生女子の世代を中心に、流行として仲間でダイエットに励み、結果として摂食症に陥る事例が少なくない。いまは、痩身を強調するファッションが売れ行きを伸ばしているように、女性が痩身にあこがれる時代である。しかし、ミネソタ実験の結果を見ると、これはとても大きな危険をはらんでいることが理解される。さらに、従来神経性無食欲症の症状として語られてきたものの大半は、飢餓の結果として生じる現象であることが、この実験から理解される。

　独居する若者が増加している。独り暮らしで毎日孤食している人は、2〜3分で食事を済ませてしまう人が多い。そこには、動物の餌摂取と異ならぬ行動があり、味覚の楽しみは抹消され、食事を介して対人関係を営むという

機能は成立しない（他者との関係を調整する技術として食事を利用し始めたのは、進化論から見ると、homo sapiens sapiens が最初。永い歴史がある行為だ）。

　逆に、独居していてテレビなどを見ながら孤食していると、終わりなしのだらだらとした摂食となり、けじめや区切りがなく、生活行事としての食事にはならないという文化論的指摘もある。多くの現代日本人は、「食べる」という人間的営みからリアリティを失ってきている、と表現することも可能であろう。

　神経性過食〈大食〉症は独立した臨床単位として扱われているが、この故に医療・相談機関を訪れる人は少ない。

　摂食症と関連はないけれど、乳幼児にも食事摂取が困難になる場合があることを付言しておく。軽い偏食・小食・過食などは幼小児期に珍しくない。しかし、身体的な病変（器質性疾患）がないにもかかわらず、子ども虐待など不適切な養育状況でないにもかかわらず、拒食したり極端な偏食に陥る幼児がいる。「回避・制限性食物摂取症」、「異食症」、「反芻・吐き戻し症」などの集合として、「食行動症」と扱われている。

●第2節　対人恐怖

　「眼は口ほどに物を言い」という諺がある。「目配せ」で意を伝えるというのも、日常的なことである。面接時に緊張の余り、相手の目を見ることができなかった、ということも珍しくはない。

　それほどに、五感の中でも視覚・視線は対人関係の中で特別の意味を持っている。そのせいであろうか、視線に対して過敏になるという病気がある。精神保健分野では、視線についての過敏を含めて対人関係の過剰緊張を対人恐怖という表現で一括している。

　このような病態は19世紀のフランス（ジャネ Janet, P.）にも記載があるものの、日本人にはとりわけ多いと考えられていた。1960年代、比較文化精神医学（近年の多文化間精神医学）が始まった頃には、日本の対人恐怖を表現するのにそのままローマ字表記する欧米の研究者もあった。

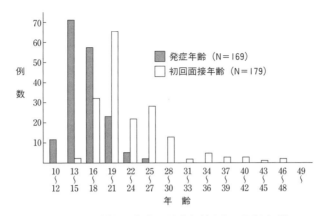

図12　対人恐怖症の発症年齢と初回面接年齢

　1980年に米国精神医学会が診断表を改定する際に「社会恐怖」という項目を設定し、わが国で対人恐怖と表現されてきたものと重なるところが大きい。しかしわが国で考えられてきた対人恐怖は、もっと広がりを持っており、パーソナリティ症や、一部、統合失調症への連続性も持つものである。

　WHO の診断基準では、社交不安症という表現が用いられている。本書では、わが国で日常語としてもなじみの深い対人恐怖という用語で説明する。

　この章に対人恐怖をとり上げたのは、多くが思春期に発症するという特徴のためである。数字でそのことを示そう。図12は、対人恐怖を生涯の研究主題としてきた精神科医が自ら治療した事例の年齢分布を示したものである（高橋徹『神経症の周辺』1981）。

　図で理解されるように、13歳から18歳に発症年齢が集中している。初回面接（初診）年齢が高年齢側にずれているのは、これが病気なのか、自分本来の性格なのかというためらいがあって、受診までにかなりの年月を要したためと考えられる。

　性差について、かつては圧倒的に男性に多いとされていたけれど、近年は性差があまり目立たなくなってきているといわれている。このような性差の減少は、女性の社会進出傾向と関係しているという見解もある。

どのような病気か。他人と一緒になると異様に強い不安や心理的緊張を感じ、そのために相手（同席者）から馬鹿にされるのではないか、嫌われるのではないか、不快な印象を与えるのではないか、などという心配にとらわれ、対人関係からなるべく遠ざかろうとする。

患者の口からは「上司」だとか個人が語られるけれど、実際に面接を進めていくと、特定の個人ではなくて対人関係にかかわりを持つ「状況への恐怖」を当人は悩んでいることが明らかになってくる。

病的な状態としてなんらかの治療を必要とするものはさておき、対人関係における緊張感は多くの人が日常生活で味わうものである。人前であがる、大勢の前でスピーチするときに声やからだが震える、容姿・服飾センス・化粧・社交力などについての引け目（劣等感）、人中で座がしらけたときの重苦しい緊張感などである。

症状の現れ方によって、以下のようにいろいろと表現される。

視線恐怖

もっとも多いタイプである。対面したときに相手と視線が交わることに強い不安を抱く場合もあるし、自分の視線が相手に不快感を与えるのではないかと心配する人もある。後者は自己視線恐怖とも表現される。

赤面恐怖

他者と対面したときの緊張感で顔面がほてると感じるものである。自覚的にはともかく、客観的には赤面していないことが多い。

かつてわが国の対人恐怖は赤面恐怖が圧倒的に多かったけれど、最近は非常に少なくなり、かえって視線恐怖が増加している。対人関係構造において、縦関係から横関係へと不安を惹き起こす軸が変化した故とこれを解釈する者もいる。

自己臭恐怖

自分のからだから不快な匂い（大小便、放屁、口臭、わきが、など）が発散して他人に迷惑をかける、あるいは敬遠されると悩む。電車の車両の両端と

か、匂いの物理化学特性を超えて臭みが伝わっているに違いないと悩むことが多い。

この他にも、会食恐怖、交際恐怖、発汗恐怖、卒倒恐怖、頻尿恐怖など、悩みの対象や場によってさまざまな表現が語られている。

あのとき電車内で離れた席の人が窓を開けたのは、自分の体臭が伝わったせいだと気になるといった具合に、対人恐怖の大半（9割余ともいう）は、発症の時期をかなり明確に述べることができる。いったん気になり出す（発症）と、症状へのとらわれは急速に深まっていく。

患者が悩む核心問題は、〈我慢していても、症状が出てしまう〉ことである。おならが出てしまうとか、相手をいやな目つきで見てしまう、などと悩む。そのため、彼らはサングラスをかけるとか、上着の内側にポケットを工夫して消臭剤を携帯するなど、涙ぐましい努力を傾ける。

人間関係場面における強い緊張感が症状であるけれど、家族とか親しい人に対しては症状が出ないし、知人がまったくいないと考えられる遠隔地の雑踏では症状の出てしまうことがない。少人数を相手にする場に弱く、かれらがもっとも苦手とするのは、同年輩の少し知り合っている（「半知り」という表現を用いる人もいる）関係の人、たとえば同級生数名と一緒に過ごす時間などである。

症状のために相手から忌避されると悩む場合と、迷惑をかけると悩む場合とがある。また、「見てしまう」「顔が赤くなってしまう」という個人の悩みから、そうに違いないという妄想的確信に近い訂正困難なものまで、程度はさまざまである。

妄想的確信とはいっても、相手に迷惑をかけるという、患者がいわば加害者になる悩みであり、統合失調症の被害妄想のように患者が被害者になるのとは、心理構造が逆になる。

妄想に近い悩みではあるけれど、病態は悪くなったり軽快したりしながら、30歳頃には安定した社会生活を送ることができるようになっていく。図12を描いた高橋の予後調査によれば、約8割が軽快ないし治癒していたという。

このような病気がなぜ、圧倒的に思春期（ないし青年期）に多く発症するのか。

対人恐怖の青年を治療していると、多くの人が、学童期の終わりまでに高い評価を周囲から与えられていた時期があったと語る。対人恐怖症者の黄金時代、とも名付けられている。ところが思春期に足を踏み入れると、学童期に役立っていた周囲からの評価は通用しなくなる。同年齢者はそれぞれに自己主張し、他者を批判的に眺めやすくなってくる。

他愛なく群れ遊んでいたような友人関係は崩れていき、選び、選ばれる関係を模索するようになる。同級生がみな、孤独を感じつつ人間関係を模索し始める。そうなると、それまで高い評価に安住していた子どもほど、立つ位置が不安定となる。そのような不安定感から、相手の眼差しの中に自己評価が下がった、見下げられたという印象を嗅ぎとってしまうことが生じるのであろうか。

●第3節　発達障碍の思春期

発達障碍を持った子どもも当然、思春期を迎えれば大きな心身の変化という育ちの関所を通過することになる。第2章で学んださまざまな発達障碍の種類およびその程度によって、関所の現れ方と通過法の困難さはいろいろと変わる。

ここでは、理解をより容易にするため、知的障碍を合併しない自閉スペクトラム症（これまでアスペルガー症候群と呼ばれてきたもの。本節では、理解を容易にするために、以後、アスペルガー症候群と表現する）を例にとって、学童期から思春期への変化を眺めることにする。

第1章で学んだ〈こころの理論〉の課題通過率が50％に達するのは、普通児で3〜4歳とされている。アスペルガー症候群の子どもでは、言語性知能で測定して9〜10歳になってその水準を通過するという（ハッペ Happe, F., 1995）。そのゆえであろう、小学校高学年になれば社会のルールを理解できないとか従えないといったことによって生じていたトラブルは激減してくる。

孤立する、学習の困難、パニック、こだわりなども中学生年代に入ると減

ってくる。それらに代わって、抑うつ症状や統合失調症様の病態が問題となり始める。この年頃になって初めて医療につながる事例では、強迫や解離などと誤診の生じることがある。統合失調症様であるけれど、いささかの不思議さを印象づけられた場合、幼児期以降の発達経過を詳細に聴取し直さなければならない。こういうときには、小学校の通信簿に残されている担任の短文コメントが役立つこともある。

　発達障碍の思春期におけるもっとも大きな発達課題は、普通児と同じように、性の覚醒と自己同一性の形成である。

　異性への関心が芽生えて性欲を感じるようになるのは、性ホルモンの分泌が始まるという身体的変化に由来するのだから、発達障碍の有無にはかかわりない。知的発達症を伴うASDではオナニー対策に苦労することが多い。アスペルガー症候群ではその困難はないけれど、異性への関心が一方的な思い入れとなって、行動化されたり、恋愛妄想のような状態になるとか、ストーカーとして事件化することもあるので、家族や周囲の者は心配が増えることになる。

　猥褻非行を反復し、補導されると真摯な反省文を書くので保護観察処分（本章第5節）となった。ところがほどなく、前回とまったく同じ手口の猥褻非行を反復したので、初めてアスペルガー症候群であると判明した例もある。知的発達症を伴わないアスペルガー症候群の思春期における性をめぐる問題は大きな広がりがある。

　思春期は自己同一性を形成していく年頃である。ところが自己客観視が苦手なアスペルガー症候群の青年は、ここで混乱に追い込まれる。自分の属性に対するこだわりが強まって、みずからの性を否定しようとしたり、自分の名前や誕生日を拒否したりすることもある。こころの理論を獲得し、みずからの特殊性に気づくことでそれに悩み、原因をこれらの属性に求めているのであろうか。

　自尊感情を損なうことなく自己同一性を形成させていくのは、なかなか難しい。当人の主張を尊重し、周囲との協調を模索する努力が関係者に求められる。発達障碍の中でもADHD（注意欠如多動症）やLD（発達性学習症）は、発達支援へ家族の参画（共同治療者となる）や教育現場での適切な配慮があ

れば、育ちの中での二次的障碍まで背負い込むことなく（「どうせ、自分なんか」という自棄の念を抱かせることなく）、自尊感情を普通に育てることは可能である。

アスペルガー症候群では、障碍を本人に、いつ、どのように告知するかという大きな課題がある。ある当事者の語りを引用しておこう。

> 「私にとって診断がついたことの最大の利点は、色々な専門書や研究事例を参考にして、自分のハンディをうまくカバーし、トラブルを避けて、世の中ともっと上手にかかわっていく方法を工夫できるようになったことだ。」（泉流星『地球生まれの異星人』2003）

このようにいわゆるアスペルガー症候群の人たちは、告知を受けることによって周囲との摩擦を回避する生活の方法をみずから考案していくことが可能になっていく。もちろん、障碍名を告げるだけでは単なる宣告に過ぎず、混乱を増すのみに終わることにもなりかねない。

これまでかかわりを維持してきた発達支援者が、どのような場面で他人とのトラブルが生じてきたのか当人と一緒に検討し、それを集約してみる形で障碍告知を成立させることが望ましい。アスペルガー症候群の当事者が書いた書物も数多く出版されているし、映画を利用することもできる。

思春期に続く課題としては、進学や就労の問題、さらに結婚が控えている。それらは本書の守備範囲を超えている。

●第4節　思春期危機という問題の捉え方

危機という言葉は日常語となっている。交友関係の揺らぎにも用いられるし、財政危機とか夫婦の危機などという用いられ方もある。元はいささか堅苦しいイメージの専門用語として、哲学や神学などで用いられていた。20世紀半ばになって精神医学にも導入され、クレッチュマー（Kretschmer, E., 1948）が思春期危機（Pubertätakrise）という表現を用いたことで、児童・思春期の精神医学では一時期関心が寄せられていた。

思春期危機とは「けっして疾病でも神経症でもなく（また、けっして恒常的な体質因子でもなく）、むしろ限局された体質的な時間経過である。この時間経過は思春期と密接に関連しており、思春期という心身の転換点における正常生理学的な困難のすべてを拡大して提示するもの」である、とクレッチマーはいう。

　青年が自己同一性を見出しかねている状態になることを危機と名づけたり（エリクソン Erikson, E. H.）、若者世代は全般に危機的な年頃であると見られたり、10代における禁欲性のしばりがなくなったので若者はもはや危機的な時期を通過することがなくなったという論議が、1960年代の米国で交わされたこともある。

　病名ないし臨床単位として思春期危機ということばが用いられることは、まったくなくなった。そのことに危惧を抱く臨床家もいる。筆者もそれには同感する。

　病名の問題ではない。思春期という年頃をどう眺め、どのように捉えるかという問題としてである。1980年に米国が徹底した操作診断法を精神科臨床に持ち込んだ結果、臨床的問題はすべてコード番号化されてしまい、端的に表現すれば、人間の営みのすべてが〈病気であるか、病気でないか〉のいずれかという二分法へ鮮烈に分別されることになった。

　人間のこころに現れる現象はすべて移行的なものであり、富士山の裾野のように間隙や裂け目なく滑らかに変化していて、境界線などというものは存在しない。ところが、二進法的な操作論では断崖的に区切られてしまう。

　思春期と呼ばれる年齢の子どもが表現するこころの偏倚は、断崖的に区分されるものではなく、クレッチマーも強調していたように、心身生育過程における一過性のものであることが多い。そのような人間発達の特性を無視して、コード化するか否かで峻別することは、子どもの育ちを大切に見守っていくという視点からは納得し難いところである。

●第5節　非行

　この書物をここまで読んできた読者には、第5節を堅苦しくていささか異

質な文章であると感じられるかも知れない。それは、非行という主題に由来している。非行とは、未成年者（少年法では、18歳未満）による道義や社会規範から外れた行為の中で、法律（少年法、背後には刑法などが控えている）に反する行為である。

　おとなの精神医学でも、司法精神医学は一般臨床から見るといささか異質な部分である。子どもの場合、非行がこの部分に相当する。成人の違法行為は犯罪とされ、司法精神医学では当該者の責任能力を判定するために精神障碍と犯罪行為との重なり合いを判断し、場合によっては刑罰の減免も行われる。

　未成年者の場合は非行や虞犯と名づけられ、刑罰ではなくて子どもの矯正や今後成熟していくことの可能性が査定される。

　少年法における非行少年の定義を見ておこう（同法第3条第1項）。

1．罪を犯した少年
2．14歳に満たないで刑罰法令に触れる行為をした少年
3．次に掲げる事由があって、その性格又は環境に照らして、将来、罪を犯し、又は刑罰法令に触れる行為をする虞のある少年
　　イ　保護者の正当な監督に服しない性癖のあること。
　　ロ　正当の理由がなく家庭に寄り附かないこと。
　　ハ　犯罪性のある人若しくは不道徳な人と交際し、又はいかがわしい場所に出入りすること。
　　ニ　自己又は他人の徳性を害する行為をする性癖のあること。

　刑法第41条には「14歳に満たない者の行為は、罰しない」と定められているので、該当する14歳未満の少年は「触法少年」、14歳以上20歳未満であれば「犯罪少年」と区別される。

　上記の法文で第3号に掲げる4つの項目は、「将来、虞のある少年」と未来の危険性を予測するものとなっている。したがって虞犯として少年を扱う場合には客観的判断が求められ、1年間に1,500人（家庭裁判所が扱う全少年事件の0.5％）程度ある。

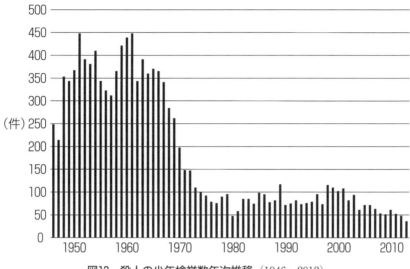

図13　殺人の少年検挙数年次推移（1946～2013）

　犯罪を起こすおそれが考えられるというだけで国家権力が個人に介入する
のは、成人であれば保安処分となる。それが少年法では容認されるのは、子
どもが起こした行動の逸脱はその子が成熟するにつれて改善される（矯正可
能性）という期待を法で示しているためである。

　ここ半世紀余りの間に何度か、非行が増加したと騒がれた時期があった。
はたして非行に流行があるのか。これは法適用の厳密性によっても数字が左
右される。

　高校2年生は運転免許をまだ取得できないので、100メートルでもバイク
で走れば道路交通法違反になる。高校生が飲酒すれば未成年者飲酒禁止法違
反になる。中学生が面白半分に喫煙すれば未成年者喫煙禁止法違反になる。
多忙な警察署はこういったものまで補導できない現状であるけれど、その気
になって広範な補導活動をしたとすれば、非行件数は飛躍的に上昇して簡単
に数倍となってしまう。

　しかし、数字を操作できない非行がある。それは殺人容疑で検挙された少
年の数である。これが、第2次世界大戦終了後にどのような推移をたどった
のか、図13で眺めておこう。

一瞥して、少年による殺人はわが国ではこの半世紀余りの間に激減していることがわかる。この図に示されているのは検挙された少年の人数であり、集団非行が増加していることを考えると、被害者数の変化でみれば減少の傾斜はもっと鋭くなる。米国より一桁低い数値である。

　新聞報道から感覚的に受け止めているところと、大きな差を感じるのではないか。非行という問題を考える場合、一括して非行少年の増減という雑駁な捉え方をすることなく、非行種類別の増減、質の変化など細かく点検するのでなければ、その時代の子どもの姿を見誤ってしまう危険がある。

　ところで、病気ではなく、司法的・社会学的問題である非行がここに述べられているのはなぜか。それは、国際診断では素行・非社会的行動症という項目が設定されているからである。これは、他者の基本的権利を侵したり、年齢上適切な社会的または文化的規範、規則または法律の主たるものを破ったりする行動の反復的かつ持続的なパターンが長期にわたって続くもの、とWHOはこれを規定する。例示として、以下の行為が並べられている。

● 人または動物に対する攻撃性。いじめ、他者への脅迫または威嚇、身体的暴力を伴う喧嘩で先に手を出す、他者に深刻な危害を与えうる武器（レンガ、ナイフなど）の使用、人や動物に対する物理的な残酷さ、攻撃的な窃盗、性的行為の強要を含む。
● 器物破損。深刻な損害を引き起こそうとする意図を持った放火や、故意に他者の所有物を損壊することを含む（窓ガラスを割る、タイヤを切り裂く、など）
● 詐欺又は窃盗。万引き、偽造、人を騙す、他人の家に侵入するなど
● 深刻な規則違反。親の禁止に逆らって深夜外出を繰り返す、家出を繰り返すなど

　たしかに、こういう子どもが子ども精神科臨床の場に連れて来られることがあり、そのような子どもがおれば、家族も周囲も大いに困惑する。入院させて、薬物療法により衝動性を抑え、SST や行動療法を行うこともある。しかし効果は芳しくなく、児童自立支援施設へ退院していくことが多い。

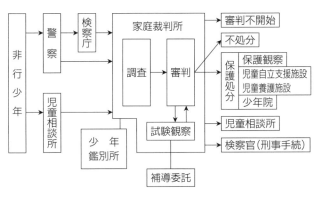

図14　少年司法手続きの流れ

　10歳以前に起こる行為の障碍と、十代というか思春期以降の年齢で見られる行為上の逸脱とは、精神保健の問題としては区別して考える必要がある。集団で行う中学生の問題行動を「素行・非社会的行動症」という病名をつけて精神科医療に責任を負わされると、児童精神科病棟は確実に崩壊する。

　第２章で述べた反抗挑発症というカテゴリーを見ると、非行行為との重なりを推量することはできるけれど、疾病なのか、（年齢によっては）パーソナリティの偏りに由来する突飛な行動であるのか、いくつかの疑念も残る。しかし近年、精神科臨床の場で関与する非行少年と家庭裁判所や少年鑑別所で出会う非行少年との違いが薄れてきているという指摘もある。

　言語化能力の低下や自我の未成熟は、いまの若い世代に共通する傾向である。そのために、非行少年と一般少年との壁が薄れてきているのかもしれない。そうであれば、素行・非社会的行動症というカテゴリーが新たな意味を持ち始める可能性も考えられてくる。

　この書物で学習して、法務教官その他、司法福祉関係に進路を求める人もあるであろう。その人たちのために、非行少年がどのように処遇されるのか簡略に説明しておく（図14）。

　わが国には全件送致主義といって、警察官が補導した少年は警察・検察で選別されることなく（成人では、軽微な違法行為を検察官が不起訴処分にすることがある）、全員がいったん家庭裁判所へ送られるという原則がある。おと

なとは異なり、公的な組織との最初の接点が児童相談所ということもある。警察や児相から送られてきた子どもの事件は、家庭裁判所で調査官が綿密な調査を行う。どのような育ちを経てきたか、家庭背景はどうなっているか、学校での生活はどうか、どうして今回の事件を引き起こす結果になったのか、など。

少し時間をかけて観察・検査等を行う必要があると裁判官が判断したり、非行行為が重い場合には、少年鑑別所へ送られる。ここでは行動が制限された状態で（原則2週間以内、場合によっては3週間程度まで延長される）観察が進められる。

そのうえで、裁判官による審判（おとなの裁判に相当）が行われ、子どもの更生への道を裁判官が決定（判決に相当）する。

不処分になることもある。保護観察というのは、保護観察所の管理下に置かれ（保護観察官は全国で約1,000人）、ボランティアの保護司（全国で約48,000人）が面倒をみることになる。保護観察処分となった子どもは、

① 一定の住居に居住し、正業に従事する
② 善行を保持する
③ 犯罪性のある者や素行不良の者と交際しない
④ 転居・長期旅行などは事前に許可をえる

などの制限が加えられる。

児童自立支援施設・児童養護施設で保護するのは、家庭から離して集団で生活させることによって自立を求める道である。後者はほとんどが児相から保護された子どもたちであり、前者で更生を歩むのは、少年院での更生を期待するよりも軽微な問題とされたものである。

全国に53の少年院があり、子どもの自覚を求めて行動を制限（居住区に施錠される）して規律ある生活を求められる。おとなにおける刑務所とは異なり、ここでは教科教育・職業指導・訓練・医療など広義の矯正教育を行っている。そのため、少年院で子どもの世話を行う職種は法務教官と呼ばれている。

図14に検察官への矢印が描かれているところは、通常「逆送致」と呼ばれるものであり、重い非行を犯した14歳以上の少年に対しては、検察庁へ送られて成人と同様の刑事手続が行われる。非行少年の処遇に関するこれ以上の細部については、関連書を参照してもらいたい。

　おとなの犯罪者に対する刑罰と非行少年の矯正教育とは決定的に異なるものである。前者は更生を目指すとはいうものの応報処罰（talio）という目的を持っている。これに対して、非行への国家の対応は刑罰を科するのではなく、子どもの成熟につれて未成年時における発達の迷いを克服して新たな社会人へと育っていく再生を目指すのが、1948年に少年法が全面改正された時点における基本理念であった。

　わが国における子ども観が変化してきたのであろうか、近年、この視点に変化（重罰化）が現れ始めている。子どもの精神科臨床もそのところに注目し続けていかねばならない。

　非行内容のそれぞれについては、関連書を参照されたい。ただ、物質使用症、嗜癖行動症に関連する精神作用物質使用によって生じる障碍には一言しておきたい。

　非行に関連した精神作用物質としては、揮発性溶剤（通称「シンナー」）が長い歴史を持っている。アヘンやコカインは、わが国では水際で阻止されて大きな問題とはなっていない。しかし、覚せい剤や大麻は相当に大きな広がりを示し、非行問題の現場でも憂慮されている。なぜだろう。青少年において、薬物というものに対する危険度の閾値が低くなってきていることも考えられる。未来展望を持ちにくい世相も、背景事情として指摘できよう。緊急に分析と対策が迫られている課題である。

　法律に関する話を述べたので付言しておく。子どもは発達途中の存在なので、主題によって責任と権利が異なってくる。そのため、法律ごとに年齢規定がいろいろと違ってくる。資料編にそのことを表示する（266〜267頁）。

●第6節　社会的ひきこもり

　社会的ひきこもりという話題が世間の関心を集めるようになったのは、

1990年代の頃であったか。これは、20〜40代の人たち（ときとして、50代）に関する問題である。しかし根幹部分は思春期の頃すでに始まっているものなので、この章で少し触れておく。

　まず、定義を示しておこう。厚生労働省も定義を提示しているし、治療を担当してきた精神科医たちが枠組みについていくつかの論議を重ねている。

　　「自宅にひきこもって社会参加しないという生活状態が6ヵ月以上続いており、精神障碍が原因ではないこと」

　この表現が、定義としてもっとも妥当である。

　6ヵ月以上と持続期間に条件をつけるのは、若い世代には、自分の生活に疑問を抱いて短期間普通の社会生活から身を引いて進路を考え直すということはありうる、そのようなところに配慮した表現である。

　自宅から、あるいは自室からまったく出ないという事例もあるけれど、深夜に独りでコンビニエンス・ストアへ出かける、こっそり一人でロック・コンサートに行ってきたなどという事例もある。このような行為は、社会に参入しているとは評価できない。「社会参加しない」というのは、家族以外の人と親密な人間関係を保っているかどうかというところに注目した表現である。

　ひきこもりが長引けば精神症状が出てくることがあり、統合失調症の始まりが自宅へのひきこもりであったということもあるので、ひきこもりの判断には精神医学的査定が大切な要件となる。

　不登校とひきこもりとの関連が検討され続けている。ひきこもり者を治療的に一番多数手がけてきた精神科医によれば、自験例の86％に3ヵ月以上の不登校経験が見られたという。文部科学省が研究者に依頼して行った中学3年生当時に不登校していた子ども3,000人の調査では、5年後に就学・就労していなかった人は23％であった。この中には結婚して専業主婦になっている人も含まれているので、この調査からは不登校児の20％弱が社会参加に困難となってひきこもる可能性があるものと考えられる。

　思春期不登校児の親は不安を抱くであろうけれど、不登校すなわちひきこ

もり予備軍、という考えは妥当ではない。しかし、2割程度の可能性を考慮して、登校したり学級に参加したりすることが苦手な子どもにも、第4章第10節で述べたような、なんらかの社会参加、同年配者との交流を持続させてやる配慮はとても大切である。

ひきこもりがちになってから自室蟄居して家族とも交流しなくなるまでに、家族へさまざまな暴力（無理難題をふきかける、金品の強要などを含む）を揮って家庭が修羅場になることがある。高校生世代の「家庭内暴力」がさかんに論議された時期が1970年代にあった。それとひきこもり者の家庭内暴力とは心理構造などで類似点が少なくない。

家族がわが子から暴力の被害に遭い続けるだけでは、悪化することはあっても改善は期待できない。専門家の指導と支援を求める必要がある。ひきこもる若い世代を救う市民団体と行政との連係が地域社会に育ってきているところもある。

ひきこもり人口は、全国で70万とも100万人ともいわれている。なぜこのような人が数多く出てきたのか。豊かさの結果とか、子育てに遠因を求める見解など、いろいろと論じられているが、結論はまだ出ていない。産業構造や国家形態から考えれば、少子化よりもはるかに深刻な事態であるとも考えられる。

ひきこもり問題は、精神障碍の鑑別と合併症の治療を除けば、精神医学の主問題ではないけれど、精神保健の重要課題であることは論を待たない。ひきこもりと関連づけて NEET（not in education, employment or training）という社会問題が論議されている。ひきこもりは、日本独自の問題として海外メディアではそのままローマ字表記されてきたが、NEET は英国から発信された発展国における青年の新たな問題といえる。

発展国に共通して、青年が生きにくい、社会の将来・みずからの今後を展望することが困難な時代になっているのかも知れない。

●第7節　ゲーム症

21世紀に入って以降、電子媒体による伝達・通信が尋常ではない速度で世

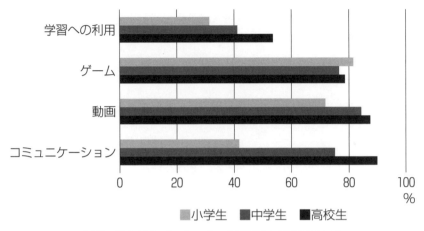

図15　学年別のインターネット利用率（内閣府調査）

界中に普及し続けている。インターネットが軍事技術（ARPANET）として開発されたことが最初であったけれど、冷戦の終了後に機密性がなくなって、瞬く間に多様な機器と用途が一般社会に拡大してきた。機材としては、PC、スマートフォン、タブレットと多様化し、用途は初期からのコミュニケーション手段にとどまらず、動画配信、ゲーム、会議や授業への活用などと拡大し続けている。

　このような潮流の中で、子ども・青年がゲームに夢中になり、日常生活の維持に支障を来すほどにもなってきて、それは精神保健の主題としてもとり上げられることになった。内閣府の調査（2020）では、世代別のインターネット利用率は図15のようになっている。

　遊び、レクリエーションの一種であった「ゲーム」が子ども（成人の場合について本書では触れない）の日常生活に歪みを与えるようになり、精神医学的に依存（dependency、かつては嗜癖という表現が用いられていた）と表現すべき事態に至っているとして、WHOは2019年5月25日、「ゲーム依存（game disorder）」をICD-11に収載する決定を下した。心理的依存に留まらず、長時間ゲームに没頭したことによってエコノミー症候群による死亡者が出たことで、16歳未満の子どもの深夜オンラインゲームを禁じるシャットダ

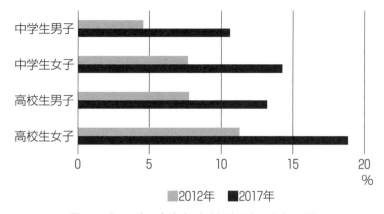

中学生男子

中学生女子

高校生男子

高校生女子

0　　　　5　　　　10　　　　15　　　　20
%

■2012年　■2017年

図16　ゲーム症の有病率（厚生労働省研究班調査）

ウン制を法制化した国（2011）も出てきた。

　ゲーム症の診断規準を、WHO は以下のように表現している（2019）。

　持続的、あるいは反復するゲーム（コンピュータ・ゲーム）行動のパターンを特徴とする。

　ゲーム行動はオンラインの場合もオフラインの場合もある。それは次のような事柄から明らかになる。

1．ゲーム行動（ゲームの開始／頻度／強度／持続／終結、ゲームを行う状況など）を制御できなくなる
2．ゲーム行動の優先順位が他の興味や活動よりも高くなる
3．否定的な結果が生じているにもかかわらず、ゲーム行動を続けたり、エスカレートさせる。それは、本人、家族関係、対人関係、教育、職業などの重要な領域に重大な障碍を与えるほど深刻なものである。

　ゲーム症の有病率について、海外にはすでに使用されている評価尺度があるけれど、日本には信頼性と妥当性の検証が行われたスケールがまだない。厚生労働省研究班の調査では、図16のような数値が示されている。

子どもの全年齢層に亘り、5年間に利用者の大きく増加していることが判る。

　ゲーム症の治療に関しては、まだ明確な方向性が明らかになっていない。もっとも幅広く依存症の治療を進めている国立病院機構久里浜医療センターでは、同センターが実績を持つアルコール依存者への治療経験を基に、心理療法、入院治療、専門デイケア、治療キャンプなどが試みられている。同時に予防の方策も検討が進められている。

第8章のまとめ

　思春期とは不思議な年頃である。成人し社会人になってから思い出すと、甘酸っぱかったりほろ苦かったりの、もやっとした部分のある年代だ。

　生理学的にも心理学的にも、大きな変換期である。さまざまな形で性が生活の主題となり、身体もそれに伴って変化する。身長の伸びが止まる（長骨の骨端線が閉じる）のもこの時期である。趣味、対人関係、社会性、親子関係など、さまざまな面で大きく変化する。

　こういった大きな変化に耐えがたくなって、心身の不調に見舞われることがある。その以前から現れていた精神医学的問題のありように歪の生じることもある。この年頃になって増え始める病気もある。そのいくつかについて、この章で学習した。

　病気と言えるかどうか判然としない問題、ひきこもり、非行、不登校、ゲーム症についても、この章で学んだ。

　　摂食を巡る問題
　　対人接触への過敏
　　自閉スペクトラム症の思春期
　　思春期危機
　　社会への反抗的行為（非行）
　　社会的ひきこもり
　　ゲーム症

第9章

治療をめぐって

●第1節　子どもとの出会い

　医療では診察室、心理臨床では面接室（ないし、プレイ・ルーム）、精神保健福祉士は訪問先、養護教諭は保健室において、子どもと最初の出会いがある。しかし子ども臨床の場はとても広い。この書物は表題に精神医学という言葉を用いているけれど、子どもの精神保健、広くは子ども臨床の立場で考えを進めている。

　こころに揺らぎを持つ子ども、育ちにつまずいている子どもを支えることは、児童精神科医や小児科医など、医療の専門家だけでは成立しない作業である。そういった子どもたちに日常接するすべての職種が連係していくことを求められている。その意味で、子ども臨床ということばを筆者は用いている。

　このような立場をとるならば、広義の治療（や支援）の対象となる子どもと出会うのは、診察室や面接室に限られるわけがない。どのような出会いが想定されるか、以下に一部を列挙してみよう。

　　○　診察に来た成人患者に連れられてきた男の子が示す、強いせわしなさに気づいた。
　　○　中学生を診察していて、同伴した4歳の弟が視線は合わず語りかけにまったく応答せず、神経発達症圏の子ではないかと点検が始まっ

た。

○ 校外学習で養護教諭が見かけた、子どものとてもやつれた雰囲気。

○ 神経発達症児の経過観察に出かけた保育園で、ふと目にした別の子どもが初対面の来訪者にまとわりついてくる姿。

○ アンテナの鋭い学級担任が、中学2年生のうつろな眼差しを気にしたことから、両親の不和とその生徒の抑うつに気づいた。

○ 家庭訪問した保健師、訪問看護にでかけた看護師、あるいは在宅介護のために訪問した先でヘルパーが見かけた幼児の痣^{あざ}から、子どもの虐待に気づかれた。

○ 同級生を保健室へ連れてきた生徒の痩せ方が気にかかった養護教諭。

○ どうしても理解できない非行行為に疑念を抱いた家庭裁判所調査官（知的発達症を伴わない自閉スペクトラム症の非行という問題は、こうして始まった）。

○ 民生児童委員が住民宅を訪問したときに、隣家から聞こえる子どもの叫び声が気になり、虐待発見の契機となった。

○ どうして、この子は給食をがつがつ食べるのかと気になった保育士が、すべての下着が垢じみていることに気づいて、ネグレクトが明らかになった。

　ここに挙げた参考例はすべて、筆者が直接あるいは間接に経験したことである。こういった風にして保護・支援・治療の始まる場合があることを、子ども臨床に関係する者はよく理解していなければならない。

　子どもが味わうこころの不調和は、いわゆる症状として最初から浮かび上がってくるとは限らないのである。本書を用いて子どもの精神保健を学んで広義のコメデイカルズになっていく人たちは、とりわけこのことをしっかり学んでおいてほしい。

　このような最初の出会いは、子どもにとってとても大切な時間であり専門職種にとって貴重な機会である。だけど、疑念を抱いたからといってただちに、子ども虐待だ、神経発達症だ、専門家の診察を受けさせなければ、と急

いではならない。あわてるとかえって、医療・福祉の支援から子どもを遠ざけたり、親の不安や不信感をかき立てるのみに終わってしまうこともありうる。

　事は慎重に進めなければならない。

●第2節　通院(所)による治療

　治療という言葉を用いると、医師による医療的処置という印象を与えかねない。前節で語ったように、筆者らは子ども臨床というものを幅広く捉える立場をとっており、たとえば保健室で養護教諭が心理的あるいは生活上の支援を行うのも、保育士が神経発達症児のデイケアを行うのも、医師が薬物を処方するのも、同じ水準で「治療」と表現している。

　最初の面接は、とりわけ大切にしなければならない。子ども自身にも付き添ってきた親（養育者）にもそれなりに納得してもらい、次回の予約票を穏やかな表情で持ち帰ってもらわねばならない。

　このように書くと、そんなこと当たり前だと読み流されるかも知れない。だけど、権威的、威圧的、一方的な面接の結果、子どもか同伴者かいずれか（時には、両者）が不快に感じて1回のみで通院が中断してしまうことは、世の中に少なくないのである。

　筆者が勤めていた児童精神科病院では、新来患者の予約を1日3人と限定し、1例に3時間を用意している。おおよその時間配分は、予診（インテーク）、医師の診察、発達検査にそれぞれ1時間ずつである。発達検査の施行を必要とする場合には、検査所要時間を考えて時間配分を工夫する。

　インテーク記録は、詳細なほど良いというものではない。心の臨床は（手際よく、と、息の永い付き合い、との両義において）時間との闘いである。簡明な記述が求められる。ここで有効なのは、ジェノグラムをしっかり記述することであり、それによって、子どもと家族の暮らしを視覚的に把握できるようにしたい。治療的付き合いが長くなれば、自然とジェノグラムへの加筆は増えてゆく。ジェノグラムの成長は治療の進展に並行する。

　上記の時間配分はいささか贅沢な治療設定であり、個人開業している児童

精神科医や心理技術者では、こうはいかないであろうし、健康保険ではとても採算がとれるものでない。なんらかの工夫が求められる。いずれにせよ、最初の治療的出会いを大切にし、治療を始めるための基本情報をしっかり把握しなければならない。同時に、子どもを不必要に疲れさせたり、不快の思いを抱かせて帰すことのないよう、十分配慮したい。

　精神科では、初診の面接をとりわけ大切にする。うまくラポールをつけて、次回からの治療面接を円滑に始めるためだけではない。初回面接は来訪者にとっても受ける側にとっても緊張した初の出会いであり、多くの情報が提示され、核心問題がにじみ出てくる場なのである。

　緊張の余り、来談者の語りが要領をえない場合もある。誰が、何を、いつから、どのように困り始めたのか、問い返すことなくこれらを聞き手は頭の中で整理しつつ、物語のもつれを解きほぐし、来談理由の核心をつかむよう精神を集中させる。

　だけど、訊問調になるようなことは決して生じないよう配慮を維持しなければならない。つねに、来訪者中心の語りが室内に流れているようでなければならない。治療にゆきづまったときには初回面接の記録を再読しろと言われるほどに、この場には大容量の情報が流れ込んでいる。

　後に読み返したときに役立つものであるよう、しっかり記録しなければならない。来談者の語りを要約記録するだけではなく、話の順序や流れも意味を持つ。臨席者それぞれの表情・行動・態度・しぐさなども、できればメモしておきたい。しかし、記録に専念しすぎて、来談者から視線の外れる時間が増えてはならない。

　些末なことのように見えるけれど、家族歴・子どもの成育歴を記述する際には、好みによって元号を用いるのはよいけれど、その場合は必ず、括弧つきで西暦年号を付記しなければならない。読み下しながら、この子は母親の何歳のときに産まれた子どもか暗算できないようでは、治療に役立つ家族歴記述とはいえない。

　治療が始まる。

親子同席がいいか、別にすべきか、治療場所の特性や条件にもよるであろう。親が同席して、子どもと治療者との会話に介入してくるようになれば、これから何分間は子どもとの時間であると告げて、退席してもらう。その場合はかならず、後で親と話しあう時間を設定しなければならない。親にも訴えたいことがあろうし、鬱憤を溜め込んでいる場合も少なくない。

　筆者の勤務した病院で予診に１時間を用意したのは、発達過程を綿密に聴取したいという思いもあったけれど、診察前に「こころの内圧」を親に下げておいてもらいたいという狙いも背景にはあった。

　看護師が待合室へ迎えにゆき、診察室へ誘導するとか、マイクで子どもを呼び入れる治療の場が少なくないようである。診察者みずから待合室へ迎えにゆき、家庭内で呼ばれているのと同じ呼称（インテークの際に確かめておく）で子どもに呼びかけたい。どの年齢から姓で呼ぶように変えるかも、綿密に考えたい。みずから迎えにゆくのは、礼節という部分もあるけれど、待合室に滞在している親子の姿を自分で観察することは、時として大切な情報を獲得する機会となる。

　面接室（診察室）では穏やかな雰囲気だったのに、待合室では親子がとても離れて座っていた。こういったことが２度続けて観察されると、経験豊かな臨床家の嗅覚は直ちに働き始める。

　治療技法としては、心理療法、薬物療法、遊戯療法、箱庭療法、絵画療法、SST（社会生活技能訓練）、行動療法など、たくさんの選択肢がある。

　その子がいま抱いている問題に即した手段で、その子が受け入れることのできる方法を選択すればいい。これでなければいけない、というような生硬さは、子ども臨床には似つかわしくない。各種治療法についての解説は、本書の枠を超えている。それぞれの専門書を参照されたい。

　医療では診断という用語が用いられ、もう少し幅広くアセスメントということばが多用されるようになっている。子ども臨床でも、当然それは行われる。加えて、医師の独占物であった診断が、もっと幅広い職種で共有できるようにもなってきた。米国発の操作診断が普及した結果であろう。子ども臨床という視点に立てば、一面それは結構なことである。

　他方、神経発達症を中心に、障碍名が一人歩きしてしまっていることを見

かけるようにもなっている。こういうところは各職種お互いに慎重さを求め合い、子どもたちへ被害が及ばぬよう努めたい。

　世界の精神科医療構造は、米国精神医学会が1980年に『精神および行動の障碍に関する診断・統計マニュアルの改訂版』（DSM-Ⅲ）の使用を開始して以降、操作診断へと大きく舵を切った。その後、世界保健機構（WHO）が２度、米国精神医学会（APA）が３度、診断表を改訂して操作診断の道が推進されてきた。世界均質に使用できる、より客観的な診断基準を求めてのことであった。しかし他の身体疾患とは異なって、精神科疾患では身体病理の基盤をほとんど見出しえていないことなど様々な理由により、自然科学的客観性には程遠く、時流は今、振り返り点（折り返し点）に至ったように感じられる。

　臨床の場には上記の流れに由来すると考えられる弊害とも表現できる問題も現れてきている。操作診断に向かい過ぎた結果、症状（群）を採取して言語化し、アルゴリズムに従えば、診断（分類？）から薬剤選択まで進めることができ、それで事が足りると考えてしまう臨床家が若い世代に出てきているという。

　「抑うつ」を引き合いに出すまでもなく、こころの病理像は二進法で捉えられない部分をたくさん持っている。客観視できた「症状」とともに、その症状があることで当の子どもが、そして同時に家族や教育現場が、どのように困っている（苦しんでいる、戸惑っている、等）のかという状況観察と判断を診断行為の中に加えていなければ、子ども臨床を適正に進めることはできない。成人対象の精神科臨床はさておき、本書が述べる子ども臨床においては、このことを常に念頭に置いていなければならない。

●第3節　インフォームド・コンセント

　専門家によって診断が下されたとする。次はインフォームド・コンセントが行われねばならない。神経発達症の診断を告げる場合には、とりわけ重い医療者側の課題となるので、その場合を中心に述べることにする。

まずは、親に対する告知と納得である。神経発達症の場合、障碍が重いほど慎重に事を進める必要がある。いつも母親のみが同伴という事例では、改めて両親揃って来てもらったうえで説明を行うようにしたい。重症だとか良い予後があまり期待し難いような場合は、親に否認の機制が働いたとしても不思議ではない。衝撃のため上の空となり記憶に残っていなかったり、自責的になって心に響かないということもありうる。

　そういった事情を考えると、紙に言葉や図などを描きながら説明することが有効な場合もある。説明に用いた紙は診療録に綴じて（あるいは、ディジタル情報として）残しておくのがいい。「いった」「いわぬ」のもめごと対策とか治療側の法的防衛策のためということではない。よく理解されていないと感じられたときに、後日その紙（または、画面）を再度一緒に見直しながら説明して理解を進めてもらうこともありうる。

　追加検査の結果や経過の流れから見立てが変化したような場合、会話だけで済ませるのではなく、何月にこう説明したけれど、こういう新しい所見からこのような可能性が出てきたと、前回の説明メモに朱で加筆しながら説明すれば、親もいっそう納得しやすくなるであろう。

　子どもの障碍を告知する仕事は重い。親にとってそれは、生涯でもっともつらい経験の１つとなるかも知れない。それだけに、告げる立場の専門家は責任の重さを実感し、親の苦渋に十分共感できる力量が求められる。誰が、いつ、どこで、どのような手順で、相手は誰々か、など、告知の状況に詳細な配慮を行わねばならない。

　外科疾患における告知のように、診断が確定して治療方針がスタッフ会議で検討されればただちに行うというものとは、事情が異なってくる。発達の障碍であるから、障碍名が確定し、重症度が明らかになり、発達支援の方針が固まるまでに、事例によって差異はあるにせよ、告知にもそれなりの時間経過が必要となる。したがって、ある時点で一挙にというのではなく、時間経過とともに少しずつ事情が伝えられ、治療側の方針が定まった時点で長期展望を含めて告知と説明の行われる場合が多い。

　告知に続いて、親の質問へ誠実に答え、子どもの発達状況と今後の見通しについて丁寧な説明が求められる。親の人生設計に変更を求められる場合も

あるような事態だから、親の情緒処理にも十分な努力が治療側に求められる。衝撃を受けて怒りや不信感をぶつける親がいても不思議でない。他の専門家を紹介してセカンド・オピニオンを求めてもらう場合もあろう。詳細な発達支援計画を提示することは、告知に伴う当然の義務である。

このように日時をかけて障碍を親が充分理解し納得することによって、親が共同治療者として育ってもらうことをわれわれは期待する。就労支援・生活の援助まで含めるならば、生涯にわたる発達支援が計画される。したがって臨床家個人とか１つの施設のみで支援を進めることは難しく、親も積極的に生涯発達支援へ参加してもらわねばならない。

そのため、神経発達症における告知は、インフォームに終えることはなくしっかりとコンセントしてもらい、親に共同治療者として参画してもらわねば、障碍を持つ子どもが救われ難くなる。

神経発達症のインフォームド・コンセントについていささか多言を用いた。それ以外の病気についても丁寧さと誠実さが求められるのはいうまでもない。幼児であれば、子どもはわけもわからずに連れて来られただけであり、親が子どもの代諾者として説明を受けることになる。上述のことに準じて、丁寧な説明、治療の選択肢、予後の見通しを説明したうえで、治療への参加を納得してもらわねばならない。

告知に関する以上の留意事項は、今世紀初めころまでに配慮されていた説明経緯である。今世紀に入って、発達障碍についての情報が専門家による情報から漫画・ビデオ作品に至るまで、巷に溢れるようになった。その結果、親は沢山の情報に振り回され、誤った理解や先入見を抱いて初診の場へ臨むことが急速に多くなってきた。また、特にADHDに関しては、薬物療法に過大過ぎる期待を抱いてやってくる親もおり、新たな配慮を必要とする時代になってきつつある。

子ども自身へのインフォームド・コンセントはどうか。

親とは異なったものが求められる。もちろん、年齢や理解度に応じてさまざまな工夫が必要になる。10歳以下の子どもに病名を告げてもほとんど意味がない。しかし、「もう少しみんなと一緒に仲良く遊べるようになるために、

ここへ毎週水曜日に通おうね」「すぐ物を投げたくなる気持ちを治さないと、太郎君が損をするよね。だからこのおくすりを飲んでね」などと、やってきた理由を中心に具体的な説明を提示して、納得してもらうよう努力が求められる。

　まだ子どもだから、と慈父主義（paternalism）に走るのはよろしくない。これは、子どもの権利条約を遵守するためではなく、目の前にいる子どもの尊厳を大切にするための心構えである。

●第4節　入院治療

　ここでは、児童精神科病院への入院治療について述べることにする。全国児童青年精神科医療施設協議会（略して、通称「全児協」と呼ばれている）に所属する医療施設は全国でわずか35ヵ所ほどしかない。この点（子どもを大切にしないこと）において、わが国は貧しい国家といわざるをえない。

　以下に、子どもの精神科入院治療がどのようなものか概略を説明するわけであるが、理想論に走ることなく一般論に流れることのないようにと心得て、筆者がかつて勤務していた子ども精神科専門単科病院における経験を軸に説明してみる。

　通院治療ではプレイ・セラピーなどで魅力・好奇心・楽しみを演出することも可能である。しかし、10歳頃までの子どもにとって、親・兄弟や家庭から離れて病院で暮らすということは、生活上の大きな異変である。これまで通院を続けて見慣れている施設であったとしても、子どもにとって入院は特別な事件であろう。

　通常は、入院に向けて外来診療の場で少しずつ説明し、子どもの納得を得るように努力を重ねる。ホームページで入院生活を具体的に紹介し、子どもたちがいつでもそれを見ることができるようにしておくとよい。

　事前に病棟を見学させ、ここで食事、こんなに大きな浴場、ここで宿題をする、学校はあそこ、などと、入院後の生活を想像できるよう事前に説明する。時間の都合がつくならば、通院時の主治医が病棟を案内するのが子どもには親切である。

しかし時として、初診の日に即入院という場合も生じてくる。込み入った事情を持つ子ども虐待で、現在は児童相談所の一時保護所に保護されて程ない、といった場合などにそのようなことが起こる。そういった場合を含め、この病院では入院前に、関係者（医師、病棟看護師長、保育士、分校教頭、心理職、ソーシャルワーカーなど）が毎週、入院治療を検討する会議を開いている。事前に子どもの生活関連情報をうることなしに緊急入院させることは、ない。

　入院予定の子ども一人ひとりについて、入院がなぜ必要か、今回の入院に関して治療目標はどこに設定するか、これまでの学校生活がどのような水準であり、院内分校での学習は可能かどうか、本人および親は入院治療にどの程度納得しているか、退院先へは円滑に移ることが可能かなど、多くの点について検討が行われる。

　入院前から退院先を点検するとはどういうことか、といぶかる読者もあろう。両親の婚姻関係が不安定になっているなど機能不全家族、虐待とか重度の神経発達症のために入院治療を終えた後は施設で生活することになるといった場合は、事前に退院後の生活場所の見当をつけておかねばならない。そうでなければ、医療を終えた後も、子どもを病院が期限なく抱え続けるという事態に陥りかねない。したがって、地域資源についての具体的情報を持たない県外遠隔地からの入院希望は、辞退せざるをえない。

　これだけの下準備をしておけば、当日に本人がむずかったとしてもなんとか病棟まで連れていくことが可能となる。職員にためらいがないせいであろう、職員が筋肉労働を強いられた場合でも、子どもは病棟へ入ると意外に早く雰囲気になじんでいくことが多い。こうして、病棟での子どもの生活は始まる。

　里心つかぬように、初めの２週間ほどは、家族に面会を遠慮してもらう。入院で寂しさや不安を抱くのは、子どもだけではない。親もいささかの分離不安に揺れることがある。不憫と感じる親もあれば、子どもを預けてしまったとみずからを責める場合もある。だから、面会は遠慮してもらっても、必要があれば親とは頻回の面接を行うとか、毎日電話で子どもの変化を報告する必要が生じるときもある。

病棟職員は、身辺整理、学力、子どもたち同士の交流など、生活機能のアセスメントをまず行う。主治医のほかに、病棟勤務者からも個々の子どもについて担当者（看護師、保育士、児童指導員、心理技術者など）を定め、子どもにそのことを告げる。

　被虐待児の入院が増加し、操作性の強い子どもが増えて病棟が混乱したり、担当者が消耗したり、病棟と家族との対立構造ができ上がったりすることが多くなってくると、これらの他に、治療の流れ全体を俯瞰して助言するためにケース・マネージャーを子ども一人ひとりに置くことも必要になってくる。

　子どもの問題や治療の進み具合によって間隔はさまざまであるが、一人ひとりの子どもについてケース会議を繰り返す。見立てや治療目標の再点検、治療の進み具合、学校での生活、家族との関係などを繰り返し点検していく。

　多職種が協力して行うチーム医療は、ことばとしては姿・形がよい。しかし現実には、職種間で思惑の違いが生じたり、一人の強い個性で波風が立った場合にはそれを職種のせいにすることが生じるなど、治療行為を統合していくにはかなりの力量が求められる。

　そういうときに、共同で検討しなければならぬ課題が生じれば、職種間の協働がおのずと成り立つことがある。クリニカル・パスの作成検討であれば、どうしても看護師中心になってしまう。しかし子どもの暴言・暴力で病棟が荒れたときには、その対応策を検討する会議が繰り返されて、全職種が対等に討議して共同作業が成立する。

　結果として作られた対策マニュアルがパーソナリティ症のボーダーラインパターン行動化対策に類似したものとなったとしても、これは自分たちで作成したものであるから活用しなければという共通の思いで運用されるようになるし、更なる改善への発言も生じてくる。こういった工夫が常時求められているのが、子ども精神科病棟の日常である。

　子ども精神科病棟の他科と異なる最大の特徴は、「治療」と同時に「育ち」の保障が求められるところである。そのことにも少し触れておく必要がある。

　子どもの育ちであるから当然、しつけも行われる。治療的配慮としつけの視点が調和しにくくて苦労することも生じる。遊びを保障していくことも入

院医療における重要な部分を占めている。そのような視点、技法を行使するため、一定数の保育士が参加していないと病棟運用はとても難しくなってしまう。

　義務教育は当然、憲法水準の問題として保障されなければならない。病院の地元校へ通学するということも考えられる。しかし、広義の治療へ教員も参加してもらうには、病院敷地内に学校のあることが望ましい。分教室、分校、特別支援学校併設などさまざまな形態が考えられる。同じ敷地内にあれば、教員にも一体感が発生し、さまざまな会議でも治療に関して意見を交換することが日常となる。

　教育に関連して、入院を引き受ける子どもの年齢も問題となる。中学卒業後年齢の子どもを入院させると、通学圏内に適切な高校があって入学できればいいけれど、そうでなければ、治療のために進学を放棄、あるいは先延ばしさせることになる。義務教育年齢およびそれ以下を入院治療の対象とすれば、無理がない。

　育ちを果たしていく生活の場であるから、小さな地域社会として病棟はいろいろな約束事が必要になる。学校の学級会や生徒会をならって自治会と名付けた子どもの集いを持つところもある。しかし実際にはスタッフが作成した決まりを守らせるための集会となりやすく、自治とはとても表現できない事態になる。慈父主義がゆき過ぎた一例であろうか。

　子ども会などと名付けて定期的に子どもたちが集まり、職員も参加して発言しつつ、子どもたち自身で自発的に生活の約束を守っていくように導くことができれば、とてもいい。反則行為・暴言・暴力なども、この集いで討議する中で、子どもたちが相互に点検しあう機会となる。指導ではなく、子どもの尊厳を尊重しつつ、相互に育ちあう関係ができあがるといえようか。

　どの段階で退院とするか、これも子どもの入院では工夫が求められる。摂食症や強迫症など、クリニカル・パスが活用できるような疾患の場合には、一般科における場合とさして異ならない。

　比較的長期の入院となる場合には、疾病・障碍の医学的治療だけではなく、子どもの育ちという視点からの配慮が求められる。学期末とか学年末がよく活用される。子ども自身も送り出す治療スタッフにも、「さあ、頑張ろう」

という決意を見定めやすい。

　重度の障碍や被虐待児の場合、家庭ではないところへ退院していくことが多い。施設側の都合（満床など）で退院が目的もなく延期されていくような事態は、子どもの人権を保護する立場からも避けねばならない。入院前の会議で退院先の点検も行うと述べたのは、このような場合をも考えてのことであり、児童相談所の機能が担うところは大きい。

●第5節　家族の参加

　おとなの精神科臨床においても、家族療法などが行われる。子ども臨床においては、家族が持つ意味・重みはとりわけ大きい。施設で育つ子どもは別として、基本的に、子どもは家族の一員として親の保護を必要とし、かつ保護を受けつつ育っているのであるから、これは当然のことである。

　親に参加してもらうことなく治療を進めるのは、子ども臨床ではほとんど考えられない。ただし、2つの意味合いがあることに留意しなければならない。発達障碍といわゆる情緒障碍（心因を基盤とする病態群）とでは、治療に対する親の関与が異なってくることである。以下に、それらを区別して考えてみたい。

　まず、発達障碍児に対する発達支援へ親が参加することを考える。ここでは、かなりの程度に社会適応面で改善が期待される ADHD や発達性学習症はいささか棚上げし、ASD および重い知的障碍を中心に述べる。

　親の治療参加は、インフォームド・コンセントが成立することから始まる。生涯を見通した発達支援という長期治療計画となると、家族の生活設計や家計にも影響を及ぼすことになる。親だけでこれらを持ちこたえることに難渋する場合が少なくない。そのようなときには、地域資源の活用や福祉支援手続きへの援助、さらには家族会（日本自閉症協会の各都道府県支部、など）への入会を勧めるのもよい。このような組織は、障碍児・者に必要な法律を整備するよう求めるなどの政治的意味も持つけれど、同時に同じ苦労を共有する人たちの互助グループとして日常的に支えあうという意義がある。

　発達支援は、医療機関、地方自治体の療育センター、特別支援学校など、

さまざまなところで行われる。これらを一括して施設と表現しよう。

　親と施設とが共通して追求すべきことは、子どもの育ちにおける連続性の維持が第一である。子どもは、家庭で過ごす時間、学校での生活、週1回の発達支援セッションなど、さまざまな暮らしの場を巡ることになる。そのいずれにいても連続した自分があり、一体感や連続感を子どもが維持できるように設定されていなければならない。発達支援セッションで学んだことは、家庭に戻っても継続され汎化させていかねば、効果は上がらない。

　子どもの内に連続感を育成するには、親と施設職員との間に子どもの育ちを軸にした責任感や信頼感や連帯感を共有できる協力関係を構築していくことが必要である。専門職の責任も問われるが、同時にそのような協力が成立するよう、告知した後も親に対する指導・教育支援が継続されていかねばならない。

　家族は親だけではない。同胞にも専門家は目を向けていきたい。障碍児に親は手をとられ、時間をより多く費やさざるをえなくなる。必然的に、親の配慮や手のかけ方に関して同胞は割を喰うことになる。思春期を無事通過すれば、彼らも強力な共同治療者になるかも知れないけれど、幼い時期には第三者の視点として専門家が同胞を視野の周辺に留め続ける努力が求められる。

　いわゆる情緒障碍の範囲に入る子どもを治療する場合、親は神経発達症とは異なった現れ方をする。

　この範疇に入る子どもたちにとって、親は成因論的な意味を持つ存在であったり、育ちに支障をもたらす人物であったり、親子間に対立関係が生じてしまっていることさえある。そのように多様な登場の仕方が生じるので、神経発達症におけるほど明瞭には、親のことを一律に語るのは困難である。事例ごとに大きく異なる対応を治療者は求められる、と表現しても誤りではない。

　場合によっては、親も治療の対象となり、健康保険を用いて親の診療録を作成して、投薬を行う場合もある。このようになった事例では、親と子とは異なる治療担当者を設定するとよい。そのようにしないと、親子の間で治療的中立性を維持することはきわめて困難であり、治療者を疲弊させるばかり

で成果を期待できないことが多い。

　子ども臨床家は得てして子ども寄りに立つ習癖がある。成因論的に親を把握して、批判的になりやすい。そのため、親と子とを同一治療者が担当していると、親子の対立を治療者がかき立てる結果を招く危うさも生じる。

　親がいけない、いや子どもがどうだというような分割思考ではなく、親子関係に注視しつつ、親と子との関係性に治療目標を置き、その土台の上に立って、親子それぞれの治療者が協業することを望みたい。

　このような、親と子との関係性が揺らいでいる、病んでいる事例に、子ども臨床の場ではたくさん遭遇する。関係性という視点に立って、子どもは治療の場に登場することなく、親面接のみが延々と続くこともあり、そのような方法のみで子どもの問題が解消していくことも、時として生じる。

●第6節　地域連係

　子ども虐待であれ、強迫症であれ、神経発達症であれ、児童精神科病院で入院治療を行わざるを得ない子どもの場合、病院で自己完結的に治療を進展させて終了できることは、むしろ少ない。さまざまな関係機関との共同作業が求められる。

　入院中の学校教育を保障しなければならないと先に述べた。子どもたちはいずれ退院してそれぞれの地元校へ戻っていく。そこでの橋渡しが円滑に進まなければ、入院治療の成果が崩れてしまう恐れもある。そのため、入院中から原籍校との連絡を密にしておく必要が生じる。原籍校の管理職と担任に病院へ集まってもらい、精神保健の学習会・治療担当者との懇談・授業参観を行うのもよい。学校でてこずっていたあの子がこんなに伸び伸びと落ち着いて学習できているのかと、驚きの情を抱いて帰っていく教員もいる。

　このような地域交流を深めていると、学校の勧めで受診する子どもが増える。かつて、子どもの精神科受診を教員が勧めるなどは禁句であるほどに精神科医療は偏見を持って見られていた。現在もそのことはかなり強く残ってはいるけれど、教員が現場を実見して自信を持てば、このように保護者を説得することも可能となるほどに、時代は変化し始めている。このような自信

を教育現場へ提供することも、子ども精神科医療機関の責務であろう。

　児童福祉は児童相談所へ一元化（地方分権の流れによって、多くの事業が市町村へ移ってはいるけれど、措置権は児童相談所にある）されている。したがって、児童相談所と子ども精神科医療機関とは常に密接で陽性の連係事情を維持している必要がある。

●第7節　学校精神保健

　高校への進学率がほぼ100％に達し、18歳までの子どもはほとんどが教育施設に所属している日本の社会である。したがって、子どもの精神医学にとって学校が担う精神保健機能がとても大切な時代となっている。

　学校精神保健にはさまざまな試みが行われている。筆者が学校精神保健活動に参加し始めた1960年代後半といまとでは、社会情勢も社会からの要請もすっかり様変わりしている。それぞれの時代、地域の事情、活用できる人材などによって、工夫が求められる。

　地区一括とか数校をまとめて精神科医を校医とする試みもあった。しかし、専門家とはいわないまでも、子どものことを理解できる精神科医はまだ数が知れており、これはあまり現実的な方法ではない。

　大阪府下の１公立中学校で学校精神保健活動を筆者が始めたのは、1969年春であった。それ以降、同校における精神科医による校内コンサルテーション活動（スクールカウンセラーとは別個に）は５代目の精神科医によって現在も継続されており、半世紀を超えている。学校精神保健の手技は多様であり、それを論じても意味はない。関与した者の手持ちの手技を用いて、実務的に行動することが求められている。

　学校精神保健のスタッフとして法制度で定められているのは、保健室に勤務する養護教諭のみである。この職種と保健室とを社会は有効に活用しなければならない。養護教諭は、結膜炎（トラコーマ）感染防止のために小学校へ看護婦を雇用した（1905）ことに始まる一世紀以上の歴史を持っているが、現在の全校配置が実現したのは1947年に学校教育法が施行されて以降のことである。

養護教諭は創生の頃以来、身体衛生を担う職種であり続けてきた。しかし現在では精神保健の重要な担い手として活躍している。この職種を軸とする学校精神保健活動をわれわれは具体的に考え、参加し、支援していかねばならない。

　さらに養護教諭に期待すべきことがある。それは、子どもの精神保健支援に関する一貫性は、保健室なしには維持できないという現実である。立派な担任も、1年で交代するし、転勤もある。養護教諭にも転勤はあるけれど、保健室は、気がかりな子どもの情報を必ず後任者へ引き継いでいくので、人が代わっても、保健室では子どもの見守りと支援が継続・維持される。

　この職種は学校内で唯一、学業成績という数値による査定を行わない人々である。児童・生徒はそれを鋭く感じとっていることが、この職種の人々と事例検討をともにする中で強く感じられる。前世紀の終わり近くまでは特例として黙認されていた「保健室登校」がいまや日常的な学校教育へ参加する一つの形態となっている。保健室が教室以外の居場所なのではなく、養護教諭が存在することが決定的に意義を持つ、子どもたちは意識せずに行っている選択なのである。その意味で、養護教諭は学校精神保健の要であり、児童精神科医療の一翼を保健室が担っているということを学校は認識し、養護教諭も広義医療の分担担当者であることの自負と責任を持つよう期待する。

●第8節　薬物治療

　精神保健福祉士その他、精神科医療に関連する資格試験には薬物に関する知識を問われるので、薬物治療にも少し触れておく。

　成人の精神科薬物療法については通常、抗精神病薬、抗不安薬、抗うつ薬、気分安定薬、精神刺激薬、抗てんかん薬、睡眠薬などのような分類で解説されている。本節では、読者の理解を考えて、症状別に解説していくことにする。そのため、同じ薬剤名が複数回表現されることもある。

　子ども、とりわけ幼少期においては、脳に作用する薬物を使用する場合に十分な慎重さが求められる。シナプスの形成と刈り込みが行われ、軸索形成（myelination）が進行している時期だからである。同時に、それらのことに

関連して親が薬物に強い不安を抱くことが少なくない。また逆に、薬効への過剰な期待を親や担任教員から求められることがある（とくに、不注意や多動をめぐって）。また大半の薬物は成人に準じて子どもに用いられているだけで、適用外使用である。そのような場合には、薬物に関する公正で正確な情報を、親、時には子ども自身に対して十分な説明を行い、同意をえることに努力を注がねばならない。

ADHDに対する治療薬が相次いで開発されて市場へ提供された結果、子どもの精神科治療への関心が高まり、これまで子どもに関心を向けていなかった医師まで児童精神科臨床へ参入してくるなど、いささかの混乱が生じている。子どもへ関心を向ける臨床家が増加するのは嬉しいことではある。しかし薬物治療ばかりが注目されるような事態となれば、子どもの安全な育ちを保証することに果たして資するのかどうか、新たな点検課題が生じてきている時代であるのかも知れない。

子どもに向けて処方箋を発行する医師は、国連による『子どもの権利条約』第33条を常に心して薬剤名と量を記入しなければならない。同条には、『国際条約に定義された麻薬及び向精神薬の不正な使用から児童を保護し並びにこれらの物質の不正な生産及び取引における児童の使用を防止するための（中略）すべての適切な措置をとる。（資料編1、215頁）』と表現されている。

(1) 不眠について

発展国の住民は約2割が不眠に苦しんでいるとか、米国精神保健研究所（NIMH）の調査は米国民の17％が重度の不眠症だと報告している。しかし子どもの場合、眠れない、睡眠リズムが乱れるということは、かなり特異な状態と考えられる。

したがって、眠れない子どもに対した際には、生活背景にどのような事態・事情があるのかよく検討しなければならない。重度障碍児で脳機能に起因する不眠から、大型自然災害に被災したとか親の突然死を体験したすぐ後（急性ストレス反応、悲嘆など）まで、さまざまな事情が考えられる。

もっと身近なところでは、昼間に運動が不十分だったために睡眠を誘発す

るほどの疲労が蓄積されていないという場合もあり、24時間の活動リズムを点検した後に、薬物治療の選択を考えたい。不眠、即、睡眠薬の検討という手順は、危険である。

　とりたてて非日常的な事情が見出せなくて寝つきが悪い（入眠障碍）場合、情緒状態を確かめながら、睡眠薬を用いる。薬物が作用している時間（生物学的半減期などと呼ばれる）が短いものから長めのものまで、いろいろある。主なものを列記する。医療機関へ実習に出かけるときのことを考慮して、商品名も一部括弧に入れて記載しておく。

　　○ メラトニン（メラトベル）
　　○ メラトニン受容体作動薬
　　　　ラメルテオン（ロゼレム）
　　○ オレキシン受容体拮抗薬（ベルソムラ）
　　○ ベンゾジアゼピン誘導体
　　　　ニトラゼパム（ベンザリン、ネルボン）
　　　　エスタゾラム（ユーロジン）
　　　　フルニトラゼパム（サイレース）
　　　　リルマザホン（リスミー）
　　○ チエノジアゼピン誘導体
　　　　エチゾラム（デパス）
　　　　ブロチゾラム（レンドルミン）
　　○ その他
　　　　ゾピクロン（アモバン）
　　　　ゾルビデム（マイスリー）、など。

　睡眠を制御するホルモンであるメラトニンが、神経発達症における睡眠障害の治療薬として、2020年6月に日本で発売された。子どもに限って使用が認められ、「就寝前1mg／日、4mg／日を超えないこと」と定められている。子どもの育ちにとって大層気がかりの潜在リスクとして、性成熟／発達遅延（思春期遅延）の生じることが懸念されている。使用が始まってまだ年月を経

ておらず、極めて慎重な処方の実施が求められている。フルボキサミン（デプロメール、ルボックス、189頁に記述）との併用は、本剤の血中濃度を上昇させるため、禁忌となっている。

　ベンゾジアゼピン受容体作動薬は、承認されている用量の範囲内の使用でも、長期にわたると身体依存が形成され、減量や中止時にさまざまな離脱症状が出現することが、強く指摘されている。

　中途覚醒や早朝覚醒のために総睡眠時間が短くなる場合には、適用外使用ではあるけれど、抗精神病薬を使用することもある。この場合は、保護者と話しあって適用外使用を行う意図の説明と同意をえる必要がある。

　　○ 非定型抗精神病薬
　　　クエチアピン（セロクエル）
　　　オランザピン（ジプレキサ）
　　　アリピプラゾール（エビリファイ）
　　　リスペリドン（リスパダール、リスペリドン）
　　○ フェノチアジン誘導体
　　　クロルプロマジン（コントミン、ウインタミン）
　　　レボメプロマジン（レボトミン、ヒルナミン）
　　○ ブチロフェノン誘導体
　　　ハロペリドール（セレネース、ハロステン）

⑵　不安感、焦燥感、苛立ちなど

　落ち着かなくて無理もない状況が読みとれる場合には、治療スタッフや家族が常時そばに付き添うとか、同年配者との対立・喧嘩などが背景にあれば、そのことの解決を図る。それでも落ち着かなさが続く場合には、薬物使用を考える。

　　○ ベンゾジアゼピン誘導体
　　　ブロマゼパム（レキソタン）

ロラゼパム（ワイパックス）

アルプラゾラム（コンスタン、ソラナックス）

フロラゼプ酸エチル（メイラックス）、など。

○ チエノジアゼピン誘導体

クロチアゼパム（リーゼ）

エチゾラム（デパス）

○ セロトニン作動薬

タンドスピロン（セディール）

(3) 強迫症状

　第4章第4節で説明した状態のときに用いられる薬物としては、以下のようなものが選択される。もちろん、薬物療法のみに依存するのではなく、行動療法的な介入が大切であることはいうまでもない。ASDの部分症状として強迫症状が出現した場合、何がきっかけで強迫症状が始まったか、暮らしの変化を細かく点検してみたい。そうすることによって、その子の不満足・不快・不安の源と強迫症状との関連を理解できることがある。そうなれば、対応法を工夫することによって症状の軽減が可能となることもある。そうした点検の後に、薬物治療の妥当性を検討したい。

○ 選択的セロトニン再とり込み阻害薬（SSRI）

フルボキサミン（ルボックス、デプロメール）

パロキセチン（パキシル）

○ 三環系抗うつ薬

クロミプラミン（アナフラニール）(適用外使用)

(4) 抑うつ気分

　抑うつ気分は、うつ病の症状として現れるだけではない。成人と同様、テスト結果が想像以上に悪かった、親に厳しく叱られた、友だちと喧嘩別れし

たamong、筋道の理解される抑うつ気分には、成因に沿った対応が求められる。計量精神医学全盛の時代であるけれど、ある抑うつ評価尺度で何点だから抗うつ剤を処方する、というような操作的治療は宜しくない。気分症であれ、その他の病気の副次症状としてであれ、薬物治療を選択すべきと判断された場合には、以下のものから選択される。

○ 選択的セロトニン再とり込み阻害薬（SSRI）
エスシタロプラム（レクサプロ）
セルトラリン（ジェイゾロフト）
フルボキサミン（ルボックス、デプロメール）

(5) 興奮や不機嫌

このような状態を引き起こす原疾患は数多くある。基礎疾患を見極めながら、薬物療法の導入を必要とする時期を判断し、薬物の選択を行う。

○ フェノチアジン誘導体
クロルプロマジン（コントミン、ウインタミン）
レボメプロマジン（レボトミン、ヒルナミン）
プロペリシアジン（ニューレプチル）
○ ブチロフェノン誘導体
ハロペリドール（セレネース、ハロステン、リントン）
○ 非定型抗精神病薬
リスペリドン（リスパダール、リスペリドン）
クエチアピン（セロクエル）
オランザピン（ジプレキサ）
アリピプラゾール（エビリファイ）
ブロナンセリン（ロナセン）
○ ベンザミド誘導体
スルピリド（ドグマチール）

スルトプリド塩酸塩（バルネチール）

⑹　基底気分の不安定さ

　筋道の読めない気分の不安定さ、児童思春期の双極性気分症に見られる躁鬱混合状態や躁病相とうつ病相の頻回反復などに対して、基底気分が不安定だという表現が臨床の場では用いられる。基底気分は、明確な精神医学概念ではない。子ども自身は自覚できていないけれど、まるで自分の感情を持て余しているような印象とでもいっておこうか。そのような場合に、下記の薬剤が有効である場合が少なくない。

　　○　炭酸リチウム（リーマス）
　　○　カルバマゼピン（テグレトール）
　　○　バルプロ酸ナトリウム（デパケン、デパケンR、バレリン、ハイセレニン、セレニカR）

⑺　注意集中困難／多動性

　第2章第3節で述べた発達の障碍だけでなく、乳幼児期はいわば注意が移ろいやすくて動きが多い発達段階である。重度の知的発達症児も注意の転導性が高く、よく動き回ることが多い。しかしペンローズ Penrose の言葉で表現すれば生理群に属する知的発達症児では転導性の亢進は少なく、この症状のみられる知的発達症児では、ASD やてんかんの合併を検討する必要がある。

　多動（や注意集中困難）に対する薬物療法については、このところ大きな変化が生じている。使用される4種類の薬剤について、表8に示す。

　これらの薬物はけっして、注意欠如多動症の原因を除く（感染症で原因となる細菌を死滅させる、などのように）薬物ではないことを十分理解していなければならない。薬物が有効血中濃度を保っている間は、注意力を普段より

表8　注意集中困難／多動症治療薬一覧

薬剤名	メチルフェニデート	リスデキサンフェタミン	アトモキセチン	グアンファシン
商品名	コンサータ	ビバンセ	ストラテラ	インチュニブ
処方資格	必要	必要	不要	不要
使用年齢	6歳以上	6歳〜17歳*	6歳以上	6歳以上
薬理作用	中枢刺激薬	中枢刺激薬	ノルアドレナリン再とり込み阻害	選択的α2Aアドレナリン受容体作動薬
副作用	食欲不振、不眠	食欲不振、不眠	頭痛、食欲不振	傾眠、血圧低下
剤型	徐放錠	カプセル	カプセル、内用液	徐放錠
効果発現	即効性	即効性	効き方はゆっくり	比較的早い

＊　基本的に6歳から17歳の患児を対象として使用されるが、17歳以前から使用している場合に限り、18歳以上も使用可能

もある程度長時間ひとつのことに集中できたり、多動性を抑制できたりするだけの物質であるに過ぎない。

　したがって、注意欠如多動症の治療教育には、これらの薬物が効果を発揮している時間内に、社会生活技能訓練（SST）など同年輩児と同じ行動に参加でき、困った子と見られるような二次障碍の発生することのないように治療を組み立てなければならない。

　また、いったん使用し始めると成人するまで服用を継続することになる場合もあるので、10年余にわたる親の治療経費負担も考慮しなければならない。そうかといって、小児慢性疾患同様の国庫補助が適用されて、無定見に頻用されるような事態を招くことも心配される。

　発達の障碍にはてんかんを合併することが少なくない。そのことに言及するとなると、症状の説明、亜型分類から語ることが必要になってしまう。日本てんかん学会のホームページには、症状、注意点、薬物治療まで詳細に記述されている。

第9章のまとめ

　この章では、子どもに対する治療的働きかけについて学んだ。

　治療という言葉には、医師による患者への医行為という印象が付きまとう。しかし医行為の最右翼と見える外科手術でさえ、医師のみでは実施できない。医師、看護師、医療工学士等々、沢山の職種によって手術は成り立っている。

　子どもに対するこころの医療は、そういった最右翼で見られる多様さとは異なり、多彩な職種の共同作業を成立させることが求められる。切開して厄害を除去するという発想がここでは成立しないからである。

　子どもに対するこころの医療では、「病気」を除去するとか、「障碍」を改善するといった修理業務のような行為のみに留めることはできない。この領域では全般に、かなり長期間を要する治療的支援となることが多い。そして、対象は生育の真っ盛りを生きているのだ。治療期間中の育ちを上昇方向へ支え続けることを、治療関係者は求められている。

　児童精神科専門病院の職員を見れば、そのことがよく理解される。児童精神科医、小児科医、看護師、保育士、児童指導員、保健師（PHN）、精神保健福祉士（PSW）、臨床心理技術者（CP）、作業療法士（OT）、言語聴覚士（ST）、臨床検査技師、薬剤師、管理栄養士などが挙げられる。課題が多い子どもの場合、入退院に関する会議には、各種公務員、福祉サービス事業所などの職員、地元校教員など多彩な地域社会メンバーも参加することが少なくない。

　疾病ではなく、子どもの育ち全体が、治療の対象であると考えなければならぬことから、これは医療の中でもかなり特異な領域であるといえる。

　複雑多岐に亘るチーム医療の実際については、専門職として臨床現場に参加すると決まって後、各職種に関する専門書を学ぶことが求められる。

　　　子どもとどこで出会うか
　　　通院（通所）治療
　　　インフォームドコンセント
　　　入院治療
　　　治療への家族の参加
　　　地域連係
　　　学校精神保健
　　　薬物治療

第10章

子どもの精神医学 小史

　近世には、腫れものを切開して排膿する程度の小手術は街の床屋が行っていた時代があるという。いまも理髪店の前には赤・青・白の縞模様の看板が回っているのはその名残りであり、動脈・静脈・包帯を表していると聞いた。真偽のほどは定かでない。

　定かな話をひとつ、述べておこう。一時、児童精神医学の元祖と唱える者もいたホフマン（H. Hofmann, 1809-1894）という人は、ドイツのフランクフルト・アム・マイン市で小児科と産科を標榜して1835年に医院を開業した。後に乞われてフランクフルト市立精神科病院の長となった。診療科名や専門はおろか、医者と非医者との区別すら確かでない時代が、ごく数百年前まで続いていた訳である。後発の専門領域である子どもの精神科は、遅れて分科して時間経過が短いとはいえ歴史資料は少なくない。とは申せ、どこから専門領域として独立し始めたかとなると、なかなか判断の難しいところがある。

　ここでは、欧・米・日と地域を各個に、展開の水準を区分けして、簡単に歴史を辿ってみることにする。[註]

註）専門的な歴史経過をより詳しく知りたい読者は、『私説　児童精神医学史』（清水將之、金剛出版、2018年）を参照されたい。100編余りの文献・資料リストも添付してある。

A　ヨーロッパ

荒れ地を開墾した人たち

　18世紀のヨーロッパは啓蒙主義の時代とも呼ばれているように、イタリアのルネッサンスとは別次元で、人間という存在を見直す試みが重ねられていた。ルソー（JJ. Rousseaux, 1712-1776）の諸著作は、フランス革命における人権宣言へと結晶化していったけれど、そのために一部からは危険思想家とみなされ、フランスからスイスへ亡命せざるをえなくなった。そのような波浪の高い時代であった。

　人間存在を見直す営みの中には、世間（ヨーロッパの人々）から忘れられていた子どもという存在が18世紀頃に〈発見〉された、と論証した歴史研究者フィリップ・アリエス（P. Ariès, 1960）もいる。

　子ども論という枠で見た18世紀で注目される人として、この世紀に生きた期間はわずか数年であったけれど、まずロック（J. Rock, 1632-1704）を挙げておきたい。知人に宛てて子育てに関する助言を手紙で送り続け、それを纏めて「教育論」と名付けて刊行し、わが国では翻訳書が現在でも販売され続けている。次に上述ルソーが注目される。「エミール」という長大な小説を書くことによって、子どもの育て方（配偶者選択に至るまで）について詳細な説得を企てている。スイスのペスタロッチ（JH Pestalozzi, 1756-1827）は民衆教育に生涯を捧げた実践家で、教育学の祖とされている。ペスタロッチの下で働いてその感化を受けて幼児教育の必要性を重視し、幼稚園を創始したフレーベル（F. Flöbel, 1782-1852）や、偶然に発見・保護された「アヴェロンの野生児」を育て直して、言語コミュニケーションを教えようと努力したフランスの医師イタール（Itard, JMG, 1775-1837）の意義も思い出される。

　この時代でもっとも注目すべきは、セガン（E. Séguin, 1812-1880）の存在である。歴代医家の家系に生まれ育って医師となり、一時、父親の友人であるイタールの教えも受けたようだ。パリでセガンは大学精神科病棟の中で白痴（Idiot、重度の知的発達症）児への教育を行うことが許され、その経験を書物で世に問い、国外からも含めて多くの見学者を集めていた。米国で知的発達症児への教育実践と教育法の普及に生涯を捧げた。児童精神科医療の基

礎というか、具体的なスタート台を設定した人と見てよい。知的発達症療育の実践で名が挙がると同時に、進歩的な言論にも参画していった。パリでの活動は10年ほどであった。1848年にルイ・ナポレオンが政権の座に就くと、亡命するかのように新世界アメリカへ家族とともに移住（何年か、については諸説ある）した。アメリカで医学部へ入り直して同国の医師免許を取得、米国における知的発達症児への教育実践と教育法の普及に生涯を捧げた。

畝に種を播いた人

ここには先ず、児童精神医学に関する世界初の教科書（Die psychischen Störungen im Kindesalter, 1887）を刊行したドイツのエミングハウス（H. Emminghaus, 1845-1903）を挙げる必要がある。精神医学的症状の定義や名称さえいまだ整っていなかった時代であったので、症状記載や病気の単位構成の精密さはともかく、子どもの患者に注ぐまなざしは優しい。治療的対応もこの時代にしては具体的で包括的である。非行その他、子どもを巡る精神保健に関する問題について、社会へ向けて様々な発言も行っていたという。

ヨーロッパでは、イタリアのモンテッソーリ（M,Montessori, 1870-1952）の名も記しておきたい。ローマ大学医学部が卒業させた最初の女子学生である。貧困地区へ入って「子ども学校」を開設・運営し、20冊を超える子どもの精神保健関連の書物を刊行し、日本へも講演に来ている（1914）。

20世紀の初め（1905）に、知能指数の測定法を開発したビネとシモン（Binet & Simon）もここで想起しておくことが大切である（1905）。知的発達症児への療育ということに留まることなく、子どもの心理的病態に認知能力の発達水準がどのように絡んでくるのかを、この測定法によって客観的に査定することを人類に可能とさせた。知能測定法はその後、多彩多様に展開していった。

このような初歩の時代の後、20世紀前半に、ヨーロッパは2度にわたる大戦争と倦怠・混乱の戦間期を体験することになり、児童精神医学の発展も停滞する。その時代・地域にあって、永世中立国として混乱の域外にあったスイスでは、トラマー（M.Tramer, 1882-1963）が首都ベルン市において、着実に児童精神医学臨床の実践、体系化への努力を重ねていた。教科書を刊行し、

この領域の専門雑誌の刊行まで始めている。

B アメリカ

農地を耕した人

　アメリカは西部開拓（先住民の駆逐、居住地の略奪）で国土を拡大していった国であるが、子どもの精神保健に関してはヨーロッパからの輸入によって出発することができたので、荒れ地を開墾する苦労は必要としなかった。

　1852年、ボストンのパーキンス視覚障碍者研究所が知的発達症児のための実験学校を併設することになり、フランスからやってきたセガンが校長として着任した。これが、アメリカにおける子どものための精神科医療の出発点であるとされている。セガンは1880年にアメリカで他界した。

　次いで、非行少年への関心が高まり、様々な試行があったのであろうけれど、ヒーリー（W. Healey, 1869-1963）がシカゴ・クック郡の少年審判所（Juvenile Court）から招聘され、非行児の矯正をどのように進めればよいのか模索を始めたことが注目される。彼は1917年にボストンのJ・ベイカー児童財団から招かれ、同地で児童相談活動を展開、これが同国の児童精神科臨床の一つの根としてその後に繋がってゆく。

　スイスから移住してきて米国で精神科医としての花を咲かせたアドルフ・マイヤー（A. Mayer, 1866-1950）は知的関心幅の広い人であった。精神障碍の要因として子ども期における生育状況に早い時期から強い関心を向けていた。ドイツ系移民の内科医カナー（L. Kanner, 1894-1981）を自らの勤めるジョンス・ホプキンス病院へ招いて精神科医へ転向させ、小児科との連携でこころの臨床を始めさせたのも、そのような目論見による発想であったのではないか。

　この時期の米国における子ども臨床に、意外な人が力を貸している。大学生時代に精神失調に陥って、精神科病院（当時は、極めて劣悪な環境であった）へ複数回入院を経験したビアーズ（CW. Beers, 1876-1943）は、その生涯を精神保健活動の普及に捧げた。ビアーズの唱道は世の強い関心を集め、国家精神衛生委員会を発足させ、その影響により児童相談センター（Child

Guidance Center）が全国各地に開設され、先ずは精神衛生相談活動の普及から事は進められた。

　黎明期における動きであるから、いつ、誰の発案・提唱で始まったかは定かでないけれど、米国の精神保健活動（医療実践）は、精神科医、心理技術者、ソーシャルワーカーの三者による協業で出発している。この協業システムは、一時日本でも、国立精神衛生研究所（市川市）や名古屋大学医学部精神科に導入されたけれど定着せず、21世紀になってようやく広まり始めている。

畝に種を播いた人

　このような土壌のうえに、カナーが内科医から児童精神科医へと転身してきた。そして1935年には英語圏では最初の児童精神医学教科書（Child Psychiatry, CC Thomas）を刊行し、1943年に前述（第2章2節）した小児自閉症の論文を発表した。その後、様々な動きがあって児童精神医学会が設立され、日本より2年遅れて学会誌の刊行も始まった。

C　日本の場合

荒れ地を開墾した人

　日本における子どもの精神保健関連分野に初めて手が加えられたのは、米国と同様に、非行問題からであった。留岡幸助（1864-1934）という人物の活躍が注目される。児童福祉領域では知らぬ人のない人物であるけれど、児童精神医学領域ではほとんど記載がないので、少し触れておきたい。

　同志社を24歳で卒業し、近畿の丹波一円をキリスト教伝道に巡回していた頃、同業先輩から北海道空知集治監の教誨師になることを勧められた。1891（明治24）年に妻子を伴って北海道へ渡った。そこは重罪犯2,000人を収容する刑務所であった。教誨面談を重ねてゆく中で、犯罪の萌芽は幼少の頃の育ちの中に潜んでいると知り、不良（現在の「非行」）少年教化に専念しようと決心するに至った。1894年から2年余り米国へ単身留学し、非行矯正の実務を学んできた。

　帰国して1年ほど教誨師その他の仕事をしながら方策を考えていた。1899

（明治32）年11月に東京巣鴨に『巣鴨家庭学校』を創設し、非行少年を預かり始めた。同時に、警察監獄学校教授、内務省嘱託などを兼務していた。傍ら、もっと大規模な施設を作りたいと考え、1914（大正3）年数名の仲間とともに北海道へ渡り、社名淵（現、遠軽町）で生活を始めた。1000町歩の土地を取得して非行少年の矯正施設を建設し、少しずつ拡大していった。詳細については『留岡幸助日記（全5巻）』に記録されている。留岡が拓いた施設は、児童自立支援施設『北海道家庭学校』として、現在も活動を続けている。

　同じ時代に、岡山で幸薄い子どもたちを支える活動をしていた石井十次（1865-1914）がいる。岡山医学校の学生であったとき、偶然、お遍路の女性から子どもを1人預かってくれるよう頼まれて引き受けた。その噂が拡がって、自分で育てられない子どもを頼まれ続けて預かる子どもが増え、石井は医師への道を諦めて、現在の用語でいう児童養護施設を開設した。財界人大原孫三郎（現『クラレ』の創業者）の財政支援なども受け、施設は拡大していった。岡山孤児院は諸般の事情で石井の故郷宮崎県へ移転し、現在も小規模の児童養護施設『石井記念友愛園』として運用が続いている。

　いま一人、石井亮一（1867-1937）の名も挙げておきたい。養育者のいない女児を預かる施設『聖三一孤女院』を始めたところ、知的発達症の子どもが数名含まれていたことから、知的発達症の子どもに対する療育が必要であると痛感し、1年間渡米して自主研修を行った。前記セガンの設立・運営していた児童施設を見学し、セガン未亡人と文通なども行っている。帰国して本格的な知的発達症児の療育施設を拡充、広い土地を求めて移転、施設名を地名からとって「滝乃川学園」と改称して130年余りが過ぎ、現在に至っている。

　これらの人たちは非医師による児童福祉領域の業績であるが、精神科医による児童福祉活動も述べておきたい。三田谷啓（1881-1962）である。

　三田谷は兵庫県に生まれて大阪で医師となった後に上京し、呉秀三から精神病理学を、富士川游から治療教育学を学んだ。1911年から5年間ドイツへ留学、ゲッティンゲン大学で治療教育学を主題とする論文により医学博士号を取得している。帰国した年に「学齢児智力検査法」を公表した。本邦初の

知能検査法である。翌1916年、新聞記事から抽出した116例の被虐待児事例について論じている。精神科医による児童虐待問題の論述としては世界初のものと考えられる。1918年、関一大阪市長が市役所に児童課を設置、初代課長として三田谷を招聘した。翌年には三田谷の発案により、大阪市立の産院、乳児院、児童相談所、少年職業訓練所などが開設されている。1921年に大阪市を退職、1927年に兵庫県武庫郡精道村（現、芦屋市）に私財を投じて「三田谷治療教育院」を開設し、育ちに遅れのある子どもたちの治療教育に専念し始めた。この施設は現在も同地で活動を継続している。

畝に種を播いた人

　先ずは、堀要（1907-1983）を挙げなければならない。1932年春に名古屋帝国大学を卒業して医師となり、「鈍才が大学で生きる道は、日本でまだあまりやっている人がいないと思われる道を猪突猛進すること」と考えて、その通りの人生を歩んだ精神科医である。上司の教授から臨床の基本を教えられたのは当然として、思いつくことは何でもやってみる人であった。例えば、知的発達症児収容施設の手伝い、名古屋少年審判所の医務嘱託、自宅近くの小学校へ自ら希望して学校医になる、三田谷治療教育院へ出かけて三田谷啓医師の指導を受ける、等々。

　電車内や駅などで親に連れられた幼児を見かけると、近づいてゆき仲良くなって抱っこさせてもらう、などという試みも繰り返していた。昨今であれば警察に通報され兼ねない不審者風であったけれど、スーツを着て街中にいる男性は信頼される時代であったのだ。

　堀より8歳年下で、京都大学精神科で統合失調症の成因論を考えていた黒丸正四郎（1915-2003）は、子どもに統合失調症が発症するならば、それを観察することで成因がもっと明らかになるのではないかと考えて、子どもの患者に関心を向けるようになっていた。同年齢で京都大学哲学科を卒業し、滋賀県職員を経て、知的発達症児施設「琵琶湖学園」を運営していた糸賀一雄としばしば論議を交わしていた。ときには名古屋へ出向いて、堀要宅に泊まり込み、夜を徹して子ども臨床を論じあったという。

　堀も黒丸も、良質の弟子、孫弟子を多数遺したことで、本邦児童精神科医

療の祖であったといえる。米国を視察して、大量の精神医学文献と医療情報を持ち帰った村松常雄は、部下の高木四郎を国立精神衛生研究所の児童部長に据え、展開を試みたけれど、高木は病を得て、後進の育成を結実させるいとまもなく旅立ってしまった。村松はその後、名古屋大学精神科教授となり、堀の児童臨床実践を支援している。

1983年、堀の他界時、その剖検に立ち会った杉山登志郎は、おそらく堀にとって最後の弟子であろう。杉山が発出し続ける児童精神医学を巡る膨大な情報を介して、われわれは元祖堀の気息に触れ続けていると言えようか。

系統立った児童精神医学が構築され始める契機として、1959年秋に比叡山延暦寺の宿坊を借りて行われた、通称『比叡山シンポジウム』がある。精神神経学会の前後に、精神病理学に関心を持つ精神科医が一泊合宿を行って論議する集いであった。この年は京都大学村上仁教授が世話人で、「子どもの話をとり上げよう」と提案、黒丸正四郎に企画運営を任せた。黒丸は、琵琶湖学園で暮らしている気がかりな子ども2名を職員に連れてきてもらい、その子どもたちを供覧して報告し、討論が行われ、カナーの言う幼児自閉症であると結論づけられた。

この翌日、シンポジウムに参加した者の中で、各地で子ども臨床を模索していた若手・中堅が京都大学医学部芝蘭会館へ集まり、日本児童精神医学会（1981年から、名称に「青年」が追加された）の設立や学会誌の創刊などについて語りあった。

翌年3月に学会誌の刊行が始まり、同年11月に東京大学理学部で設立総会が開かれた。この辺りの事務手続きを高木隆郎がすべて引き受け、その流れがあって学会成立後数十年、学会事務局は京都大学医学部精神科に置かれることになった。

学会発足後の歴史経緯については、同学会が記録を公刊しているので省略する。

第10章のまとめ

　歴史には興味がないという読者が居るかも知れない。でも、この書物を活かすには、第10章がとても大切であることを理解してもらいたい。

　20年前にはADHDに有効な治療薬は1種しかなかった。50年前にはASDの診断基準どころか病態の基本すら判らなくて、心因論まで真面目に論議されていた。20世紀前半の50年は、第一次と第二次世界大戦後の混乱の中で、子どもの精神保健なぞ真面目に考える人はほとんどいなかった。

　150年前には、児童精神医学という看板さえ存在しなかった。そのように振り返ってみると、今、子どもの精神保健や医療について常識とされている事柄が20年後に活きている可能性は極めて乏しい。

　このように歴史の来し方を振り返ると、今、自分が参加している子ども精神保健は適正か、子どもへの理解が妥当か、常時自己点検することが求められる。そして、児童精神医学がこれまで歩んできた道のりをしっかり振り返ってみることしか、自分の足元を確かめる術はない、と理解されてくる。

資料編

1. 子どもの権利条約

　前文に書かれているが、1924年からこの条約の歴史は始まっている。1959年、国際連合総会で「児童権利宣言」が全会一致で採択された。1978年、ポーランド政府は国際児童年を定めることを目指して子どもの権利条約草案を国際連合人権委員会に提出した。翌年秋に、総会の要請を受けて同委員会は作業小委員会を設置し、10年かけて草案を作成、1989年11月20日に第44回総会本会議において、『子どもの権利条約』は全会一致で採択された。日本政府がこれを批准したのは1994年4月22日である。本邦における公式訳名は「児童の権利に関する条約」である。2019年2月時点で、194ヵ国が締結している（米国のみ未締結）。

児童の権利に関する条約

前文

　この条約の締約国は、

　国際連合憲章において宣明された原則によれば、人類社会のすべての構成員の固有の尊厳及び平等のかつ奪い得ない権利を認めることが世界における自由、正義及び平和の基礎を成すものであることを考慮し、

　国際連合加盟国の国民が、国際連合憲章において、基本的人権並びに人間の尊厳及び価値に関する信念を改めて確認し、かつ、一層大きな自由の中で社会的進歩及び生活水準の向上を促進することを決意したことに留意し、

　国際連合が、世界人権宣言及び人権に関する国際規約において、すべての人は人種、皮膚の色、性、言語、宗教、政治的意見その他の意見、国民的若しくは社会的出身、財産、出生又は他の地位等によるいかなる差別もなしに同宣言及び同規約に掲げるすべての権利及び自由を享有することができることを宣明し及び合意したことを認め、

　国際連合が、世界人権宣言において、児童は特別な保護及び援助についての権利を享有することができることを宣明したことを想起し、

　家族が、社会の基礎的な集団として、並びに家族のすべての構成員、特に、児童の成長及び福祉のための自然な環境として、社会においてその責任を十分に引き受

けることができるよう必要な保護及び援助を与えられるべきであることを確信し、

　児童が、その人格の完全なかつ調和のとれた発達のため、家庭環境の下で幸福、愛情及び理解のある雰囲気の中で成長すべきであることを認め、

　児童が、社会において個人として生活するため十分な準備が整えられるべきであり、かつ、国際連合憲章において宣明された理想の精神並びに特に平和、尊厳、寛容、自由、平等及び連帯の精神に従って育てられるべきであることを考慮し、

　児童に対して特別な保護を与えることの必要性が、1924年の児童の権利に関するジュネーヴ宣言及び1959年11月20日に国際連合総会で採択された児童の権利に関する宣言において述べられており、また、世界人権宣言、市民的及び政治的権利に関する国際規約（特に第23条及び第24条）、経済的、社会的及び文化的権利に関する国際規約（特に第10条）並びに児童の福祉に関係する専門機関及び国際機関の規程及び関係文書において認められていることに留意し、

　児童の権利に関する宣言において示されているとおり「児童は、身体的及び精神的に未熟であるため、その出生の前後において、適当な法的保護を含む特別な保護及び世話を必要とする。」ことに留意し、

　国内の又は国際的な里親委託及び養子縁組を特に考慮した児童の保護及び福祉についての社会的及び法的な原則に関する宣言、少年司法の運用のための国際連合最低基準規則（北京規則）及び緊急事態及び武力紛争における女子及び児童の保護に関する宣言の規定を想起し、

　極めて困難な条件の下で生活している児童が世界のすべての国に存在すること、また、このような児童が特別の配慮を必要としていることを認め、

　児童の保護及び調和のとれた発達のために各人民の伝統及び文化的価値が有する重要性を十分に考慮し、

　あらゆる国特に開発途上国における児童の生活条件を改善するために国際協力が重要であることを認めて、

　次のとおり協定した。

第1部

第1条

　この条約の適用上、児童とは、18歳未満のすべての者をいう。ただし、当該児童で、その者に適用される法律によりより早く成年に達したものを除く。

第2条

1　締約国は、その管轄の下にある児童に対し、児童又はその父母若しくは法定保

護者の人種、皮膚の色、性、言語、宗教、政治的意見その他の意見、国民的、種族的若しくは社会的出身、財産、心身障害、出生又は他の地位にかかわらず、いかなる差別もなしにこの条約に定める権利を尊重し、及び確保する。

2　締約国は、児童がその父母、法定保護者又は家族の構成員の地位、活動、表明した意見又は信念によるあらゆる形態の差別又は処罰から保護されることを確保するためのすべての適当な措置をとる。

第3条

1　児童に関するすべての措置をとるに当たっては、公的若しくは私的な社会福祉施設、裁判所、行政当局又は立法機関のいずれによって行われるものであっても、児童の最善の利益が主として考慮されるものとする。

2　締約国は、児童の父母、法定保護者又は児童について法的に責任を有する他の者の権利及び義務を考慮に入れて、児童の福祉に必要な保護及び養護を確保することを約束し、このため、すべての適当な立法上及び行政上の措置をとる。

3　締約国は、児童の養護又は保護のための施設、役務の提供及び設備が、特に安全及び健康の分野に関し並びにこれらの職員の数及び適格性並びに適正な監督に関し権限のある当局の設定した基準に適合することを確保する。

第4条

締約国は、この条約において認められる権利の実現のため、すべての適当な立法措置、行政措置その他の措置を講ずる。（略）

第5条

締約国は、児童がこの条約において認められる権利を行使するに当たり、父母若しくは場合により地方の慣習により定められている大家族若しくは共同体の構成員、法定保護者又は児童について法的に責任を有する他の者がその児童の発達しつつある能力に適合する方法で適当な指示及び指導を与える責任、権利及び義務を尊重する。

第6条

1　締約国は、すべての児童が生命に対する固有の権利を有することを認める。

2　締約国は、児童の生存及び発達を可能な最大限の範囲において確保する。

第7条

1　児童は、出生の後直ちに登録される。児童は、出生の時から氏名を有する権利及び国籍を取得する権利を有するものとし、また、できる限りその父母を知りかつその父母によって養育される権利を有する。（略）

第8条

1　締約国は、児童が法律によって認められた国籍、氏名及び家族関係を含むその身元関係事項について不法に干渉されることなく保持する権利を尊重することを約束する。（略）

第9条

1　締約国は、児童がその父母の意思に反してその父母から分離されないことを確保する。ただし、権限のある当局が司法の審査に従うことを条件として適用のある法律及び手続に従いその分離が児童の最善の利益のために必要であると決定する場合は、この限りでない。このような決定は、父母が児童を虐待し若しくは放置する場合又は父母が別居しており児童の居住地を決定しなければならない場合のような特定の場合において必要となることがある。

2　すべての関係当事者は、1の規定に基づくいかなる手続においても、その手続に参加しかつ自己の意見を述べる機会を有する。

3　締約国は、児童の最善の利益に反する場合を除くほか、父母の一方又は双方から分離されている児童が定期的に父母のいずれとも人的な関係及び直接の接触を維持する権利を尊重する。（略）

第10条

1　前条1の規定に基づく締約国の義務に従い、家族の再統合を目的とする児童又はその父母による締約国への入国又は締約国からの出国の申請については、締約国が積極的、人道的かつ迅速な方法で取り扱う。締約国は、更に、その申請の提出が申請者及びその家族の構成員に悪影響を及ぼさないことを確保する。

2　父母と異なる国に居住する児童は、例外的な事情がある場合を除くほか定期的に父母との人的な関係及び直接の接触を維持する権利を有する。（略）

第11条

1　締約国は、児童が不法に国外へ移送されることを防止し及び国外から帰還することができない事態を除去するための措置を講ずる。（略）

第12条

1　締約国は、自己の意見を形成する能力のある児童がその児童に影響を及ぼすすべての事項について自由に自己の意見を表明する権利を確保する。この場合において、児童の意見は、その児童の年齢及び成熟度に従って相応に考慮されるものとする。

2　このため、児童は、特に、自己に影響を及ぼすあらゆる司法上及び行政上の手続において、国内法の手続規則に合致する方法により直接に又は代理人若しくは

適当な団体を通じて聴取される機会を与えられる。

第13条

1　児童は、表現の自由についての権利を有する。この権利には、口頭、手書き若しくは印刷、芸術の形態又は自ら選択する他の方法により、国境とのかかわりなく、あらゆる種類の情報及び考えを求め、受け及び伝える自由を含む。

2　1の権利の行使については、一定の制限を課することができる。ただし、その制限は、法律によって定められ、かつ、次の目的のために必要とされるものに限る。

(a)他の者の権利又は信用の尊重

(b)国の安全、公の秩序又は公衆の健康若しくは道徳の保護

第14条

1　締約国は、思想、良心及び宗教の自由についての児童の権利を尊重する。

2　締約国は、児童が1の権利を行使するに当たり、父母及び場合により法定保護者が児童に対しその発達しつつある能力に適合する方法で指示を与える権利及び義務を尊重する。

3　宗教又は信念を表明する自由については、法律で定める制限であって公共の安全、公の秩序、公衆の健康若しくは道徳又は他の者の基本的な権利及び自由を保護するために必要なもののみを課することができる。

第15条

1　締約国は、結社の自由及び平和的な集会の自由についての児童の権利を認める。

（略）

第16条

1　いかなる児童も、その私生活、家族、住居若しくは通信に対して恣意的に若しくは不法に干渉され又は名誉及び信用を不法に攻撃されない。

2　児童は、1の干渉又は攻撃に対する法律の保護を受ける権利を有する。

第17条

　締約国は、大衆媒体（マス・メディア）の果たす重要な機能を認め、児童が国の内外の多様な情報源からの情報及び資料、特に児童の社会面、精神面及び道徳面の福祉並びに心身の健康の促進を目的とした情報及び資料を利用することができることを確保する。このため、締約国は、

(a)児童にとって社会面及び文化面において有益であり、かつ、第29条の精神に沿う情報及び資料を大衆媒体（マス・メディア）が普及させるよう奨励する。

　（略）

(e)第13条及び次条の規定に留意して、児童の福祉に有害な情報及び資料から児童を保護するための適当な指針を発展させることを奨励する。

第18条

1 締約国は、児童の養育及び発達について父母が共同の責任を有するという原則についての認識を確保するために最善の努力を払う。父母又は場合により法定保護者は、児童の養育及び発達についての第一義的な責任を有する。児童の最善の利益は、これらの者の基本的な関心事項となるものとする。

2 締約国は、この条約に定める権利を保障し及び促進するため、父母及び法定保護者が児童の養育についての責任を遂行するに当たりこれらの者に対して適当な援助を与えるものとし、また、児童の養護のための施設、設備及び役務の提供の発展を確保する。(略)

第19条

1 締約国は、児童が父母、法定保護者又は児童を監護する他の者による監護を受けている間において、あらゆる形態の身体的若しくは精神的な暴力、傷害若しくは虐待、放置若しくは怠慢な取扱い、不当な取扱い又は搾取(性的虐待を含む。)からその児童を保護するためすべての適当な立法上、行政上、社会上及び教育上の措置をとる。

2 1の保護措置には、適当な場合には、児童及び児童を監護する者のために必要な援助を与える社会的計画の作成その他の形態による防止のための効果的な手続並びに1に定める児童の不当な取扱いの事件の発見、報告、付託、調査、処置及び事後措置並びに適当な場合には司法の関与に関する効果的な手続を含むものとする。

第20条

1 一時的若しくは恒久的にその家庭環境を奪われた児童又は児童自身の最善の利益にかんがみその家庭環境にとどまることが認められない児童は、国が与える特別の保護及び援助を受ける権利を有する。

2 締約国は、自国の国内法に従い、1の児童のための代替的な監護を確保する。(略)

第21条

養子縁組の制度を認め又は許容している締約国は、児童の最善の利益について最大の考慮が払われることを確保するものとし、また、

(a)児童の養子縁組が権限のある当局によってのみ認められることを確保する。この場合において、当該権限のある当局は、適用のある法律及び手続に従い、か

つ、信頼し得るすべての関連情報に基づき、養子縁組が父母、親族及び法定保護者に関する児童の状況にかんがみ許容されること並びに必要な場合には、関係者が所要のカウンセリングに基づき養子縁組について事情を知らされた上での同意を与えていることを認定する。（略）

第22条

1 締約国は、難民の地位を求めている児童又は適用のある国際法及び国際的な手続若しくは国内法及び国内的な手続に基づき難民と認められている児童が、父母又は他の者に付き添われているかいないかを問わず、この条約及び自国が締約国となっている人権又は人道に関する他の国際文書に定める権利であって適用のあるものの享受に当たり、適当な保護及び人道的援助を受けることを確保するための適当な措置をとる。（略）

第23条

1 締約国は、精神的又は身体的な障害を有する児童が、その尊厳を確保し、自立を促進し及び社会への積極的な参加を容易にする条件の下で十分かつ相応な生活を享受すべきであることを認める。

2 締約国は、障害を有する児童が特別の養護についての権利を有することを認めるものとし、利用可能な手段の下で、申込みに応じた、かつ、当該児童の状況及び父母又は当該児童を養護している他の者の事情に適した援助を、これを受ける資格を有する児童及びこのような児童の養護について責任を有する者に与えることを奨励し、かつ、確保する。（略）

第24条

1 締約国は、到達可能な最高水準の健康を享受すること並びに病気の治療及び健康の回復のための便宜を与えられることについての児童の権利を認める。締約国は、いかなる児童もこのような保健サービスを利用する権利が奪われないことを確保するために努力する。（略）

第25条

締約国は、児童の身体又は精神の養護、保護又は治療を目的として権限のある当局によって収容された児童に対する処遇及びその収容に関連する他のすべての状況に関する定期的な審査が行われることについての児童の権利を認める。

第26条

1 締約国は、すべての児童が社会保険その他の社会保障からの給付を受ける権利を認めるものとし、自国の国内法に従い、この権利の完全な実現を達成するための必要な措置をとる。（略）

第27条

1　締約国は、児童の身体的、精神的、道徳的及び社会的な発達のための相当な生活水準についてのすべての児童の権利を認める。

2　父母又は児童について責任を有する他の者は、自己の能力及び資力の範囲内で、児童の発達に必要な生活条件を確保することについての第一義的な責任を有する。

3　締約国は、国内事情に従い、かつ、その能力の範囲内で、1の権利の実現のため、父母及び児童について責任を有する他の者を援助するための適当な措置をとるものとし、また、必要な場合には、特に栄養、衣類及び住居に関して、物的援助及び支援計画を提供する。

4　締約国は、父母又は児童について金銭上の責任を有する他の者から、児童の扶養料を自国内で及び外国から、回収することを確保するためのすべての適当な措置をとる。（略）

第28条

1　締約国は、教育についての児童の権利を認めるものとし、この権利を漸進的にかつ機会の平等を基礎として達成するため、特に、

(a)初等教育を義務的なものとし、すべての者に対して無償のものとする。

(b)種々の形態の中等教育（一般教育及び職業教育を含む。）の発展を奨励し、すべての児童に対し、これらの中等教育が利用可能であり、かつ、これらを利用する機会が与えられるものとし、例えば、無償教育の導入、必要な場合における財政的援助の提供のような適当な措置をとる。

(c)すべての適当な方法により、能力に応じ、すべての者に対して高等教育を利用する機会が与えられるものとする。

(d)すべての児童に対し、教育及び職業に関する情報及び指導が利用可能であり、かつ、これらを利用する機会が与えられるものとする。

(e)定期的な登校及び中途退学率の減少を奨励するための措置をとる。

2　締約国は、学校の規律が児童の人間の尊厳に適合する方法で及びこの条約に従って運用されることを確保するためのすべての適当な措置をとる。（略）

第29条

1　締約国は、児童の教育が次のことを指向すべきことに同意する。

(a)児童の人格、才能並びに精神的及び身体的な能力をその可能な最大限度まで発達させること。

(b)人権及び基本的自由並びに国際連合憲章にうたう原則の尊重を育成すること。

(c)児童の父母、児童の文化的同一性、言語及び価値観、児童の居住国及び出身国

の国民的価値観並びに自己の文明と異なる文明に対する尊重を育成すること。

(d)すべての人民の間の、種族的、国民的及び宗教的集団の間の並びに原住民である者の理解、平和、寛容、両性の平等及び友好の精神に従い、自由な社会における責任ある生活のために児童に準備させること。

(e)自然環境の尊重を育成すること。

2　この条又は前条のいかなる規定も、個人及び団体が教育機関を設置し及び管理する自由を妨げるものと解してはならない。ただし、常に、1に定める原則が遵守されること及び当該教育機関において行われる教育が国によって定められる最低限度の基準に適合することを条件とする。

第30条

種族的、宗教的若しくは言語的少数民族又は原住民である者が存在する国において、当該少数民族に属し又は原住民である児童は、その集団の他の構成員とともに自己の文化を享有し、自己の宗教を信仰しかつ実践し又は自己の言語を使用する権利を否定されない。

第31条

1　締約国は、休息及び余暇についての児童の権利並びに児童がその年齢に適した遊び及びレクリエーションの活動を行い並びに文化的な生活及び芸術に自由に参加する権利を認める。

2　締約国は、児童が文化的及び芸術的な生活に十分に参加する権利を尊重しかつ促進するものとし、文化的及び芸術的な活動並びにレクリエーション及び余暇の活動のための適当かつ平等な機会の提供を奨励する。

第32条

1　締約国は、児童が経済的な搾取から保護され及び危険となり若しくは児童の教育の妨げとなり又は児童の健康若しくは身体的、精神的、道徳的若しくは社会的な発達に有害となるおそれのある労働への従事から保護される権利を認める。

(略)

第33条

締約国は、関連する国際条約に定義された麻薬及び向精神薬の不正な使用から児童を保護し並びにこれらの物質の不正な生産及び取引における児童の使用を防止するための立法上、行政上、社会上及び教育上の措置を含むすべての適当な措置をとる。

第34条

締約国は、あらゆる形態の性的搾取及び性的虐待から児童を保護することを約

束する。このため、締約国は、特に、次のことを防止するためのすべての適当な
国内、二国間及び多数国間の措置をとる。

(a)不法な性的な行為を行うことを児童に対して勧誘し又は強制すること。

(b)売春又は他の不法な性的な業務において児童を搾取的に使用すること。

(c)わいせつな演技及び物において児童を搾取的に使用すること。

第35条

　締約国は、あらゆる目的のための又はあらゆる形態の児童の誘拐、売買又は取
引を防止するためのすべての適当な国内、二国間及び多数国間の措置をとる。

第36条

　締約国は、いずれかの面において児童の福祉を害する他のすべての形態の搾取
から児童を保護する。

第37条　締約国は、次のことを確保する。

(a)いかなる児童も、拷問又は他の残虐な、非人道的な若しくは品位を傷つける取
扱い若しくは刑罰を受けないこと。死刑又は釈放の可能性がない終身刑は、18
歳未満の者が行った犯罪について科さないこと。

(b)いかなる児童も、不法に又は恣意的にその自由を奪われないこと。児童の逮捕、
抑留又は拘禁は、法律に従って行うものとし、最後の解決手段として最も短い
適当な期間のみ用いること。

(c)自由を奪われたすべての児童は、人道的に、人間の固有の尊厳を尊重して、か
つ、その年齢の者の必要を考慮した方法で取り扱われること。特に、自由を奪
われたすべての児童は、成人とは分離されないことがその最善の利益であると
認められない限り成人とは分離されるものとし、例外的な事情がある場合を除
くほか、通信及び訪問を通じてその家族との接触を維持する権利を有すること。

(d)自由を奪われたすべての児童は、弁護人その他適当な援助を行う者と速やかに
接触する権利を有し、裁判所その他の権限のある、独立の、かつ、公平な当局
においてその自由の剥奪の合法性を争い並びにこれについての決定を速やかに
受ける権利を有すること。

第38条

1　締約国は、武力紛争において自国に適用される国際人道法の規定で児童に関係
を有するものを尊重し及びこれらの規定の尊重を確保することを約束する。（略）

第39条

　締約国は、あらゆる形態の放置、搾取若しくは虐待、拷問若しくは他のあらゆ
る形態の残虐な、非人道的な若しくは品位を傷つける取扱い若しくは刑罰又は武

力紛争による被害者である児童の身体的及び心理的な回復及び社会復帰を促進するためのすべての適当な措置をとる。このような回復及び復帰は、児童の健康、自尊心及び尊厳を育成する環境において行われる。

第40条

1　締約国は、刑法を犯したと申し立てられ、訴追され又は認定されたすべての児童が尊厳及び価値についての当該児童の意識を促進させるような方法であって、当該児童が他の者の人権及び基本的自由を尊重することを強化し、かつ、当該児童の年齢を考慮し、更に、当該児童が社会に復帰し及び社会において建設的な役割を担うことがなるべく促進されることを配慮した方法により取り扱われる権利を認める。

2　このため、締約国は、国際文書の関連する規定を考慮して、特に次のことを確保する。

(a)いかなる児童も、実行の時に国内法又は国際法により禁じられていなかった作為又は不作為を理由として刑法を犯したと申し立てられ、訴追され又は認定されないこと。

(b)刑法を犯したと申し立てられ又は訴追されたすべての児童は、少なくとも次の保障を受けること。

(i)法律に基づいて有罪とされるまでは無罪と推定されること。

(ii)速やかにかつ直接に、また、適当な場合には当該児童の父母又は法定保護者を通じてその罪を告げられること並びに防御の準備及び申立てにおいて弁護人その他適当な援助を行う者を持つこと。

(iii)事案が権限のある、独立の、かつ、公平な当局又は司法機関により法律に基づく公正な審理において、弁護人その他適当な援助を行う者の立会い及び、特に当該児童の年齢又は境遇を考慮して児童の最善の利益にならないと認められる場合を除くほか、当該児童の父母又は法定保護者の立会いの下に遅滞なく決定されること。

(iv)供述又は有罪の自白を強要されないこと。不利な証人を尋問し又はこれに対し尋問させること並びに対等の条件で自己のための証人の出席及びこれに対する尋問を求めること。

(v)刑法を犯したと認められた場合には、その認定及びその結果科せられた措置について、法律に基づき、上級の、権限のある、独立の、かつ、公平な当局又は司法機関によって再審理されること。

(vi)使用される言語を理解すること又は話すことができない場合には、無料で通訳

の援助を受けること。

(vii)手続のすべての段階において当該児童の私生活が十分に尊重されること。（略）

第41条

　この条約のいかなる規定も、次のものに含まれる規定であって児童の権利の実現に一層貢献するものに影響を及ぼすものではない。

(a)締約国の法律

(b)締約国について効力を有する国際法

第2部

第42条

　締約国は、適当かつ積極的な方法でこの条約の原則及び規定を成人及び児童のいずれにも広く知らせることを約束する。

第43条

1　この条約において負う義務の履行の達成に関する締約国による進捗の状況を審査するため、児童の権利に関する委員会（以下「委員会」という。）を設置する。委員会は、この部に定める任務を行う。（略）

第44条

1　締約国は、(a)当該締約国についてこの条約が効力を生ずる時から2年以内に、(b)その後は5年ごとに、この条約において認められる権利の実現のためにとった措置及びこれらの権利の享受についてもたらされた進歩に関する報告を国際連合事務総長を通じて委員会に提出することを約束する。（略）

6　締約国は、1の報告を自国において公衆が広く利用できるようにする。

第45条

　この条約の効果的な実施を促進し及びこの条約が対象とする分野における国際協力を奨励するため、

(a)専門機関及び国際連合児童基金その他の国際連合の機関は、その任務の範囲内にある事項に関するこの条約の規定の実施についての検討に際し、代表を出す権利を有する。委員会は、適当と認める場合には、専門機関及び国際連合児童基金その他の権限のある機関に対し、これらの機関の任務の範囲内にある事項に関するこの条約の実施について専門家の助言を提供するよう要請することができる。委員会は、専門機関及び国際連合児童基金その他の国際連合の機関に対し、これらの機関の任務の範囲内にある事項に関するこの条約の実施について報告を提出するよう要請することができる。（略）

第3部

第46条

　　この条約は、すべての国による署名のために開放しておく。

第47条

　　この条約は、批准されなければならない。批准書は、国際連合事務総長に寄託する。

第48条

　　この条約は、すべての国による加入のために開放しておく。加入書は、国際連合事務総長に寄託する。

第49条

1　この条約は、20番目の批准書又は加入書が国際連合事務総長に寄託された日の後30日目の日に効力を生ずる。

2　この条約は、20番目の批准書又は加入書が寄託された後に批准し又は加入する国については、その批准書又は加入書が寄託された日の後30日目に効力を生ずる。

第50条

1　いずれの締約国も、改正を提案し及び改正案を国際連合事務総長に提出することができる。同事務総長は、直ちに、締約国に対し、その改正案を送付するものとし、締約国による改正案の審議及び投票のための締約国の会議の開催についての賛否を示すよう要請する。その送付の日から4箇月以内に締約国の3分の1以上が会議の開催に賛成する場合には、同事務総長は、国際連合の主催の下に会議を招集する。会議において出席しかつ投票する締約国の過半数によって採択された改正案は、承認のため、国際連合総会に提出する。（略）

第51—54条（略）

2．国際診断分類

　　前回の改訂（第 2 版、2010年）以降、世界保健機関（WHO）および米国精神医学会（APA）は、精神科診断表を根本的に改めた。操作診断の道は行きつくところまで来てしまったとも語られている。このような問題提起の解は、これからの臨床家が見出してゆくのであろう。ICD-11（2022年より施行予定）は、ICD-10で用いていた F7、F8、F9の子どもに関する 3 章の枠組みをなくし、年齢に関わりのない大分類を示したので、以下にこれを掲示する。ICD-10になじんできた読者のために、これに続いてこれまでの F7、F8、F9が ICD-11ではどのように表現されているかを表示する。ICD-10で子どもの疾病の中心を占めた F9が ICD-11においてどこに所属するかも図示する。DSM-5においても、子どもという年齢枠組がなくなったので、章の呼称を原書に示されている順に列記する。

ICD-11　精神・行動・神経発達の疾患（第 6 章および ICD-10との対比）

ICD-11第 6 章の大分類

　神経発達症群
　統合失調症または他の一次性精神症群
　カタトニア
　気分症群
　不安または恐怖関連症群
　強迫症または関連症群
　ストレス関連症群
　解離症群
　食行動症または摂食症群
　排泄症群
　身体的苦痛症群または身体的体験症群
　物質使用症群または嗜癖行動症群
　パーソナリティ症群および関連特性
　パラフィリア症群
　作為症群
　神経認知障碍群
　妊娠、分娩および産褥に関連する精神および行動の障碍
　以下、略

ICD-10のF7、F8に対応するICD-11の大分類

ICD-10の病名	対応するICD-11の神経発達症群
F7 精神遅滞［知的障碍］	知的発達症
F80 会話および言語の特異的発達障碍	発達性発話または言語症群
F84 広汎性発達障碍	自閉スペクトラム症
F81 学力の特異的発達障碍	発達性学習症
F82 運動機能の特異的発達障碍	発達性協調運動症

ICD-10のF9に対応するICD-11の大分類

ICD-10のF9	対応するICD-11の大分類
F9 多動性障碍	神経発達症群
F91 行為障碍	秩序破壊的または非社会的行動症群
F93 小児期に特異的に発症する情緒障碍	
F93.0 小児期の分離不安障碍	不安または恐怖関連症群
F93.1 小児期の恐怖症性不安障碍	不安または恐怖関連症群
F93.2 小児期の社会［社交］不安障碍	不安または恐怖関連症群
F93.3 同胞葛藤症	（直接対応する項目なし）
F94 小児期および青年期に特異的に発症する社会的機能の障碍	
F94.0 選択性緘黙	不安または恐怖関連症群
F94.1 小児期の反応性愛着障碍	ストレス関連症群
F94.2 小児期の脱抑制性愛着障碍	ストレス関連症群
F95 チック障碍	(第8章神経系疾患の movemento disorders)
F98 小児期および青年期に通常発症するその他の行動および情緒の障碍	
F98.0 非器質性遺尿症	排泄症群
F98.1 非器質性遺糞症	排泄症群
F98.2 乳幼児期および小児期の哺育障碍	食行動症または摂食症群
F98.3 乳幼児期および小児期の異食症	食行動症または摂食症群
F98.4 常同運動障碍	神経発達症群
F98.5 吃音［症］	神経発達症群
F98.6 早口症	神経発達症群

DSM-5　精神疾患の診断・統計マニュアル（章名のみ）

DSM-5の精神疾患分類

1　神経発達症群
2　統合失調症スペクトラム障碍および他の精神病性障碍群
3　双極性障碍および関連障碍群
4　抑うつ障碍群
5　不安症群
6　強迫症および関連症群
7　心的外傷およびストレス因関連障碍群
8　解離症群
9　身体症状症および関連症群
10　食行動障碍および摂食障碍群
11　排泄症群
12　睡眠-覚醒障碍群
13　性機能不全群
14　性別違和
15　秩序破壊的・衝動制御・素行症群
16　物質関連障碍および嗜癖性障碍群
17　神経認知障碍群
18　パーソナリティ障碍群
19　パラフィリア障碍群
20　他の精神疾患群
21　医薬品誘発性運動症群および他の医薬品有害作用
22　臨床的関与の対象となることのある他の状態

3. 関連法規

　　子どもに関連する法律は数多い。それらにおいて、年齢の捉え方がいかに多様であるか、主なものについて一覧表を掲げておく（266-267頁）。ここでは、子どもの精神保健にとってもっとも重要な位置を占める児童福祉法（抜粋）、および児童虐待の防止等に関する法律（児童虐待防止法。2018年4月より施行。抜粋）を示す。

児童福祉法

第1章　総則

第1条

　　全て児童は、児童の権利に関する条約の精神にのつとり、適切に養育されること、その生活を保障されること、愛され、保護されること、その心身の健やかな成長及び発達並びにその自立が図られることその他の福祉を等しく保障される権利を有する。

第2条

　　全て国民は、児童が良好な環境において生まれ、かつ、社会のあらゆる分野において、児童の年齢及び発達の程度に応じて、その意見が尊重され、その最善の利益が優先して考慮され、心身ともに健やかに育成されるよう努めなければならない。

②　児童の保護者は、児童を心身ともに健やかに育成することについて第一義的責任を負う。

③　国及び地方公共団体は、児童の保護者とともに、児童を心身ともに健やかに育成する責任を負う。

第3条

　前2条に規定するところは、児童の福祉を保障するための原理であり、この原理は、すべて児童に関する法令の施行にあたつて、常に尊重されなければならない。

第1節　国及び地方公共団体の責務
第3条の2～3　（略）

第2節　定義
第4条

　この法律で、児童とは、満18歳に満たない者をいい、児童を左のように分ける。

一　乳児　満1歳に満たない者

二　幼児　満1歳から、小学校就学の始期に達するまでの者

三　少年　小学校就学の始期から、満18歳に達するまでの者

②　（略）

第5条

　この法律で、妊産婦とは、妊娠中又は出産後1年以内の女子をいう。

第6条

　この法律で、保護者とは、第19条の3、第57条の3第2項、第57条の3の3第2項及び第57条の4第2項を除き、親権を行う者、未成年後見人その他の者で、児童を現に監護する者をいう。

第6条の2　（略）

第6条の2の2

　この法律で、障害児通所支援とは、児童発達支援、医療型児童発達支援、放課後等デイサービス、居宅訪問型児童発達支援及び保育所等訪問支援をいい、障害児通所支援事業とは、障害児通所支援を行う事業をいう。

②　この法律で、児童発達支援とは、障害児につき、児童発達支援センターその他の厚生労働省令で定める施設に通わせ、日常生活における基本的な動作の指導、知識技能の付与、集団生活への適応訓練その他の厚生労働省令で定める便宜を供与することをいう。

③　この法律で、医療型児童発達支援とは、上肢、下肢又は体幹の機能の障害（以下「肢体不自由」という。）のある児童につき、医療型児童発達支援センター又は独立行政法人国立病院機構若しくは国立研究開発法人国立精神・神経医療研究

センターの設置する医療機関であつて厚生労働大臣が指定するもの（以下「指定発達支援医療機関」という。）に通わせ、児童発達支援及び治療を行うことをいう。

④ この法律で、放課後等デイサービスとは、学校教育法（昭和22年法律第26号）第1条に規定する学校（幼稚園及び大学を除く。）に就学している障害児につき、授業の終了後又は休業日に児童発達支援センターその他の厚生労働省令で定める施設に通わせ、生活能力の向上のために必要な訓練、社会との交流の促進その他の便宜を供与することをいう。

⑤ この法律で、居宅訪問型児童発達支援とは、重度の障害の状態その他これに準ずるものとして厚生労働省令で定める状態にある障害児であつて、児童発達支援、医療型児童発達支援又は放課後等デイサービスを受けるために外出することが著しく困難なものにつき、当該障害児の居宅を訪問し、日常生活における基本的な動作の指導、知識技能の付与、生活能力の向上のために必要な訓練その他の厚生労働省令で定める便宜を供与することをいう。

⑥ この法律で、保育所等訪問支援とは、保育所その他の児童が集団生活を営む施設として厚生労働省令で定めるものに通う障害児又は乳児院その他の児童が集団生活を営む施設として厚生労働省令で定めるものに入所する障害児につき、当該施設を訪問し、当該施設における障害児以外の児童との集団生活への適応のための専門的な支援その他の便宜を供与することをいう。

⑦〜⑨ （略）

第6条の3

この法律で、児童自立生活援助事業とは、次に掲げる者に対しこれらの者が共同生活を営むべき住居における相談その他の日常生活上の援助及び生活指導並びに就業の支援（以下「児童自立生活援助」という。）を行い、あわせて児童自立生活援助の実施を解除された者に対し相談その他の援助を行う事業をいう。

一 義務教育を終了した児童又は児童以外の満20歳に満たない者であつて、措置解除者等（第27条第1項第三号に規定する措置（政令で定めるものに限る。）を解除された者その他政令で定める者をいう。次号において同じ。）であるもの（以下「満20歳未満義務教育終了児童等」という。）

二 学校教育法第50条に規定する高等学校の生徒、同法第83条に規定する大学の学生その他の厚生労働省令で定める者であつて、満20歳に達した日から満22歳に達する日の属する年度の末日までの間にあるもの（満20歳に達する日の前日において児童自立生活援助が行われていた満20歳未満義務教育終了児童等であ

つたものに限る。）のうち、措置解除者等であるもの（以下「満20歳以上義務教育終了児童等」という。）

② この法律で、放課後児童健全育成事業とは、小学校に就学している児童であつて、その保護者が労働等により昼間家庭にいないものに、授業の終了後に児童厚生施設等の施設を利用して適切な遊び及び生活の場を与えて、その健全な育成を図る事業をいう。

③ この法律で、子育て短期支援事業とは、保護者の疾病その他の理由により家庭において養育を受けることが一時的に困難となつた児童について、厚生労働省令で定めるところにより、児童養護施設その他の厚生労働省令で定める施設に入所させ、その者につき必要な保護を行う事業をいう。

④ この法律で、乳児家庭全戸訪問事業とは、一の市町村の区域内における原則として全ての乳児のいる家庭を訪問することにより、厚生労働省令で定めるところにより、子育てに関する情報の提供並びに乳児及びその保護者の心身の状況及び養育環境の把握を行うほか、養育についての相談に応じ、助言その他の援助を行う事業をいう。

⑤ この法律で、養育支援訪問事業とは、厚生労働省令で定めるところにより、乳児家庭全戸訪問事業の実施その他により把握した保護者の養育を支援することが特に必要と認められる児童（第8項に規定する要保護児童に該当するものを除く。以下「要支援児童」という。）若しくは保護者に監護させることが不適当であると認められる児童及びその保護者又は出産後の養育について出産前において支援を行うことが特に必要と認められる妊婦（以下「特定妊婦」という。）（以下「要支援児童等」という。）に対し、その養育が適切に行われるよう、当該要支援児童等の居宅において、養育に関する相談、指導、助言その他必要な支援を行う事業をいう。

⑥ この法律で、地域子育て支援拠点事業とは、厚生労働省令で定めるところにより、乳児又は幼児及びその保護者が相互の交流を行う場所を開設し、子育てについての相談、情報の提供、助言その他の援助を行う事業をいう。

⑦ この法律で、一時預かり事業とは、家庭において保育（養護及び教育（第39条の2第1項に規定する満3歳以上の幼児に対する教育を除く。）を行うことをいう。以下同じ。）を受けることが一時的に困難となつた乳児又は幼児について、厚生労働省令で定めるところにより、主として昼間において、保育所、認定こども園（就学前の子どもに関する教育、保育等の総合的な提供の推進に関する法律（平成18年法律第77号。以下「認定こども園法」という。）第2条第6項に規定す

る認定こども園をいい、保育所であるものを除く。第24条第2項を除き、以下同じ。）その他の場所において、一時的に預かり、必要な保護を行う事業をいう。

⑧　この法律で、小規模住居型児童養育事業とは、第27条第1項第三号の措置に係る児童について、厚生労働省令で定めるところにより、保護者のない児童又は保護者に監護させることが不適当であると認められる児童（以下「要保護児童」という。）の養育に関し相当の経験を有する者その他の厚生労働省令で定める者（次条に規定する里親を除く。）の住居において養育を行う事業をいう。

⑨　この法律で、家庭的保育事業とは、次に掲げる事業をいう。

一　子ども・子育て支援法（平成24年法律第65号）第19条第1項第二号の内閣府令で定める事由により家庭において必要な保育を受けることが困難である乳児又は幼児（以下「保育を必要とする乳児・幼児」という。）であつて満3歳未満のものについて、家庭的保育者（市町村長（特別区の区長を含む。以下同じ。）が行う研修を修了した保育士その他の厚生労働省令で定める者であつて、当該保育を必要とする乳児・幼児の保育を行う者として市町村長が適当と認めるものをいう。以下同じ。）の居宅その他の場所（当該保育を必要とする乳児・幼児の居宅を除く。）において、家庭的保育者による保育を行う事業（利用定員が5人以下であるものに限る。次号において同じ。）

二　満3歳以上の幼児に係る保育の体制の整備の状況その他の地域の事情を勘案して、保育が必要と認められる児童であつて満3歳以上のものについて、家庭的保育者の居宅その他の場所（当該保育が必要と認められる児童の居宅を除く。）において、家庭的保育者による保育を行う事業

⑩　この法律で、小規模保育事業とは、次に掲げる事業をいう。

一　保育を必要とする乳児・幼児であつて満3歳未満のものについて、当該保育を必要とする乳児・幼児を保育することを目的とする施設（利用定員が6人以上19人以下であるものに限る。）において、保育を行う事業

二　満3歳以上の幼児に係る保育の体制の整備の状況その他の地域の事情を勘案して、保育が必要と認められる児童であつて満3歳以上のものについて、前号に規定する施設において、保育を行う事業

⑪　この法律で、居宅訪問型保育事業とは、次に掲げる事業をいう。

一　保育を必要とする乳児・幼児であつて満3歳未満のものについて、当該保育を必要とする乳児・幼児の居宅において家庭的保育者による保育を行う事業

二　満3歳以上の幼児に係る保育の体制の整備の状況その他の地域の事情を勘案して、保育が必要と認められる児童であつて満3歳以上のものについて、当該

保育が必要と認められる児童の居宅において家庭的保育者による保育を行う事業

⑫〜⑭　（略）

第6条の4

この法律で、里親とは、次に掲げる者をいう。

一　厚生労働省令で定める人数以下の要保護児童を養育することを希望する者（都道府県知事が厚生労働省令で定めるところにより行う研修を修了したことその他の厚生労働省令で定める要件を満たす者に限る。）のうち、第34条の19に規定する養育里親名簿に登録されたもの（以下「養育里親」という。）

二　前号に規定する厚生労働省令で定める人数以下の要保護児童を養育すること及び養子縁組によつて養親となることを希望する者（都道府県知事が厚生労働省令で定めるところにより行う研修を修了した者に限る。）のうち、第34条の19に規定する養子縁組里親名簿に登録されたもの（以下「養子縁組里親」という。）

三　第一号に規定する厚生労働省令で定める人数以下の要保護児童を養育することを希望する者（当該要保護児童の父母以外の親族であつて、厚生労働省令で定めるものに限る。）のうち、都道府県知事が第27条第1項第三号の規定により児童を委託する者として適当と認めるもの

第7条

この法律で、児童福祉施設とは、助産施設、乳児院、母子生活支援施設、保育所、幼保連携型認定こども園、児童厚生施設、児童養護施設、障害児入所施設、児童発達支援センター、児童心理治療施設、児童自立支援施設及び児童家庭支援センターとする。

②　この法律で、障害児入所支援とは、障害児入所施設に入所し、又は指定発達支援医療機関に入院する障害児に対して行われる保護、日常生活の指導及び知識技能の付与並びに障害児入所施設に入所し、又は指定発達支援医療機関に入院する障害児のうち知的障害のある児童、肢体不自由のある児童又は重度の知的障害及び重度の肢体不自由が重複している児童（以下「重症心身障害児」という。）に対し行われる治療をいう。

第3節　児童福祉審議会等

第8〜9条　（略）

第4節　実施機関

第10条

　市町村は、この法律の施行に関し、次に掲げる業務を行わなければならない。

　一　児童及び妊産婦の福祉に関し、必要な実情の把握に努めること。

　二　児童及び妊産婦の福祉に関し、必要な情報の提供を行うこと。

　三　児童及び妊産婦の福祉に関し、家庭その他からの相談に応ずること並びに必要な調査及び指導を行うこと並びにこれらに付随する業務を行うこと。

　四　前三号に掲げるもののほか、児童及び妊産婦の福祉に関し、家庭その他につき、必要な支援を行うこと。

②　市町村長は、前項第三号に掲げる業務のうち専門的な知識及び技術を必要とするものについては、児童相談所の技術的援助及び助言を求めなければならない。

③　市町村長は、第1項第三号に掲げる業務を行うに当たつて、医学的、心理学的、教育学的、社会学的及び精神保健上の判定を必要とする場合には、児童相談所の判定を求めなければならない。

④　市町村は、この法律による事務を適切に行うために必要な体制の整備に努めるとともに、当該事務に従事する職員の人材の確保及び資質の向上のために必要な措置を講じなければならない。

⑤　国は、市町村における前項の体制の整備及び措置の実施に関し、必要な支援を行うように努めなければならない。

第10条の2　（略）

第11条　（略）

第12条　都道府県は、児童相談所を設置しなければならない。

②　児童相談所は、児童の福祉に関し、主として前条第一項第一号に掲げる業務（市町村職員の研修を除く。）並びに同項第二号（イを除く。）及び第三号に掲げる業務並びに障害者の日常生活及び社会生活を総合的に支援するための法律第22条第2項及び第3項並びに第26条第1項に規定する業務を行うものとする。

③　都道府県は、児童相談所が前項に規定する業務のうち法律に関する専門的な知識経験を必要とするものを適切かつ円滑に行うことの重要性に鑑み、児童相談所における弁護士の配置又はこれに準ずる措置を行うものとする。

④　児童相談所は、必要に応じ、巡回して、第2項に規定する業務（前条第1項第二号ホに掲げる業務を除く。）を行うことができる。

⑤　児童相談所長は、その管轄区域内の社会福祉法に規定する福祉に関する事務所（以下「福祉事務所」という。）の長（以下「福祉事務所長」という。）に必要な

調査を委嘱することができる。

⑥　都道府県知事は、第2項に規定する業務の質の評価を行うことその他必要な措置を講ずることにより、当該業務の質の向上に努めなければならない。

⑦　国は、前項の措置を援助するために、児童相談所の業務の質の適切な評価の実施に資するための措置を講ずるよう努めなければならない。

第12条の2

　　児童相談所には、所長及び所員を置く。

②　所長は、都道府県知事の監督を受け、所務を掌理する。

③　所員は、所長の監督を受け、前条に規定する業務をつかさどる。

④　児童相談所には、第1項に規定するもののほか、必要な職員を置くことができる。

第12条の3

　　児童相談所の所長及び所員は、都道府県知事の補助機関である職員とする。

②　所長は、次の各号のいずれかに該当する者でなければならない。

　一　医師であつて、精神保健に関して学識経験を有する者

　二　学校教育法に基づく大学又は旧大学令（大正7年勅令第388号）に基づく大学において、心理学を専修する学科又はこれに相当する課程を修めて卒業した者（当該学科又は当該課程を修めて同法に基づく専門職大学の前期課程を修了した者を含む。）

　三　社会福祉士

　四　精神保健福祉士

　五　公認心理師

　六　児童の福祉に関する事務をつかさどる職員（以下「児童福祉司」という。）として2年以上勤務した者又は児童福祉司たる資格を得た後2年以上所員として勤務した者

　七　前各号に掲げる者と同等以上の能力を有すると認められる者であつて、厚生労働省令で定めるもの

③　所長は、厚生労働大臣が定める基準に適合する研修を受けなければならない。

④　相談及び調査をつかさどる所員は、児童福祉司たる資格を有する者でなければならない。

⑤　判定をつかさどる所員の中には、第2項第一号に該当する者又はこれに準ずる資格を有する者及び同項第二号に該当する者若しくはこれに準ずる資格を有する者又は同項第五号に該当する者が、それぞれ1人以上含まれなければならない。

⑥　指導をつかさどる所員の中には、次の各号に掲げる指導の区分に応じ、当該各号に定める者が含まれなければならない。
　　一　心理に関する専門的な知識及び技術を必要とする指導　第2項第一号に該当する者若しくはこれに準ずる資格を有する者、同項第二号に該当する者若しくはこれに準ずる資格を有する者又は同項第五号に該当する者
　　二　児童の健康及び心身の発達に関する専門的な知識及び技術を必要とする指導　医師又は保健師
⑦　前項第一号に規定する指導をつかさどる所員の数は、政令で定める基準を標準として都道府県が定めるものとする。
第12条の4　児童相談所には、必要に応じ、児童を一時保護する施設を設けなければならない。
第12条の5　この法律で定めるもののほか、児童相談所の管轄区域その他児童相談所に関し必要な事項は、命令でこれを定める。
第12条の6　保健所は、この法律の施行に関し、主として次の業務を行うものとする。
　　一　児童の保健について、正しい衛生知識の普及を図ること。
　　二　児童の健康相談に応じ、又は健康診査を行い、必要に応じ、保健指導を行うこと。
　　三　身体に障害のある児童及び疾病により長期にわたり療養を必要とする児童の療育について、指導を行うこと。
　　四　児童福祉施設に対し、栄養の改善その他衛生に関し、必要な助言を与えること。
②　児童相談所長は、相談に応じた児童、その保護者又は妊産婦について、保健所に対し、保健指導その他の必要な協力を求めることができる。

　第5節　児童福祉司
第13条
　　都道府県は、その設置する児童相談所に、児童福祉司を置かなければならない。
②　児童福祉司の数は、各児童相談所の管轄区域内の人口、児童虐待の防止等に関する法律（平成12年法律第82号）第2条に規定する児童虐待（以下単に「児童虐待」という。）に係る相談に応じた件数、第27条第1項第三号の規定による里親への委託の状況及び市町村におけるこの法律による事務の実施状況その他の条件を総合的に勘案して政令で定める基準を標準として都道府県が定めるものとする。

③　児童福祉司は、都道府県知事の補助機関である職員とし、次の各号のいずれか
　に該当する者のうちから、任用しなければならない。

　　一　都道府県知事の指定する児童福祉司若しくは児童福祉施設の職員を養成する
　　　学校その他の施設を卒業し、又は都道府県知事の指定する講習会の課程を修了
　　　した者

　　二　学校教育法に基づく大学又は旧大学令に基づく大学において、心理学、教育
　　　学若しくは社会学を専修する学科又はこれらに相当する課程を修めて卒業した
　　　者（当該学科又は当該課程を修めて同法に基づく専門職大学の前期課程を修了
　　　した者を含む。）であつて、厚生労働省令で定める施設において1年以上児童
　　　その他の者の福祉に関する相談に応じ、助言、指導その他の援助を行う業務に
　　　従事したもの

　　三〜八　（略）

④　児童福祉司は、児童相談所長の命を受けて、児童の保護その他児童の福祉に関
　する事項について、相談に応じ、専門的技術に基づいて必要な指導を行う等児童
　の福祉増進に努める。

⑤〜⑩　（略）

第14条　（略）

第15条

　　この法律で定めるもののほか、児童福祉司の任用叙級その他児童福祉司に関し
　必要な事項は、命令でこれを定める。

　　第6節　児童委員

第16条

　　市町村の区域に児童委員を置く。

②　民生委員法（昭和23年法律第198号）による民生委員は、児童委員に充てられ
　たものとする。

③〜④　（略）

第17条

　　児童委員は、次に掲げる職務を行う。

　　一　児童及び妊産婦につき、その生活及び取り巻く環境の状況を適切に把握して
　　　おくこと。

　　二　児童及び妊産婦につき、その保護、保健その他福祉に関し、サービスを適切
　　　に利用するために必要な情報の提供その他の援助及び指導を行うこと。

三　児童及び妊産婦に係る社会福祉を目的とする事業を経営する者又は児童の健やかな育成に関する活動を行う者と密接に連携し、その事業又は活動を支援すること。

　四　児童福祉司又は福祉事務所の社会福祉主事の行う職務に協力すること。

　五　児童の健やかな育成に関する気運の醸成に努めること。

　六　前各号に掲げるもののほか、必要に応じて、児童及び妊産婦の福祉の増進を図るための活動を行うこと。

② 　主任児童委員は、前項各号に掲げる児童委員の職務について、児童の福祉に関する機関と児童委員（主任児童委員である者を除く。以下この項において同じ。）との連絡調整を行うとともに、児童委員の活動に対する援助及び協力を行う。

③ 　前項の規定は、主任児童委員が第1項各号に掲げる児童委員の職務を行うことを妨げるものではない。

④ 　児童委員は、その職務に関し、都道府県知事の指揮監督を受ける。

第18条　（略）

第18条の2～3　（略）

第7節　保育士

第18条の4

　この法律で、保育士とは、第18条の18第1項の登録を受け、保育士の名称を用いて、専門的知識及び技術をもつて、児童の保育及び児童の保護者に対する保育に関する指導を行うことを業とする者をいう。

第18条の5

　次の各号のいずれかに該当する者は、保育士となることができない。

　一　心身の故障により保育士の業務を適正に行うことができない者として厚生労働省令で定めるもの

　二　禁錮以上の刑に処せられ、その執行を終わり、又は執行を受けることがなくなつた日から起算して2年を経過しない者

　三～五　（略）

第18条の6

　次の各号のいずれかに該当する者は、保育士となる資格を有する。

　一　都道府県知事の指定する保育士を養成する学校その他の施設（以下「指定保育士養成施設」という。）を卒業した者（学校教育法に基づく専門職大学の前

期課程を修了した者を含む。）

　二　保育士試験に合格した者

第18条の7　（略）

第18条の8

　　保育士試験は、厚生労働大臣の定める基準により、保育士として必要な知識及び技能について行う。

②　保育士試験は、毎年一回以上、都道府県知事が行う。

③〜④　（略）

第18条の9〜20　（略）

第18条の21

　　保育士は、保育士の信用を傷つけるような行為をしてはならない。

第18条の22

　　保育士は、正当な理由がなく、その業務に関して知り得た人の秘密を漏らしてはならない。保育士でなくなつた後においても、同様とする。

第18条の23

　　保育士でない者は、保育士又はこれに紛らわしい名称を使用してはならない。

第18条の24

　　この法律に定めるもののほか、指定保育士養成施設、保育士試験、指定試験機関、保育士の登録その他保育士に関し必要な事項は、政令でこれを定める。

第2章　福祉の保障

第1節　療育の指導、小児慢性特定疾病医療費の支給等

第1款　療育の指導

第19条

　　保健所長は、身体に障害のある児童につき、診査を行ない、又は相談に応じ、必要な療育の指導を行なわなければならない。

②　保健所長は、疾病により長期にわたり療養を必要とする児童につき、診査を行い、又は相談に応じ、必要な療育の指導を行うことができる。

③　（略）

第2款　小児慢性特定疾病医療費の支給

第1目　小児慢性特定疾病医療費の支給

第19条の2〜8　（略）

第2目　指定小児慢性特定疾病医療機関

第19条の9～21　（略）
　　　　第3目　小児慢性特定疾病児童等自立支援事業
第19条の22　（略）
　　　第3款　療育の給付
第20条～第21条の3　（略）
　　　第4款　雑則
第21条の4～5　（略）

　　第2節　居宅生活の支援
　　　第1款　障害児通所給付費、特例障害児通所給付費及び高額障害児通所給付費
　の支給
第21条の5の2～14　（略）
　　　第2款　指定障害児通所支援事業者
第21条の5の15～25　（略）
　　　第3款　業務管理体制の整備等
第21条の5の26～28　（略）
　　　第4款　肢体不自由児通所医療費の支給
第21条の5の29～32　（略）
　　　第5款　障害児通所支援及び障害福祉サービスの措置
第21条の6

　市町村は、障害児通所支援又は障害者の日常生活及び社会生活を総合的に支援するための法律第5条第1項に規定する障害福祉サービス（以下「障害福祉サービス」という。）を必要とする障害児の保護者が、やむを得ない事由により障害児通所給付費若しくは特例障害児通所給付費又は同法に規定する介護給付費若しくは特例介護給付費（第56条の6第1項において「介護給付費等」という。）の支給を受けることが著しく困難であると認めるときは、当該障害児につき、政令で定める基準に従い、障害児通所支援若しくは障害福祉サービスを提供し、又は当該市町村以外の者に障害児通所支援若しくは障害福祉サービスの提供を委託することができる。

第21条の7

　障害児通所支援事業を行う者及び障害者の日常生活及び社会生活を総合的に支援するための法律第5条第1項に規定する障害福祉サービス事業を行う者は、前条の規定による委託を受けたときは、正当な理由がない限り、これを拒んではな

らない。

第6款　子育て支援事業

第21条の8

　市町村は、次条に規定する子育て支援事業に係る福祉サービスその他地域の実情に応じたきめ細かな福祉サービスが積極的に提供され、保護者が、その児童及び保護者の心身の状況、これらの者の置かれている環境その他の状況に応じて、当該児童を養育するために最も適切な支援が総合的に受けられるように、福祉サービスを提供する者又はこれに参画する者の活動の連携及び調整を図るようにすることその他の地域の実情に応じた体制の整備に努めなければならない。

第21条の9

　市町村は、児童の健全な育成に資するため、その区域内において、放課後児童健全育成事業、子育て短期支援事業、乳児家庭全戸訪問事業、養育支援訪問事業、地域子育て支援拠点事業、一時預かり事業、病児保育事業及び子育て援助活動支援事業並びに次に掲げる事業であつて主務省令で定めるもの（以下「子育て支援事業」という。）が着実に実施されるよう、必要な措置の実施に努めなければならない。

一　児童及びその保護者又はその他の者の居宅において保護者の児童の養育を支援する事業

二　保育所その他の施設において保護者の児童の養育を支援する事業

三　地域の児童の養育に関する各般の問題につき、保護者からの相談に応じ、必要な情報の提供及び助言を行う事業

第21条の10

　市町村は、児童の健全な育成に資するため、地域の実情に応じた放課後児童健全育成事業を行うとともに、当該市町村以外の放課後児童健全育成事業を行う者との連携を図る等により、第6条の3第2項に規定する児童の放課後児童健全育成事業の利用の促進に努めなければならない。

第21条の10の2〜5　（略）

第21条の11

　市町村は、子育て支援事業に関し必要な情報の収集及び提供を行うとともに、保護者から求めがあつたときは、当該保護者の希望、その児童の養育の状況、当該児童に必要な支援の内容その他の事情を勘案し、当該保護者が最も適切な子育て支援事業の利用ができるよう、相談に応じ、必要な助言を行うものとする。

②　市町村は、前項の助言を受けた保護者から求めがあつた場合には、必要に応じ

て、子育て支援事業の利用についてあつせん又は調整を行うとともに、子育て支援事業を行う者に対し、当該保護者の利用の要請を行うものとする。

③〜④　（略）

第21条の12〜15　（略）

第21条の16

　　国及び地方公共団体は、子育て支援事業を行う者に対して、情報の提供、相談その他の適当な援助をするように努めなければならない。

第21条の17　（略）

第3節　助産施設、母子生活支援施設及び保育所への入所等

第22条

　　都道府県、市及び福祉事務所を設置する町村（以下「都道府県等」という。）は、それぞれその設置する福祉事務所の所管区域内における妊産婦が、保健上必要があるにもかかわらず、経済的理由により、入院助産を受けることができない場合において、その妊産婦から申込みがあつたときは、その妊産婦に対し助産施設において助産を行わなければならない。ただし、付近に助産施設がない等やむを得ない事由があるときは、この限りでない。

②　前項に規定する妊産婦であつて助産施設における助産の実施（以下「助産の実施」という。）を希望する者は、厚生労働省令の定めるところにより、入所を希望する助産施設その他厚生労働省令の定める事項を記載した申込書を都道府県等に提出しなければならない。この場合において、助産施設は、厚生労働省令の定めるところにより、当該妊産婦の依頼を受けて、当該申込書の提出を代わつて行うことができる。

③〜④　（略）

第23条

　　都道府県等は、それぞれその設置する福祉事務所の所管区域内における保護者が、配偶者のない女子又はこれに準ずる事情にある女子であつて、その者の監護すべき児童の福祉に欠けるところがある場合において、その保護者から申込みがあつたときは、その保護者及び児童を母子生活支援施設において保護しなければならない。ただし、やむを得ない事由があるときは、適当な施設への入所のあつせん、生活保護法（昭和25年法律第144号）の適用等適切な保護を行わなければならない。

②〜⑤　（略）

第24条

　　市町村は、この法律及び子ども・子育て支援法の定めるところにより、保護者
　の労働又は疾病その他の事由により、その監護すべき乳児、幼児その他の児童に
　ついて保育を必要とする場合において、次項に定めるところによるほか、当該児
　童を保育所（認定こども園法第３条第１項の認定を受けたもの及び同条第11項の
　規定による公示がされたものを除く。）において保育しなければならない。

②　市町村は、前項に規定する児童に対し、認定こども園法第２条第六項に規定す
　る認定こども園（子ども・子育て支援法第27条第一項の確認を受けたものに限
　る。）又は家庭的保育事業等（家庭的保育事業、小規模保育事業、居宅訪問型保
　育事業又は事業所内保育事業をいう。以下同じ。）により必要な保育を確保する
　ための措置を講じなければならない。

③　市町村は、保育の需要に応ずるに足りる保育所、認定こども園（子ども・子育
　て支援法第27条第１項の確認を受けたものに限る。以下この項及び第46条の２第
　２項において同じ。）又は家庭的保育事業等が不足し、又は不足するおそれがあ
　る場合その他必要と認められる場合には、保育所、認定こども園（保育所である
　ものを含む。）又は家庭的保育事業等の利用について調整を行うとともに、認定
　こども園の設置者又は家庭的保育事業等を行う者に対し、前項に規定する児童の
　利用の要請を行うものとする。

④　市町村は、第25条の８第三号又は第26条第１項第五号の規定による報告又は通
　知を受けた児童その他の優先的に保育を行う必要があると認められる児童につい
　て、その保護者に対し、保育所若しくは幼保連携型認定こども園において保育を
　受けること又は家庭的保育事業等による保育を受けること（以下「保育の利用」
　という。）の申込みを勧奨し、及び保育を受けることができるよう支援しなけれ
　ばならない。

⑤　市町村は、前項に規定する児童が、同項の規定による勧奨及び支援を行つても、
　なおやむを得ない事由により子ども・子育て支援法に規定する施設型給付費若し
　くは特例施設型給付費（同法第28条第１項第二号に係るものを除く。次項におい
　て同じ。）又は同法に規定する地域型保育給付費若しくは特例地域型保育給付費
　（同法第30条第１項第二号に係るものを除く。次項において同じ。）の支給に係る
　保育を受けることが著しく困難であると認めるときは、当該児童を当該市町村の
　設置する保育所若しくは幼保連携型認定こども園に入所させ、又は当該市町村以
　外の者の設置する保育所若しくは幼保連携型認定こども園に入所を委託して、保
　育を行わなければならない。

⑥〜⑦　（略）

第4節　障害児入所給付費、高額障害児入所給付費及び特定入所障害児食費等給
　　　　付費並びに障害児入所医療費の支給
　第1款　障害児入所給付費、高額障害児入所給付費及び特定入所障害児食費等
　　　　　給付費の支給
第24条の2
　　都道府県は、次条第6項に規定する入所給付決定保護者（以下この条において
　「入所給付決定保護者」という。）が、次条第四項の規定により定められた期間内
　において、都道府県知事が指定する障害児入所施設（以下「指定障害児入所施
　設」という。）又は指定発達支援医療機関（以下「指定障害児入所施設等」と総
　称する。）に入所又は入院（以下「入所等」という。）の申込みを行い、当該指定
　障害児入所施設等から障害児入所支援（以下「指定入所支援」という。）を受け
　たときは、当該入所給付決定保護者に対し、当該指定入所支援に要した費用（食
　事の提供に要する費用、居住又は滞在に要する費用その他の日常生活に要する費
　用のうち厚生労働省令で定める費用及び治療に要する費用（以下「入所特定費
　用」という。）を除く。）について、障害児入所給付費を支給する。
②　（略）
第24条の3〜8　（略）
　第2款　指定障害児入所施設等
第24条の9
　　第24条の2第1項の指定は、厚生労働省令で定めるところにより、障害児入所
　施設の設置者の申請により、当該障害児入所施設の入所定員を定めて、行う。
②〜③　（略）
第24条の10　（略）
第24条の11
　　指定障害児入所施設等の設置者は、障害児が自立した日常生活又は社会生活を
　営むことができるよう、障害児及びその保護者の意思をできる限り尊重するとと
　もに、行政機関、教育機関その他の関係機関との緊密な連携を図りつつ、障害児
　入所支援を当該障害児の意向、適性、障害の特性その他の事情に応じ、常に障害
　児及びその保護者の立場に立つて効果的に行うように努めなければならない。
②〜③　（略）
第24条の12〜19　（略）

第3款　業務管理体制の整備等

第24条の19の2　（略）

第4款　障害児入所医療費の支給

第24条の20

　　都道府県は、入所給付決定に係る障害児が、給付決定期間内において、指定障害児入所施設等（病院その他厚生労働省令で定める施設に限る。以下この条、次条及び第24条の23において同じ。）から障害児入所支援のうち治療に係るもの（以下この条において「障害児入所医療」という。）を受けたときは、厚生労働省令で定めるところにより、当該障害児に係る入所給付決定保護者に対し、当該障害児入所医療に要した費用について、障害児入所医療費を支給する。

②～④　（略）

第24条の22～23　（略）

第5款　障害児入所給付費、高額障害児入所給付費及び特定入所障害児食費等
　　　　給付費並びに障害児入所医療費の支給の特例

第24条の24　（略）

第5節　障害児相談支援給付費及び特例障害児相談支援給付費の支給

　　第1款　障害児相談支援給付費及び特例障害児相談支援給付費の支給

第24条の25～27　（略）

第2款　指定障害児相談支援事業者

第24条の28～37　（略）

第3款　業務管理体制の整備等

第24条の38～40　（略）

第6節　要保護児童の保護措置等

第25条

　　要保護児童を発見した者は、これを市町村、都道府県の設置する福祉事務所若しくは児童相談所又は児童委員を介して市町村、都道府県の設置する福祉事務所若しくは児童相談所に通告しなければならない。ただし、罪を犯した満十四歳以上の児童については、この限りでない。この場合においては、これを家庭裁判所に通告しなければならない。

②　刑法の秘密漏示罪の規定その他の守秘義務に関する法律の規定は、前項の規定による通告をすることを妨げるものと解釈してはならない。

第25条の２

　　地方公共団体は、単独で又は共同して、要保護児童（第31条第４項に規定する
延長者及び第33条第10項に規定する保護延長者（次項において「延長者等」とい
う。）を含む。次項において同じ。）の適切な保護又は要支援児童若しくは特定妊
婦への適切な支援を図るため、関係機関、関係団体及び児童の福祉に関連する職
務に従事する者その他の関係者（以下「関係機関等」という。）により構成され
る要保護児童対策地域協議会（以下「協議会」という。）を置くように努めなけ
ればならない。

②〜⑧　（略）

要保護児童対策調整機関に置かれた調整担当者は、厚生労働大臣が定める基準に適
合する研修を受けなければならない。

第25条の３〜４　（略）

第25条の５

　　次の各号に掲げる協議会を構成する関係機関等の区分に従い、当該各号に定め
る者は、正当な理由がなく、協議会の職務に関して知り得た秘密を漏らしてはな
らない。

一　国又は地方公共団体の機関　当該機関の職員又は職員であつた者

二　法人　当該法人の役員若しくは職員又はこれらの職にあつた者

三　前二号に掲げる者以外の者　協議会を構成する者又はその職にあつた者

第25条の６　（略）

第25条の７

　　市町村（次項に規定する町村を除く。）は、要保護児童若しくは要支援児童及
びその保護者又は特定妊婦（次項において「要保護児童等」という。）に対する
支援の実施状況を的確に把握するものとし、第25条第１項の規定による通告を受
けた児童及び相談に応じた児童又はその保護者（以下「通告児童等」という。）
について、必要があると認めたときは、次の各号のいずれかの措置を採らなけれ
ばならない。

一　第27条の措置を要すると認める者並びに医学的、心理学的、教育学的、社会
　　学的及び精神保健上の判定を要すると認める者は、これを児童相談所に送致す
　　ること。

二　通告児童等を当該市町村の設置する福祉事務所の知的障害者福祉法（昭和35
　　年法律第37号）第９条第６項に規定する知的障害者福祉司（以下「知的障害者
　　福祉司」という。）又は社会福祉主事に指導させること。

三〜四　（略）

第25条の8　（略）

第26条

　　児童相談所長は、第25条第1項の規定による通告を受けた児童、第25条の7第1項第一号若しくは第2項第一号、前条第一号又は少年法（昭和23年法律第168号）第6条の6第1項若しくは第18条第1項の規定による送致を受けた児童及び相談に応じた児童、その保護者又は妊産婦について、必要があると認めたときは、次の各号のいずれかの措置を採らなければならない。

一　次条の措置を要すると認める者は、これを都道府県知事に報告すること。

二　児童又はその保護者を児童相談所その他の関係機関若しくは関係団体の事業所若しくは事務所に通わせ当該事業所若しくは事務所において、又は当該児童若しくはその保護者の住所若しくは居所において、児童福祉司若しくは児童委員に指導させ、又は市町村、都道府県以外の者の設置する児童家庭支援センター、都道府県以外の障害者の日常生活及び社会生活を総合的に支援するための法律第5条第18項に規定する一般相談支援事業若しくは特定相談支援事業（次条第1項第二号及び第34条の7において「障害者等相談支援事業」という。）を行う者その他当該指導を適切に行うことができる者として厚生労働省令で定めるものに委託して指導させること。

三　児童及び妊産婦の福祉に関し、情報を提供すること、相談（専門的な知識及び技術を必要とするものを除く。）に応ずること、調査及び指導（医学的、心理学的、教育学的、社会学的及び精神保健上の判定を必要とする場合を除く。）を行うことその他の支援（専門的な知識及び技術を必要とするものを除く。）を行うことを要すると認める者（次条の措置を要すると認める者を除く。）は、これを市町村に送致すること。

四〜八　（略）

第27条

　　都道府県は、前条第1項第一号の規定による報告又は少年法第18条第2項の規定による送致のあつた児童につき、次の各号のいずれかの措置を採らなければならない。

一　児童又はその保護者に訓戒を加え、又は誓約書を提出させること。

二　児童又はその保護者を児童相談所その他の関係機関若しくは関係団体の事業所若しくは事務所に通わせ当該事業所若しくは事務所において、又は当該児童若しくはその保護者の住所若しくは居所において、児童福祉司、知的障害者福

祉司、社会福祉主事、児童委員若しくは当該都道府県の設置する児童家庭支援センター若しくは当該都道府県が行う障害者等相談支援事業に係る職員に指導させ、又は市町村、当該都道府県以外の者の設置する児童家庭支援センター、当該都道府県以外の障害者等相談支援事業を行う者若しくは前条第1項第二号に規定する厚生労働省令で定める者に委託して指導させること。

三　児童を小規模住居型児童養育事業を行う者若しくは里親に委託し、又は乳児院、児童養護施設、障害児入所施設、児童心理治療施設若しくは児童自立支援施設に入所させること。

四　家庭裁判所の審判に付することが適当であると認める児童は、これを家庭裁判所に送致すること。

② 都道府県は、肢体不自由のある児童又は重症心身障害児については、前項第三号の措置に代えて、指定発達支援医療機関に対し、これらの児童を入院させて障害児入所施設（第42条第二号に規定する医療型障害児入所施設に限る。）におけると同様な治療等を行うことを委託することができる。

③ 都道府県知事は、少年法第18条第2項の規定による送致のあつた児童につき、第一項の措置を採るにあたつては、家庭裁判所の決定による指示に従わなければならない。

④ 第1項第三号又は第2項の措置は、児童に親権を行う者（第47条第1項の規定により親権を行う児童福祉施設の長を除く。以下同じ。）又は未成年後見人があるときは、前項の場合を除いては、その親権を行う者又は未成年後見人の意に反して、これを採ることができない。

⑤ 都道府県知事は、第1項第二号若しくは第三号若しくは第2項の措置を解除し、停止し、又は他の措置に変更する場合には、児童相談所長の意見を聴かなければならない。

⑥ 都道府県知事は、政令の定めるところにより、第1項第一号から第三号までの措置（第3項の規定により採るもの及び第28条第1項第一号又は第二号ただし書の規定により採るものを除く。）若しくは第2項の措置を採る場合又は第1項第二号若しくは第三号若しくは第二項の措置を解除し、停止し、若しくは他の措置に変更する場合には、都道府県児童福祉審議会の意見を聴かなければならない。

第27条の2

都道府県は、少年法第24条第1項又は第26条の4第1項の規定により同法第24条第1項第二号の保護処分の決定を受けた児童につき、当該決定に従つて児童自立支援施設に入所させる措置（保護者の下から通わせて行うものを除く。）又は

児童養護施設に入所させる措置を採らなければならない。

② 前項に規定する措置は、この法律の適用については、前条第1項第三号の児童自立支援施設又は児童養護施設に入所させる措置とみなす。ただし、同条第4項及び第6項（措置を解除し、停止し、又は他の措置に変更する場合に係る部分を除く。）並びに第28条の規定の適用については、この限りでない。

第27条の3

都道府県知事は、たまたま児童の行動の自由を制限し、又はその自由を奪うような強制的措置を必要とするときは、第33条、第33条の2及び第47条の規定により認められる場合を除き、事件を家庭裁判所に送致しなければならない。

第27条の4

第26条第1項第二号又は第27条第1項第二号の規定により行われる指導（委託に係るものに限る。）の事務に従事する者又は従事していた者は、その事務に関して知り得た秘密を漏らしてはならない。

第28条

保護者が、その児童を虐待し、著しくその監護を怠り、その他保護者に監護させることが著しく当該児童の福祉を害する場合において、第27条第一項第三号の措置を採ることが児童の親権を行う者又は未成年後見人の意に反するときは、都道府県は、次の各号の措置を採ることができる。

一 保護者が親権を行う者又は未成年後見人であるときは、家庭裁判所の承認を得て、第27条第1項第三号の措置を採ること。

二 保護者が親権を行う者又は未成年後見人でないときは、その児童を親権を行う者又は未成年後見人に引き渡すこと。ただし、その児童を親権を行う者又は未成年後見人に引き渡すことが児童の福祉のため不適当であると認めるときは、家庭裁判所の承認を得て、第27条第1項第三号の措置を採ること。

② 前項第一号及び第二号ただし書の規定による措置の期間は、当該措置を開始した日から2年を超えてはならない。ただし、当該措置に係る保護者に対する指導措置（第27条第1項第二号の措置をいう。以下この条並びに第33条第2項及び第9項において同じ。）の効果等に照らし、当該措置を継続しなければ保護者がその児童を虐待し、著しくその監護を怠り、その他著しく当該児童の福祉を害するおそれがあると認めるときは、都道府県は、家庭裁判所の承認を得て、当該期間を更新することができる。

③ 都道府県は、前項ただし書の規定による更新に係る承認の申立てをした場合において、やむを得ない事情があるときは、当該措置の期間が満了した後も、当該

申立てに対する審判が確定するまでの間、引き続き当該措置を採ることができる。ただし、当該申立てを却下する審判があつた場合は、当該審判の結果を考慮してもなお当該措置を採る必要があると認めるときに限る。

④　家庭裁判所は、第1項第一号若しくは第二号ただし書又は第2項ただし書の承認（以下「措置に関する承認」という。）の申立てがあつた場合は、都道府県に対し、期限を定めて、当該申立てに係る保護者に対する指導措置を採るよう勧告すること、当該申立てに係る保護者に対する指導措置に関し報告及び意見を求めること、又は当該申立てに係る児童及びその保護者に関する必要な資料の提出を求めることができる。

⑤　家庭裁判所は、前項の規定による勧告を行つたときは、その旨を当該保護者に通知するものとする。

⑥　家庭裁判所は、措置に関する承認の申立てに対する承認の審判をする場合において、当該措置の終了後の家庭その他の環境の調整を行うため当該保護者に対する指導措置を採ることが相当であると認めるときは、都道府県に対し、当該指導措置を採るよう勧告することができる。

⑦　家庭裁判所は、第四項の規定による勧告を行つた場合において、措置に関する承認の申立てを却下する審判をするときであつて、家庭その他の環境の調整を行うため当該勧告に係る当該保護者に対する指導措置を採ることが相当であると認めるときは、都道府県に対し、当該指導措置を採るよう勧告することができる。

⑧　第5項の規定は、前2項の規定による勧告について準用する。

第29条

都道府県知事は、前条の規定による措置をとるため、必要があると認めるときは、児童委員又は児童の福祉に関する事務に従事する職員をして、児童の住所若しくは居所又は児童の従業する場所に立ち入り、必要な調査又は質問をさせることができる。この場合においては、その身分を証明する証票を携帯させ、関係者の請求があつたときは、これを提示させなければならない。

第30条

4親等内の児童以外の児童を、その親権を行う者又は未成年後見人から離して、自己の家庭（単身の世帯を含む。）に、3月（乳児については、1月）を超えて同居させる意思をもつて同居させた者又は継続して2月以上（乳児については、20日以上）同居させた者（法令の定めるところにより児童を委託された者及び児童を単に下宿させた者を除く。）は、同居を始めた日から3月以内（乳児については、1月以内）に、市町村長を経て、都道府県知事に届け出なければならない。

ただし、その届出期間内に同居をやめたときは、この限りでない。

②〜③　（略）

第30条の2　（略）

第31条

　　都道府県等は、第23条第1項本文の規定により母子生活支援施設に入所した児童については、その保護者から申込みがあり、かつ、必要があると認めるときは、満20歳に達するまで、引き続きその者を母子生活支援施設において保護することができる。

②〜⑥　（略）

第32条

　　都道府県知事は、第27条第1項若しくは第2項の措置を採る権限又は児童自立生活援助の実施の権限の全部又は一部を児童相談所長に委任することができる。

②〜③　（略）

第33条

　　児童相談所長は、必要があると認めるときは、第26条第1項の措置を採るに至るまで、児童の安全を迅速に確保し適切な保護を図るため、又は児童の心身の状況、その置かれている環境その他の状況を把握するため、児童の一時保護を行い、又は適当な者に委託して、当該一時保護を行わせることができる。

②　都道府県知事は、必要があると認めるときは、第27条第1項又は第2項の措置（第28条第4項の規定による勧告を受けて採る指導措置を除く。）を採るに至るまで、児童の安全を迅速に確保し適切な保護を図るため、又は児童の心身の状況、その置かれている環境その他の状況を把握するため、児童相談所長をして、児童の一時保護を行わせ、又は適当な者に当該一時保護を行うことを委託させることができる。

③　前2項の規定による一時保護の期間は、当該一時保護を開始した日から2月を超えてはならない。

④　前項の規定にかかわらず、児童相談所長又は都道府県知事は、必要があると認めるときは、引き続き第1項又は第2項の規定による一時保護を行うことができる。

⑤〜⑫　（略）

第33条の2

　　児童相談所長は、一時保護が行われた児童で親権を行う者又は未成年後見人のないものに対し、親権を行う者又は未成年後見人があるに至るまでの間、親権を

行う。（以下略）

②～④　（略）

第33条の２の２　（略）

第33条の３

　　児童相談所長は、一時保護が行われている間に児童が逃走し、又は死亡した場合において、遺留物があるときは、これを保管し、かつ、前条第３項の規定により権利者に返還しなければならない物を除き、これを当該児童の保護者若しくは親族又は相続人に交付しなければならない。

②　（略）

第33条の４～８　（略）

第33条の９

　　児童等の未成年後見人に、不正な行為、著しい不行跡その他後見の任務に適しない事由があるときは、民法第846条の規定による未成年後見人の解任の請求は、同条に定める者のほか、児童相談所長も、これを行うことができる。第33条の９の２　（略）

第７節　被措置児童等虐待の防止等

第33条の10　（略）

第33条の11

　　施設職員等は、被措置児童等虐待その他被措置児童等の心身に有害な影響を及ぼす行為をしてはならない。

第33条の12～17　（略）

第８節　情報公表対象支援の利用に資する情報の報告及び公表

第33条の18　（略）

第９節　障害児福祉計画

第33条の19～25　（略）

第10節　雑則

第34条

　　何人も、次に掲げる行為をしてはならない。

　一　身体に障害又は形態上の異常がある児童を公衆の観覧に供する行為

　二　児童にこじきをさせ、又は児童を利用してこじきをする行為

三　公衆の娯楽を目的として、満15歳に満たない児童にかるわざ又は曲馬をさせる行為

四　満15歳に満たない児童に戸々について、又は道路その他これに準ずる場所で歌謡、遊芸その他の演技を業務としてさせる行為

四の二　児童に午後10時から午前3時までの間、戸々について、又は道路その他これに準ずる場所で物品の販売、配布、展示若しくは拾集又は役務の提供を業務としてさせる行為

四の三　戸々について、又は道路その他これに準ずる場所で物品の販売、配布、展示若しくは拾集又は役務の提供を業務として行う満15歳に満たない児童を、当該業務を行うために、風俗営業等の規制及び業務の適正化等に関する法律（昭和23年法律第122号）第2条第4項の接待飲食等営業、同条第6項の店舗型性風俗特殊営業及び同条第九項の店舗型電話異性紹介営業に該当する営業を営む場所に立ち入らせる行為

五　満15歳に満たない児童に酒席に侍する行為を業務としてさせる行為

六　児童に淫（いん）行をさせる行為

七　前各号に掲げる行為をするおそれのある者その他児童に対し、刑罰法令に触れる行為をなすおそれのある者に、情を知つて、児童を引き渡す行為及び当該引渡し行為のなされるおそれがあるの情を知つて、他人に児童を引き渡す行為

八　成人及び児童のための正当な職業紹介の機関以外の者が、営利を目的として、児童の養育をあつせんする行為

九　児童の心身に有害な影響を与える行為をさせる目的をもつて、これを自己の支配下に置く行為

②　児童養護施設、障害児入所施設、児童発達支援センター又は児童自立支援施設においては、それぞれ第41条から第43条まで及び第44条に規定する目的に反して、入所した児童を酷使してはならない。

第34条の2

　この法律に定めるもののほか、福祉の保障に関し必要な事項は、政令でこれを定める。

第3章　事業、養育里親及び養子縁組里親並びに施設

第34条の3

　都道府県は、障害児通所支援事業又は障害児相談支援事業（以下「障害児通所支援事業等」という。）を行うことができる。

② 国及び都道府県以外の者は、厚生労働省令で定めるところにより、あらかじめ、厚生労働省令で定める事項を都道府県知事に届け出て、障害児通所支援事業等を行うことができる。

③ 国及び都道府県以外の者は、前項の規定により届け出た事項に変更が生じたときは、変更の日から1月以内に、その旨を都道府県知事に届け出なければならない。

④ 国及び都道府県以外の者は、障害児通所支援事業等を廃止し、又は休止しようとするときは、あらかじめ、厚生労働省令で定める事項を都道府県知事に届け出なければならない。

第34条の4 （略）

第34条の5

都道府県知事は、児童の福祉のために必要があると認めるときは、障害児通所支援事業等、児童自立生活援助事業若しくは小規模住居型児童養育事業を行う者に対して、必要と認める事項の報告を求め、又は当該職員に、関係者に対して質問させ、若しくはその事務所若しくは施設に立ち入り、設備、帳簿書類その他の物件を検査させることができる。

② （略）

第34条の6～7 （略）

第34条の8 市町村は、放課後児童健全育成事業を行うことができる。

②～④ （略）

第34条の8の2 市町村は、放課後児童健全育成事業の設備及び運営について、条例で基準を定めなければならない。（以下略）

②～③ （略）

第34条の8の3 （略）

第34条の9 市町村は、厚生労働省令で定めるところにより、子育て短期支援事業を行うことができる。

第34条の10 市町村は、第21条の10の2第1項の規定により乳児家庭全戸訪問事業又は養育支援訪問事業を行う場合には、社会福祉法の定めるところにより行うものとする。

第34条の11 市町村、社会福祉法人その他の者は、社会福祉法の定めるところにより、地域子育て支援拠点事業を行うことができる。

② （略）

第34条の12 市町村、社会福祉法人その他の者は、厚生労働省令の定めるところに

より、あらかじめ、厚生労働省令で定める事項を都道府県知事に届け出て、一時預かり事業を行うことができる。

②〜③　（略）

第34条の13〜14　（略）

第34条の15　市町村は、家庭的保育事業等を行うことができる。

②〜⑦　（略）

第34条の16

　　市町村は、家庭的保育事業等の設備及び運営について、条例で基準を定めなければならない。（以下略）

②〜③　（略）

第34条の17〜18　（略）

第34条の18の2　都道府県知事は、児童の福祉のために必要があると認めるときは、病児保育事業を行う者に対して、必要と認める事項の報告を求め、又は当該職員に、関係者に対して質問させ、若しくはその事業を行う場所に立ち入り、設備、帳簿書類その他の物件を検査させることができる。

②〜③　（略）

第34条の18の3　国及び都道府県以外の者は、社会福祉法の定めるところにより、子育て援助活動支援事業を行うことができる。

②　子育て援助活動支援事業に従事する者は、その職務を遂行するに当たつては、個人の身上に関する秘密を守らなければならない。

第34条の19　（略）

第34条の20

　　本人又はその同居人が次の各号のいずれかに該当する者は、養育里親及び養子縁組里親となることができない。

　一　禁錮以上の刑に処せられ、その執行を終わり、又は執行を受けることがなくなるまでの者

　二〜四　（略）

第34条の21　（略）

第35条

　　国は、政令の定めるところにより、児童福祉施設（助産施設、母子生活支援施設、保育所及び幼保連携型認定こども園を除く。）を設置するものとする。

②　都道府県は、政令の定めるところにより、児童福祉施設（幼保連携型認定こども園を除く。以下この条、第45条、第46条、第49条、第50条第九号、第51条第七

号、第56条の2、第57条及び第58条において同じ。）を設置しなければならない。

③　市町村は、厚生労働省令の定めるところにより、あらかじめ、厚生労働省令で定める事項を都道府県知事に届け出て、児童福祉施設を設置することができる。

④　国、都道府県及び市町村以外の者は、厚生労働省令の定めるところにより、都道府県知事の認可を得て、児童福祉施設を設置することができる。

⑤～⑫　（略）

第36条

　　助産施設は、保健上必要があるにもかかわらず、経済的理由により、入院助産を受けることができない妊産婦を入所させて、助産を受けさせることを目的とする施設とする。

第37条

　　乳児院は、乳児（保健上、安定した生活環境の確保その他の理由により特に必要のある場合には、幼児を含む。）を入院させて、これを養育し、あわせて退院した者について相談その他の援助を行うことを目的とする施設とする。

第38条

　　母子生活支援施設は、配偶者のない女子又はこれに準ずる事情にある女子及びその者の監護すべき児童を入所させて、これらの者を保護するとともに、これらの者の自立の促進のためにその生活を支援し、あわせて退所した者について相談その他の援助を行うことを目的とする施設とする。

第39条

　　保育所は、保育を必要とする乳児・幼児を日々保護者の下から通わせて保育を行うことを目的とする施設（利用定員が20人以上であるものに限り、幼保連携型認定こども園を除く。）とする。

②　保育所は、前項の規定にかかわらず、特に必要があるときは、保育を必要とするその他の児童を日々保護者の下から通わせて保育することができる。

第39条の2

　　幼保連携型認定こども園は、義務教育及びその後の教育の基礎を培うものとしての満3歳以上の幼児に対する教育（教育基本法（平成18年法律第120号）第6条第1項に規定する法律に定める学校において行われる教育をいう。）及び保育を必要とする乳児・幼児に対する保育を一体的に行い、これらの乳児又は幼児の健やかな成長が図られるよう適当な環境を与えて、その心身の発達を助長することを目的とする施設とする。

②　（略）

第40条

　児童厚生施設は、児童遊園、児童館等児童に健全な遊びを与えて、その健康を増進し、又は情操をゆたかにすることを目的とする施設とする。

第41条

　児童養護施設は、保護者のない児童（乳児を除く。ただし、安定した生活環境の確保その他の理由により特に必要のある場合には、乳児を含む。以下この条において同じ。）、虐待されている児童その他環境上養護を要する児童を入所させて、これを養護し、あわせて退所した者に対する相談その他の自立のための援助を行うことを目的とする施設とする。

第42条

　障害児入所施設は、次の各号に掲げる区分に応じ、障害児を入所させて、当該各号に定める支援を行うことを目的とする施設とする。

一　福祉型障害児入所施設　保護、日常生活の指導及び独立自活に必要な知識技能の付与

二　医療型障害児入所施設　保護、日常生活の指導、独立自活に必要な知識技能の付与及び治療

第43条

　児童発達支援センターは、次の各号に掲げる区分に応じ、障害児を日々保護者の下から通わせて、当該各号に定める支援を提供することを目的とする施設とする。

一　福祉型児童発達支援センター　日常生活における基本的動作の指導、独立自活に必要な知識技能の付与又は集団生活への適応のための訓練

二　医療型児童発達支援センター　日常生活における基本的動作の指導、独立自活に必要な知識技能の付与又は集団生活への適応のための訓練及び治療

第43条の2

　児童心理治療施設は、家庭環境、学校における交友関係その他の環境上の理由により社会生活への適応が困難となつた児童を、短期間、入所させ、又は保護者の下から通わせて、社会生活に適応するために必要な心理に関する治療及び生活指導を主として行い、あわせて退所した者について相談その他の援助を行うことを目的とする施設とする。

第44条

　児童自立支援施設は、不良行為をなし、又はなすおそれのある児童及び家庭環境その他の環境上の理由により生活指導等を要する児童を入所させ、又は保護者

の下から通わせて、個々の児童の状況に応じて必要な指導を行い、その自立を支援し、あわせて退所した者について相談その他の援助を行うことを目的とする施設とする。

第44条の2

　児童家庭支援センターは、地域の児童の福祉に関する各般の問題につき、児童に関する家庭その他からの相談のうち、専門的な知識及び技術を必要とするものに応じ、必要な助言を行うとともに、市町村の求めに応じ、技術的助言その他必要な援助を行うほか、第26条第1項第二号及び第27条第1項第二号の規定による指導を行い、あわせて児童相談所、児童福祉施設等との連絡調整その他厚生労働省令の定める援助を総合的に行うことを目的とする施設とする。

② （略）

第44条の3　（略）

第45条

　都道府県は、児童福祉施設の設備及び運営について、条例で基準を定めなければならない。この場合において、その基準は、児童の身体的、精神的及び社会的な発達のために必要な生活水準を確保するものでなければならない。

②～④　（略）

第45条の2　厚生労働大臣は、里親の行う養育について、基準を定めなければならない。この場合において、その基準は、児童の身体的、精神的及び社会的な発達のために必要な生活水準を確保するものでなければならない。

② （略）

第46条　（略）

第46条の2　（略）

第47条　（略）

第48条

　児童養護施設、障害児入所施設、児童心理治療施設及び児童自立支援施設の長、その住居において養育を行う第6条の3第8項に規定する厚生労働省令で定める者並びに里親は、学校教育法に規定する保護者に準じて、その施設に入所中又は受託中の児童を就学させなければならない。

第48条の2

　乳児院、母子生活支援施設、児童養護施設、児童心理治療施設及び児童自立支援施設の長は、その行う児童の保護に支障がない限りにおいて、当該施設の所在する地域の住民につき、児童の養育に関する相談に応じ、及び助言を行うよう努

めなければならない。

第48条の3

　　乳児院、児童養護施設、障害児入所施設、児童心理治療施設及び児童自立支援施設の長並びに小規模住居型児童養育事業を行う者及び里親は、当該施設に入所し、又は小規模住居型児童養育事業を行う者若しくは里親に委託された児童及びその保護者に対して、市町村、児童相談所、児童家庭支援センター、教育機関、医療機関その他の関係機関との緊密な連携を図りつつ、親子の再統合のための支援その他の当該児童が家庭（家庭における養育環境と同様の養育環境及び良好な家庭的環境を含む。）で養育されるために必要な措置を採らなければならない。

第48条の4

　　保育所は、当該保育所が主として利用される地域の住民に対してその行う保育に関し情報の提供を行い、並びにその行う保育に支障がない限りにおいて、乳児、幼児等の保育に関する相談に応じ、及び助言を行うよう努めなければならない。

②　保育所に勤務する保育士は、乳児、幼児等の保育に関する相談に応じ、及び助言を行うために必要な知識及び技能の修得、維持及び向上に努めなければならない。

第49条　（略）

第4章　費用

第49条の2～第56条の5　（略）

第5章　国民健康保険団体連合会の児童福祉法関係業務

第56条の5の2～4　（略）

第6章　審査請求

第56条の5の5

　　市町村の障害児通所給付費又は特例障害児通所給付費に係る処分に不服がある障害児の保護者は、都道府県知事に対して審査請求をすることができる。

②　前項の審査請求については、障害者の日常生活及び社会生活を総合的に支援するための法律第8章（第97条第1項を除く。）の規定を準用する。この場合において、必要な技術的読替えは、政令で定める。

第7章　雑則

第56条の6～第59条の8　（略）

第8章　罰則

第60条～第62条の7　（略）

附則　（略）

児童虐待の防止等に関する法律

（目的）

第1条

　　この法律は、児童虐待が児童の人権を著しく侵害し、その心身の成長及び人格の形成に重大な影響を与えるとともに、我が国における将来の世代の育成にも懸念を及ぼすことにかんがみ、児童に対する虐待の禁止、児童虐待の予防及び早期発見その他の児童虐待の防止に関する国及び地方公共団体の責務、児童虐待を受けた児童の保護及び自立の支援のための措置等を定めることにより、児童虐待の防止等に関する施策を促進し、もって児童の権利利益の擁護に資することを目的とする。

（児童虐待の定義）

第2条

　　この法律において、「児童虐待」とは、保護者（親権を行う者、未成年後見人その他の者で、児童を現に監護するものをいう。以下同じ。）がその監護する児童（18歳に満たない者をいう。以下同じ。）について行う次に掲げる行為をいう。

一　児童の身体に外傷が生じ、又は生じるおそれのある暴行を加えること。

二　児童にわいせつな行為をすること又は児童をしてわいせつな行為をさせること。

三　児童の心身の正常な発達を妨げるような著しい減食又は長時間の放置、保護者以外の同居人による前二号又は次号に掲げる行為と同様の行為の放置その他の保護者としての監護を著しく怠ること。

四　児童に対する著しい暴言又は著しく拒絶的な対応、児童が同居する家庭にお
　　ける配偶者に対する暴力（配偶者（婚姻の届出をしていないが、事実上婚姻関
　　係と同様の事情にある者を含む。）の身体に対する不法な攻撃であって生命又
　　は身体に危害を及ぼすもの及びこれに準ずる心身に有害な影響を及ぼす言動を
　　いう。第16条において同じ。）その他の児童に著しい心理的外傷を与える言動
　　を行うこと。

（児童に対する虐待の禁止）

第3条

　　何人も、児童に対し、虐待をしてはならない。

（国及び地方公共団体の責務等）

第4条

　　国及び地方公共団体は、児童虐待の予防及び早期発見、迅速かつ適切な児童虐
　待を受けた児童の保護及び自立の支援（児童虐待を受けた後18歳となった者に対
　する自立の支援を含む。第3項及び次条第2項において同じ。）並びに児童虐待
　を行った保護者に対する親子の再統合の促進への配慮その他の児童虐待を受けた
　児童が家庭（家庭における養育環境と同様の養育環境及び良好な家庭的環境を含
　む。）で生活するために必要な配慮をした適切な指導及び支援を行うため、関係
　省庁相互間又は関係地方公共団体相互間、市町村、児童相談所、福祉事務所、配
　偶者からの暴力の防止及び被害者の保護等に関する法律（平成13年法律第31号）
　第3条第1項に規定する配偶者暴力相談支援センター（次条第1項において単に
　「配偶者暴力相談支援センター」という。）、学校及び医療機関の間その他関係機
　関及び民間団体の間の連携の強化、民間団体の支援、医療の提供体制の整備その
　他児童虐待の防止等のために必要な体制の整備に努めなければならない。

2　国及び地方公共団体は、児童相談所等関係機関の職員及び学校の教職員、児童
　福祉施設の職員、医師、歯科医師、保健師、助産師、看護師、弁護士その他児童
　の福祉に職務上関係のある者が児童虐待を早期に発見し、その他児童虐待の防止
　に寄与することができるよう、研修等必要な措置を講ずるものとする。

3　（略）

4　（略）

5　国及び地方公共団体は、児童虐待を受けた児童がその心身に著しく重大な被害
　を受けた事例の分析を行うとともに、児童虐待の予防及び早期発見のための方策、
　児童虐待を受けた児童のケア並びに児童虐待を行った保護者の指導及び支援のあ
　り方、学校の教職員及び児童福祉施設の職員が児童虐待の防止に果たすべき役割

その他児童虐待の防止等のために必要な事項についての調査研究及び検証を行う
ものとする。

6　（略）

7　児童の親権を行う者は、児童を心身ともに健やかに育成することについて第一
　義的責任を有するものであって、親権を行うに当たっては、できる限り児童の利
　益を尊重するよう努めなければならない。

8　（略）

（児童虐待の早期発見等）

第5条

　　学校、児童福祉施設、病院、都道府県警察、婦人相談所、教育委員会、配偶者
　暴力相談支援センターその他児童の福祉に業務上関係のある団体及び学校の教職
　員、児童福祉施設の職員、医師、歯科医師、保健師、助産師、看護師、弁護士、
　警察官、婦人相談員その他児童の福祉に職務上関係のある者は、児童虐待を発見
　しやすい立場にあることを自覚し、児童虐待の早期発見に努めなければならない。

2　前項に規定する者は、児童虐待の予防その他の児童虐待の防止並びに児童虐待
　を受けた児童の保護及び自立の支援に関する国及び地方公共団体の施策に協力す
　るよう努めなければならない。

3　（略）

4　（略）

5　学校及び児童福祉施設は、児童及び保護者に対して、児童虐待の防止のための
　教育又は啓発に努めなければならない。

（児童虐待に係る通告）

第6条

　　児童虐待を受けたと思われる児童を発見した者は、速やかに、これを市町村、
　都道府県の設置する福祉事務所若しくは児童相談所又は児童委員を介して市町村、
　都道府県の設置する福祉事務所若しくは児童相談所に通告しなければならない。

2　前項の規定による通告は、児童福祉法第25条第1項の規定による通告とみなし
　て、同法の規定を適用する。

3　刑法（明治40年法律第45号）の秘密漏示罪の規定その他の守秘義務に関する法
　律の規定は、第1項の規定による通告をする義務の遵守を妨げるものと解釈して
　はならない。

第7条

　　市町村、都道府県の設置する福祉事務所又は児童相談所が前条第一項の規定に

よる通告を受けた場合においては、当該通告を受けた市町村、都道府県の設置する福祉事務所又は児童相談所の所長、所員その他の職員及び当該通告を仲介した児童委員は、その職務上知り得た事項であって当該通告をした者を特定させるものを漏らしてはならない。

（通告又は送致を受けた場合の措置）

第8条

　市町村又は都道府県の設置する福祉事務所が第六条第一項の規定による通告を受けたときは、市町村又は福祉事務所の長は、必要に応じ近隣住民、学校の教職員、児童福祉施設の職員その他の者の協力を得つつ、当該児童との面会その他の当該児童の安全の確認を行うための措置を講ずるとともに、必要に応じ次に掲げる措置を採るものとする。

一　児童福祉法第25条の7第1項第一号若しくは第2項第一号又は第25条の8第一号の規定により当該児童を児童相談所に送致すること。

二　当該児童のうち次条第1項の規定による出頭の求め及び調査若しくは質問、第9条第1項の規定による立入り及び調査若しくは質問又は児童福祉法第33条第1項若しくは第2項の規定による一時保護の実施が適当であると認めるものを都道府県知事又は児童相談所長へ通知すること。

2　児童相談所が第6条第1項の規定による通告又は児童福祉法第25条の7第1項第一号若しくは第2項第一号若しくは第25条の8第一号の規定による送致を受けたときは、児童相談所長は、必要に応じ近隣住民、学校の教職員、児童福祉施設の職員その他の者の協力を得つつ、当該児童との面会その他の当該児童の安全の確認を行うための措置を講ずるとともに、必要に応じ次に掲げる措置を採るものとする。

一　児童福祉法第33条第1項の規定により当該児童の一時保護を行い、又は適当な者に委託して、当該一時保護を行わせること。

二　（略）

三　（略）

四　（略）

3　前2項の児童の安全の確認を行うための措置、市町村若しくは児童相談所への送致又は一時保護を行う者は、速やかにこれを行うものとする。

（出頭要求等）

第8条の2

　都道府県知事は、児童虐待が行われているおそれがあると認めるときは、当該

児童の保護者に対し、当該児童を同伴して出頭することを求め、児童委員又は児童の福祉に関する事務に従事する職員をして、必要な調査又は質問をさせることができる。この場合においては、その身分を証明する証票を携帯させ、関係者の請求があったときは、これを提示させなければならない。

2　都道府県知事は、前項の規定により当該児童の保護者の出頭を求めようとするときは、厚生労働省令で定めるところにより、当該保護者に対し、出頭を求める理由となった事実の内容、出頭を求める日時及び場所、同伴すべき児童の氏名その他必要な事項を記載した書面により告知しなければならない。

3　都道府県知事は、第1項の保護者が同項の規定による出頭の求めに応じない場合は、次条第1項の規定による児童委員又は児童の福祉に関する事務に従事する職員の立入り及び調査又は質問その他の必要な措置を講ずるものとする。

（立入調査等）

第9条

都道府県知事は、児童虐待が行われているおそれがあると認めるときは、児童委員又は児童の福祉に関する事務に従事する職員をして、児童の住所又は居所に立ち入り、必要な調査又は質問をさせることができる。この場合においては、その身分を証明する証票を携帯させ、関係者の請求があったときは、これを提示させなければならない。

2　（略）

（再出頭要求等）

第9条の2

都道府県知事は、第8条の2第1項の保護者又は前条第1項の児童の保護者が正当な理由なく同項の規定による児童委員又は児童の福祉に関する事務に従事する職員の立入り又は調査を拒み、妨げ、又は忌避した場合において、児童虐待が行われているおそれがあると認めるときは、当該保護者に対し、当該児童を同伴して出頭することを求め、児童委員又は児童の福祉に関する事務に従事する職員をして、必要な調査又は質問をさせることができる。この場合においては、その身分を証明する証票を携帯させ、関係者の請求があったときは、これを提示させなければならない。

2　（略）

（臨検、捜索等）

第9条の3

都道府県知事は、第8条の2第1項の保護者又は第9条第1項の児童の保護者

が正当な理由なく同項の規定による児童委員又は児童の福祉に関する事務に従事する職員の立入り又は調査を拒み、妨げ、又は忌避した場合において、児童虐待が行われている疑いがあるときは、当該児童の安全の確認を行い、又はその安全を確保するため、児童の福祉に関する事務に従事する職員をして、当該児童の住所又は居所の所在地を管轄する地方裁判所、家庭裁判所又は簡易裁判所の裁判官があらかじめ発する許可状により、当該児童の住所若しくは居所に臨検させ、又は当該児童を捜索させることができる。

2　都道府県知事は、前項の規定による臨検又は捜索をさせるときは、児童の福祉に関する事務に従事する職員をして、必要な調査又は質問をさせることができる。

3〜6　（略）

（臨検又は捜索の夜間執行の制限）

第9条の4

前条第1項の規定による臨検又は捜索は、許可状に夜間でもすることができる旨の記載がなければ、日没から日の出までの間には、してはならない。

2　日没前に開始した前条第1項の規定による臨検又は捜索は、必要があると認めるときは、日没後まで継続することができる。

（許可状の提示）

第9条の5

第9条の3第1項の規定による臨検又は捜索の許可状は、これらの処分を受ける者に提示しなければならない。

（身分の証明）

第9条の6　（略）

（臨検又は捜索に際しての必要な処分）

第9条の7

児童の福祉に関する事務に従事する職員は、第9条の3第1項の規定による臨検又は捜索をするに当たって必要があるときは、錠をはずし、その他必要な処分をすることができる。

（臨検等をする間の出入りの禁止）

第9条の8　（略）

（責任者等の立会い）

第9条の9

児童の福祉に関する事務に従事する職員は、第9条の3第1項の規定による臨検又は捜索をするときは、当該児童の住所若しくは居所の所有者若しくは管理者

（これらの者の代表者、代理人その他これらの者に代わるべき者を含む。）又は同居の親族で成年に達した者を立ち会わせなければならない。

2　（略）

（警察署長に対する援助要請等）

第10条

　　児童相談所長は、第8条第2項の児童の安全の確認を行おうとする場合、又は同項第一号の一時保護を行おうとし、若しくは行わせようとする場合において、これらの職務の執行に際し必要があると認めるときは、当該児童の住所又は居所の所在地を管轄する警察署長に対し援助を求めることができる。都道府県知事が、第9条第1項の規定による立入り及び調査若しくは質問をさせ、又は臨検等をさせようとする場合についても、同様とする。

2　児童相談所長又は都道府県知事は、児童の安全の確認及び安全の確保に万全を期する観点から、必要に応じ迅速かつ適切に、前項の規定により警察署長に対し援助を求めなければならない。

3　（略）

（調書）

第10条の2

　　児童の福祉に関する事務に従事する職員は、第9条の3第1項の規定による臨検又は捜索をしたときは、これらの処分をした年月日及びその結果を記載した調書を作成し、立会人に示し、当該立会人とともにこれに署名押印しなければならない。ただし、立会人が署名押印をせず、又は署名押印することができないときは、その旨を付記すれば足りる。

（都道府県知事への報告）

第10条の3　（略）

（行政手続法の適用除外）

第10条の4　（略）

（審査請求の制限）

第10条の5　（略）

（行政事件訴訟の制限）

第10条の6　（略）

（児童虐待を行った保護者に対する指導等）

第11条

　　都道府県知事又は児童相談所長は、児童虐待を行った保護者について児童福祉

法第27条第1項第二号又は第26条第1項第二号の規定により指導を行う場合は、当該保護者について、児童虐待の再発を防止するため、医学的又は心理学的知見に基づく指導を行うよう努めるものとする。

2〜4 （略）

5 都道府県知事は、前項の規定による勧告を受けた保護者が当該勧告に従わない場合において必要があると認めるときは、児童福祉法第33条第2項の規定により児童相談所長をして児童虐待を受けた児童の一時保護を行わせ、又は適当な者に当該一時保護を行うことを委託させ、同法第27条第1項第三号又は第28条第1項の規定による措置を採る等の必要な措置を講ずるものとする。

6 児童相談所長は、第四項の規定による勧告を受けた保護者が当該勧告に従わず、その監護する児童に対し親権を行わせることが著しく当該児童の福祉を害する場合には、必要に応じて、適切に、児童福祉法第33条の7の規定による請求を行うものとする。

7 （略）

（面会等の制限等）

第12条

児童虐待を受けた児童について児童福祉法第27条第1項第三号の措置（以下「施設入所等の措置」という。）が採られ、又は同法第33条第1項若しくは第2項の規定による一時保護が行われた場合において、児童虐待の防止及び児童虐待を受けた児童の保護のため必要があると認めるときは、児童相談所長及び当該児童について施設入所等の措置が採られている場合における当該施設入所等の措置に係る同号に規定する施設の長は、厚生労働省令で定めるところにより、当該児童虐待を行った保護者について、次に掲げる行為の全部又は一部を制限することができる。

一 当該児童との面会

二 当該児童との通信

2 （略）

3 児童虐待を受けた児童について施設入所等の措置（児童福祉法第28条の規定によるものに限る。）が採られ、又は同法第33条第1項若しくは第2項の規定による一時保護が行われた場合において、当該児童虐待を行った保護者に対し当該児童の住所又は居所を明らかにしたとすれば、当該保護者が当該児童を連れ戻すおそれがある等再び児童虐待が行われるおそれがあり、又は当該児童の保護に支障をきたすと認めるときは、児童相談所長は、当該保護者に対し、当該児童の住所

又は居所を明らかにしないものとする。

第12条の2

　　児童虐待を受けた児童について施設入所等の措置（児童福祉法第28条の規定によるものを除く。以下この項において同じ。）が採られた場合において、当該児童虐待を行った保護者に当該児童を引き渡した場合には再び児童虐待が行われるおそれがあると認められるにもかかわらず、当該保護者が当該児童の引渡しを求めること、当該保護者が前条第一項の規定による制限に従わないことその他の事情から当該児童について当該施設入所等の措置を採ることが当該保護者の意に反し、これを継続することが困難であると認めるときは、児童相談所長は、次項の報告を行うに至るまで、同法第33条第1項の規定により当該児童の一時保護を行い、又は適当な者に委託して、当該一時保護を行わせることができる。

2　（略）

第12条の3

　　児童相談所長は、児童福祉法第33条第1項の規定により、児童虐待を受けた児童について一時保護を行っている、又は適当な者に委託して、一時保護を行わせている場合（前条第1項の一時保護を行っている、又は行わせている場合を除く。）において、当該児童について施設入所等の措置を要すると認めるときであって、当該児童虐待を行った保護者に当該児童を引き渡した場合には再び児童虐待が行われるおそれがあると認められるにもかかわらず、当該保護者が当該児童の引渡しを求めること、当該保護者が第12条第1項の規定による制限に従わないことその他の事情から当該児童について施設入所等の措置を採ることが当該保護者の意に反すると認めるときは、速やかに、同法第26条第1項第一号の規定に基づき、同法第28条の規定による施設入所等の措置を要する旨を都道府県知事に報告しなければならない。

第12条の4

　　都道府県知事又は児童相談所長は、児童虐待を受けた児童について施設入所等の措置が採られ、又は児童福祉法第33条第1項若しくは第2項の規定による一時保護が行われ、かつ、第12条第1項の規定により、当該児童虐待を行った保護者について、同項各号に掲げる行為の全部が制限されている場合において、児童虐待の防止及び児童虐待を受けた児童の保護のため特に必要があると認めるときは、厚生労働省令で定めるところにより、6月を超えない期間を定めて、当該保護者に対し、当該児童の住所若しくは居所、就学する学校その他の場所において当該児童の身辺につきまとい、又は当該児童の住所若しくは居所、就学する学校その

他その通常所在する場所（通学路その他の当該児童が日常生活又は社会生活を営むために通常移動する経路を含む。）の付近をはいかいしてはならないことを命ずることができる。

2～6　（略）

（施設入所等の措置の解除等）

第13条

　都道府県知事は、児童虐待を受けた児童について施設入所等の措置が採られ、及び当該児童の保護者について児童福祉法第27条第1項第二号の措置が採られた場合において、当該児童について採られた施設入所等の措置を解除しようとするときは、当該児童の保護者について同号の指導を行うこととされた児童福祉司等の意見を聴くとともに、当該児童の保護者に対し採られた当該指導の効果、当該児童に対し再び児童虐待が行われることを予防するために採られる措置について見込まれる効果、当該児童の家庭環境その他厚生労働省令で定める事項を勘案しなければならない。

2～4　（略）

（施設入所等の措置の解除時の安全確認等）

第13条の2　（略）

（児童虐待を受けた児童等に対する支援）

第13条の3　（略）

（資料又は情報の提供）

第13条の4

　地方公共団体の機関及び病院、診療所、児童福祉施設、学校その他児童の医療、福祉又は教育に関係する機関（地方公共団体の機関を除く。）並びに医師、歯科医師、保健師、助産師、看護師、児童福祉施設の職員、学校の教職員その他児童の医療、福祉又は教育に関連する職務に従事する者は、市町村長、都道府県の設置する福祉事務所の長又は児童相談所長から児童虐待に係る児童又はその保護者の心身の状況、これらの者の置かれている環境その他児童虐待の防止等に係る当該児童、その保護者その他の関係者に関する資料又は情報の提供を求められたときは、当該資料又は情報について、当該市町村長、都道府県の設置する福祉事務所の長又は児童相談所長が児童虐待の防止等に関する事務又は業務の遂行に必要な限度で利用し、かつ、利用することに相当の理由があるときは、これを提供することができる。ただし、当該資料又は情報を提供することによって、当該資料又は情報に係る児童、その保護者その他の関係者又は第三者の権利利益を不当に

侵害するおそれがあると認められるときは、この限りでない。

（都道府県児童福祉審議会等への報告）

第13条の5　（略）

（親権の行使に関する配慮等）

第14条

　　児童の親権を行う者は、児童のしつけに際して、体罰を加えることその他民法（明治29年法律第89号）第820条の規定による監護及び教育に必要な範囲を超える行為により当該児童を懲戒してはならず、当該児童の親権の適切な行使に配慮しなければならない。

2　児童の親権を行う者は、児童虐待に係る暴行罪、傷害罪その他の犯罪について、当該児童の親権を行う者であることを理由として、その責めを免れることはない。

（親権の喪失の制度の適切な運用）

第15条

　　民法に規定する親権の喪失の制度は、児童虐待の防止及び児童虐待を受けた児童の保護の観点からも、適切に運用されなければならない。

（延長者等の特例）

第16条　（略）

（大都市等の特例）

第17条　（略）

（罰則）

第18条〜第19条　（略）

4．現行法における10代青少年の扱い

年齢 / 法律の種類	子どもの権利条約	民法	民事訴訟法	公職選挙法	刑法	刑事訴訟法
10						
11						
12						
13					176条 強制わいせつ 177条 強姦	
14					41条 刑事未成年	
15		797条 15歳未満の養子 811条 協議上の離縁 961条 遺言能力				
16		731条 女子婚姻適齢	201条 宣誓義務のない場合			
17						
18	1条　定義	731条 男子婚姻適齢		9条　選挙権 137条2項 未成年者の選挙運動禁止		
19						
20			31条 未成年者・禁治産者の訴訟能力			37条 職権による国選弁護人選任

少年法	少年院法	児童福祉法	労働基準法	学校教育法	道路交通法	母子及び父子並びに寡婦福祉法
	4条 第一種少年院(お おむね12歳以上お おむね23歳未満) 第三種少年院(お おむね12歳以上お おむね26歳未満)	43条4項 児童心理治療施設	56条 最低年齢 例外規定	17条 小学校に就学 させる義務		
3条1〜3項 14歳未満触法少年 14歳以上20歳未満犯罪少年						
		34条 児童保護のための禁止行為	56条 就労可能最低年齢	17条2項 中学校に就学 させる義務		
20条2項 故意の犯罪行為 により被害者を 死亡させた事件 の場合原則検察 官送致	第二種少年院(お おむね16歳以上 おおむね23歳未満)		61条 深夜業例外規定		88条 二輪および原 付免許の欠格 事由	
51条 18歳未満 死刑と無期刑の 緩和		4条 定義	57条 年少者証明書 61条 深夜業 62条 危険有害業務の 就業制限 63条 坑内労働の禁止 64条 帰郷旅費		88条 普通・大型特 殊及び牽引免 許の欠格事由	
2条 定義	2条 少年院の種類 (中等少年院の上 限)		58条1〜2項 未成年者の労働 契約 59条 同上		88条 中型免許の欠 格事由	6条 定義

5. 全国中央児童相談所一覧

　　子どもを保護する、および子どもに関連する行政支援は、児童相談所（略して、児相）が引き受けることになっている。主題によっては、地方分権の影響によってかなり市町村へ職務が委譲されてきたけれど、わからないときには児相へ尋ねれば手続き先を知ることができる。1県1児相（分室のみ）という地方もあるけれど、ほとんどの都道府県（および政令指定都市）では複数の児相が設置され、各自治体を代表するものとして中央児相を定めている。そのような意味で、中央児童相談所の一覧を掲載する。昨今の児相は多忙を極めている。問合せは、電話よりもファクシミリを使用することが望ましい。ウェブサイトの問合せフォーム利用もすすめられよう。

地域	施設名	〒	住所	上·TEL 下·FAX
北海道	中央児童相談所	064-8564	札幌市中央区円山西町2-1-1	011-631-0301 011-631-4154
青森県	中央児童相談所	038-0003	青森市石江字江渡5-1	017-781-9744 017-781-4175
岩手県	福祉総合相談センター	020-0015	盛岡市本町通3-19-1	019-629-9600 019-629-9601
宮城県	中央児童相談所	981-1217	名取市美田園2-1-4	022-784-3583 022-784-3586
秋田県	中央児童相談所	010-1602	秋田市新屋下川原町1-1	018-862-7311 018-824-4010
山形県	福祉相談センター	990-0031	山形市十日町1-6-6	023-627-1195 023-627-1114
福島県	中央児童相談所	960-8002	福島市森合町10-9	024-534-5101 024-534-5211
茨城県	中央児童相談所	310-0005	水戸市水府町864-16	029-221-4150 029-221-4536
栃木県	中央児童相談所	320-0071	宇都宮市野沢町4-1	028-665-7830 028-665-7831
群馬県	中央児童相談所	379-2166	前橋市野中町360-1	027-261-1000 027-261-7333
埼玉県	中央児童相談所	362-0013	上尾市上尾村1242-1	048-775-4152 048-770-1055
千葉県	中央児童相談所	263-0016	千葉市稲毛区天台6-5-2	043-253-4101 043-253-9022
東京都	児童相談センター	169-0074	新宿区北新宿4-6-1	03-5937-2302 03-3366-6036
神奈川県	中央児童相談所	252-0813	藤沢市亀井野3119	0466-84-1600 0466-84-2970

新潟県	中央児童相談所	950-0121	新潟市江南区亀田向陽4-2-1	025-381-1111 025-381-8939
富山県	富山児童相談所	930-0964	富山市東石金町4-52	076-423-4000 076-423-0778
石川県	中央児童相談所	920-8557	金沢市本多町3-1-10	076-223-9553 076-223-9556
福井県	総合福祉相談所	910-0026	福井市光陽2-3-36	0776-24-5138 0776-24-5139
山梨県	中央児童相談所	400-0851	甲府市住吉2-1-1	055-288-1561 055-288-1574
長野県	中央児童相談所	380-0872	長野市大字南長野妻科144	026-238-8010 026-238-8025
岐阜県	中央子ども相談 センター	502-0854	岐阜市鷺山向井2563-79	058-201-2111 058-295-2501
静岡県	中央児童相談所	426-0026	藤枝市岡出山2-2-25	054-646-3570 054-646-3563
愛知県	中央児童・障害者 相談センター	460-0001	名古屋市中区三の丸2-6-1	052-961-7211 052-950-2355
三重県	児童相談センター	514-0113	津市一身田大古曽694-1	059-231-5902 059-231-5904
滋賀県	中央子ども家庭 相談センター	525-0072	草津市笠山7-4-45	077-562-1121 077-565-7235
京都府	家庭支援総合 センター	605-0862	京都市東山区清水4-185-1	075-531-9600 075-531-9610
大阪府	中央子ども家庭 センター	572-0838	寝屋川市八坂町28-5	072-828-0161 072-828-5319
兵庫県	中央こども家庭 センター	673-0021	明石市北王子町13-5	078-923-9966 078-924-0033
奈良県	中央こども家庭 相談センター	630-8306	奈良市紀寺町833	0742-26-3788 0742-26-5651
和歌山県	子ども・女性・障害 者相談センター	641-0014	和歌山市毛見1437-218	073-445-5312 073-445-3770
鳥取県	中央児童相談所	680-0901	鳥取市江津318-1	0857-23-6080 0857-21-3025
島根県	中央児童相談所	690-0823	松江市西川津町3090-1	0852-21-3168 0852-21-3163
岡山県	中央児童相談所	700-0952	岡山市北区南方2-13-1	086-235-4152 086-235-4606
広島県	西部こども家庭 センター	734-0003	広島市南区宇品東4-1-26	082-254-0381 082-256-5520
山口県	中央児童相談所	753-0814	山口市吉敷下東4-17-1	083-902-2189 083-902-2678

徳島県	中央こども女性相談センター	770-0942	徳島市昭和町5-5-1	088-622-2205 088-622-0534
香川県	子ども女性相談センター	760-0004	高松市西宝町2-6-32	087-862-8861 087-862-4154
愛媛県	福祉総合支援センター	790-0811	松山市本町7-2	089-922-5040 089-923-9234
高知県	中央児童相談所	780-8081	高知市若草町10-5	088-821-6700 088-821-9005
福岡県	福岡児童相談所	816-0804	春日市原町3-1-7	092-586-0023 092-586-0044
佐賀県	中央児童相談所	840-0851	佐賀市天祐1-8-5	0952-26-1212 0952-23-4679
長崎県	長崎こども・女性・障害者支援センター	852-8114	長崎市橋口町10-22	095-844-6166 095-844-1849
熊本県	中央児童相談所	861-8039	熊本市東区長嶺南2-3-3	096-381-4451 096-381-4412
大分県	中央児童相談所	870-0889	大分市荏隈5丁目	097-544-2016 097-546-1399
宮崎県	中央福祉こどもセンター	880-0032	宮崎市霧島1-1-2	0985-26-1551 0985-28-5894
鹿児島県	中央児童相談所	891-0175	鹿児島市桜ヶ丘6-12	099-264-3003 099-264-3044
沖縄県	中央児童相談所	903-0804	那覇市首里石嶺町4-404-2	098-886-2900 098-886-6531
札幌市	札幌市児童相談所	060-0007	札幌市中央区北7条西26	011-622-8630 011-622-8701
仙台市	仙台市児童相談所	981-0908	仙台市青葉区東照宮1-18-1	022-219-5111 022-219-5118
さいたま市	南部児童相談所	330-0071	さいたま市浦和区上木崎4-4-10	048-711-2489 048-711-8904
千葉市	千葉市児童相談所	261-0003	千葉市美浜区高浜3-2-3	043-277-8880 043-278-4371
世田谷区	世田谷区児童相談所	156-0043	世田谷区松原6-41-7	03-6379-0697 03-6379-0698
荒川区	荒川区子ども家庭総合センター	116-0002	荒川区荒川1-50-17	03-3802-3765 03-3802-3787
江戸川区	江戸川区児童相談所	132-0021	江戸川区中央3-4-18	03-5678-1810 03-6231-4378

横浜市	中央児童相談所	232-0024	横浜市南区浦舟町3-44-2	045-260-6510 045-262-4155
川崎市	こども家庭センター	212-0058	川崎市幸区鹿島田1-21-9	044-542-1234 044-542-1505
相模原市	相模原市児童相談所	252-0206	相模原市中央区淵野辺2-7-2	042-730-3500 042-730-3900
横須賀市	横須賀市児童相談所	238-8525	横須賀市小川町16	046-820-2323 046-826-4301
新潟市	新潟市児童相談所	951-8133	新潟市中央区川岸町1-57-1	025-230-7777 025-230-7823
金沢市	金沢市児童相談所	921-8171	金沢市富樫3-10-1	076-243-4158 076-243-1100
静岡市	静岡市児童相談所	420-0947	静岡市葵区堤町914-417	054-275-2871 054-272-1610
浜松市	浜松市児童相談所	430-0929	浜松市中区中央1-12-1	053-457-2703 053-457-2645
名古屋市	名古屋市中央児童相談所	466-0858	名古屋市昭和区折戸町4-16	052-757-6111 052-757-6122
京都市	京都市児童相談所	602-8155	京都市上京区竹屋町通千本東入主税町910-25	075-801-2929 075-822-4175
大阪市	大阪市こども相談センター	540-0003	大阪市中央区森ノ宮中央1-17-5	06-4301-3100 06-6944-2060
堺市	堺市子ども相談所	590-0808	堺市堺区旭ヶ丘中町4-3-1	072-245-9197 072-241-0088
神戸市	こども家庭センター	650-0044	神戸市中央区東川崎町1-3-1	078-382-2525 078-362-0415
明石市	明石こどもセンター	674-0068	明石市大久保町ゆりのき通1-4-7	078-918-5097 078-918-5128
岡山市	岡山市こども総合相談所	700-8546	岡山市北区鹿田町1-1-1	086-803-2525 086-803-1773
広島市	広島市児童相談所	732-0052	広島市東区光町2-15-55	082-263-0694 082-263-0705
北九州市	子ども総合センター	804-0067	北九州市戸畑区汐井町1-6	093-881-4556 093-881-8130
福岡市	こども総合相談センター	810-0065	福岡市中央区地行浜2-1-28	092-832-7100 092-832-7830
熊本市	熊本市児童相談所	862-0971	熊本市中央区大江5-1-50	096-366-8181 096-366-8222

6. 全国児童青年精神科医療施設協議会名簿

　　長い名前の団体であるが、略して「全児協」と呼ばれている。1971年1月19日、三重県津市御殿場荘に全国6ヵ所の児童精神科医療施設の各種職員が集まって、研修会を行ったのが始まりである。毎年1回、冬期に開催されている。児童・思春期精神科の入院施設を持つ病院の相互研修・連絡協議を目的とした組織として機能している（正会員施設：35施設、2020年2月現在）。

施設名	〒	住所	上・TEL 下・FAX
岩手医科大学附属病院 児童精神科	020-8505	岩手県盛岡市内丸19-1	019-651-5111 019-626-4807
山形県立こころの医療 センター	997-0019	山形県鶴岡市茅原草見鶴字51-1	0235-64-8100 0235-24-1283
東北福祉大学せんだん ホスピタル	989-3201	宮城県仙台市青葉区国見ヶ丘6丁目65番8号	022-303-0181 022-303-0183
新潟県立精神医療センター	940-0015	新潟県長岡市寿2-4-1	0258-24-3930 0258-24-3891
自治医科大学とちぎ子ども 医療センター	329-0498	栃木県下野市薬師寺3311-1	0285-58-7750 0285-44-8329
茨城県立こころの医療センター	309-1717	茨城県笠間市旭町654	0296-77-1151 0296-78-0334
埼玉県立精神医療センター	362-0806	埼玉県北足立郡伊奈町小室818-2	048-723-1111 048-723-1550
国立国際医療研究センター 国府台病院	272-8516	千葉県市川市国府台1-7-1	047-372-3501 047-372-1858
千葉市立青葉病院	260-0852	千葉県千葉市中央区青葉町1273-2	043-227-1131 043-227-6655
総合病院国保旭中央病院	289-2511	千葉県旭市イの1326	0479-63-8111 0479-63-8580
東京都立小児総合医療センター	183-8561	東京都府中市武蔵台2-8-29	042-300-5111 042-312-8147
駒木野病院	193-8505	東京都八王子市裏高尾町273	042-663-2222 042-663-3286
神奈川県立こども医療センター	232-8555	神奈川県横浜市南区六ツ川2-138-4	045-711-2351 045-721-3324
医療法人カメリア 横浜カメリアホスピタル	241-0003	神奈川県横浜市旭区白根町920	045-958-0205 045-958-0206

施設名	郵便番号	住所	電話番号
聖マリアンナ会東横恵愛病院	216-0003	神奈川県川崎市宮前区有馬4-17-23	044-877-5522 044-852-0703
山梨県立北病院	407-0046	山梨県韮崎市旭町上条南割3314	0551-22-1621 0551-23-0672
長野県立こころの医療センター駒ヶ根	399-4101	長野県駒ヶ根市下平2901	0265-83-3181 0265-83-4158
静岡県立こども病院	420-8660	静岡県静岡市葵区漆山860	054-247-6251 054-247-6259
国立病院機構天竜病院	434-8511	静岡県浜松市浜北区於呂4201-2	053-583-3111 053-583-3664
愛知県精神医療センター	464-0031	愛知県名古屋市千種区徳川山町4丁目1-7	052-763-1511 052-763-2519
三重県立子ども心身発達医療センター	514-0125	三重県津市大里窪田町340番5	059-253-2000 059-253-2031
大阪精神医療センター	573-0022	大阪府枚方市宮之阪3-16-21	072-847-3261 072-840-6206
地方独立行政法人大阪市民病院機構大阪市立総合医療センター	534-0021	大阪府大阪市都島区都島本通2-13-22	06-6929-1221 06-6929-2041
医療法人杏和会阪南病院	599-8263	大阪府堺市中区八田南之町27	072-278-0381 072-277-2261
兵庫県立ひょうごこころの医療センター	651-1242	兵庫県神戸市北区山田町上谷上登尾3	078-581-1013 078-583-3797
独立行政法人国立病院機構四国こどもとおとなの医療センター	765-8507	香川県善通寺市善通寺市仙遊町2丁目1番1号	0877-62-1000 0877-62-6311
高知医療センターこころのサポートセンター	781-8555	高知県高知市池2125-1	088-837-3000 088-837-6766
地方独立行政法人岡山県精神科医療センター	700-0915	岡山県岡山市鹿田本町3-16	086-225-3821 086-234-2639
島根県立こころの医療センター	693-0032	島根県出雲市下古志町1574-4	0853-30-0556 0853-30-2000
医療法人翠星会松田病院	734-0005	広島県広島市南区翠4丁目13-7	082-253-1245 082-253-1225
長門一ノ宮病院	751-0885	山口県下関市形山みどり町17-35	083-256-2011 083-265-9004
独立行政法人国立病院機構肥前精神医療センター	842-0192	佐賀県神埼郡吉野ヶ里町三津160	0952-52-3231 0952-53-2864
医療法人カメリア大村共立病院	856-0023	長崎県大村市上諏訪町1095	0957-53-1121 0957-52-6717
長崎県精神医療センター	856-0847	長崎県大村市西部町1575番地2	0957-53-3103 0957-52-2401
独立行政法人国立病院機構宮崎東病院	880-0911	宮崎県宮崎市大字田吉4374-1	0985-56-2311 0985-56-2257

7. 全国児童心理治療施設一覧

　　略して「全児心」と呼ばれている。児童心理治療施設は、改正児童福祉法第7条および第43条の2によって定められた児童福祉施設である。福祉施設ではあるけれど、法的には児童精神科医を常勤として配置することが定められている。また、臨床心理技術者の配置が法律に明記された、わが国における唯一の施設である。

施設名	〒	住所	上·TEL 下·FAX
(福)タラプ／バウムハウス	052-0012	北海道伊達市松ヶ根町243-1	0142-21-6006 0142-22-0660
札幌市／札幌市児童心理治療センターここらぽ	062-0934	札幌市豊平区平岸4条18-1-21	011-821-0075 011-821-0076
(福)やまぶき福祉会／青森あおぞら学園	030-0133	青森県青森市大字雲谷字山吹237-17	017-752-0080 017-752-0125
(福)岩手愛児会／ことりさわ学園	020-0102	岩手県盛岡市上田字松屋敷11-20	019-662-5257 019-663-2601
(福)仙台基督教育児院／小松島子どもの家	981-0906	宮城県仙台市青葉区小松島新堤7-1	022-233-1755 022-273-3176
(福)同仁会／内原深敬寮	319-0325	茨城県水戸市小林町1186-84	029-257-5501 029-259-6688
(福)邦友会／那須こどもの家	324-0011	栃木県大田原市北金丸2600-11	0287-20-0202 0287-23-5512
(福)希望の家／青い鳥ぐんま	376-0101	群馬県みどり市大間々町大間々24-5	0277-70-1200 0277-70-1201
(福)慈徳院／こどもの心のケアハウス嵐山学園	355-0221	埼玉県比企郡嵐山町大字菅谷字東原264-1	0493-53-6600 0493-63-2002
さいたま市／子どもケアホーム	330-0071	さいたま市浦和区上木崎4-4-10	048-711-3896 048-711-3994
(福)横浜博萌会／横浜いずみ学園	245-0062	神奈川県横浜市戸塚区汲沢町991	045-871-1511 045-865-0653
(福)横浜博萌会／川崎こども心理ケアセンターかなで	211-0035	川崎市中原区井田3-16-8	044-751-3223 044-751-3263
神奈川県／神奈川県立子ども自立生活支援センターきらり	259-1213	平塚市片岡991-1	0463-56-0303 0463-59-3815
静岡県／静岡県立吉原林間学園	419-0201	静岡県富士市厚原1628-1	0545-71-0075 0545-71-0085
長野県社会福祉事業団／長野県松本あさひ学園	390-0802	松本市旭2-11-25	0263-88-3737 0263-34-5066

(福)ミッドナイトミッションの ぞみ会／望みの門木下記念学園	299-1607	千葉県富津市湊773-1	0439-29-5410 0439-29-5412
山梨県／県立子ども心理治療 センターうぐいすの杜	400-0851	甲府市住吉2-1-17	055-288-1552 055-288-1827
(福)愛知県厚生事業団／ 愛知県立ならわ学園	475-0932	愛知県半田市鴉根町3-40-1	0569-27-5843 0569-27-6316
(福)中日新聞社会事業団／ 中日青葉学園わかば館	470-0131	愛知県日進市岩崎町竹ノ山 149-164	0561-74-7752 0561-72-7557
名古屋市／ 名古屋市くすのき学薗	466-0858	名古屋市昭和区折戸町4-16	052-757-6135 052-761-4158
(福)アパティア福祉会／児童 心理療育施設　悠(はるか)	511-1133	三重県桑名市長島町横満蔵字 長徳568-3	0594-45-8085 0594-45-8086
(福)桜友会／桜学館	501-3932	岐阜県関市稲口777-1	0575-24-0050 0575-24-0051
(福)虎伏学園／みらい	640-0115	和歌山市つつじが丘7-2-1	073-460-8058 073-460-8045
(福)さざなみ学園／ さざなみ学園	522-0004	滋賀県彦根市鳥居本町1586	0749-22-2523 0749-22-2563
(社)京都社会事業財団／ ももの木学園	615-8256	京都市西京区山田平尾町51-28	075-381-3699 075-393-4316
(福)るんぴに苑／ るんぴに学園	629-1244	京都府綾部市十倉中町米谷16	0773-46-0543 0773-46-0544
(福)聖家族の家／児童院	550-0012	大阪市西区立売堀4-10-18 阿波座センタービル	06-6531-9000 06-6531-9055
(福)大阪府衛生会／希望の杜	569-1041	大阪府高槻市奈佐原955	072-696-7033 072-696-7022
(福)阪南福祉事業会／ あゆみの丘	597-0101	大阪府貝塚市三ヶ山138-2	0724-47-1200 0724-47-1800
(福)大阪水上隣保館／ひびき	618-0001	大阪府三島郡島本町山崎5-3-18	050-5530-2492 075-961-1144
(福)みおつくし福祉会／ 大阪市立弘済のぞみ園	565-0874	大阪府吹田市古江台6-2-1	06-6871-8011 06-6871-6988
(福)兵庫県社会福祉事業団／ 兵庫県立清水が丘学園	674-0074	兵庫県明石市魚住町清水2744	078-943-0501 078-943-6598
(福)白百合学園／ しらゆりホーム	651-1144	神戸市北区大脇台12-1	078-593-6637 078-593-6632
(福)旭川荘／津島児童学院	700-0012	岡山市北区いずみ町3-12	086-252-2185 086-256-8040
(福)鳥取こども学園／ 鳥取こども学園希望館	680-0061	鳥取市立川町5-417	0857-21-9551 0857-23-0242
(福)親和会／ 児童心理療育センターみらい	699-0822	島根県出雲市神西沖町2534-2	0853-43-8020 0853-43-2353
(福)広島市社会福祉事業団／広 島市こども療育センター愛育園	732-0052	広島市東区光町2-15-55	082-263-0683 082-261-0545

(福)広島県同朋援護財団／ 子供の家三美園	722-0215	広島県尾道市美ノ郷町三成 20372-5	0848-36-5520 0848-48-0969
(福)広島新生学園／ 広島新生学園	739-0036	東広島市西条町田口391-2	082-425-1378 082-425-1395
(福)山口県社会福祉事業団／ 山口県みほり学園	753-0214	山口市大内御堀5-2-8	083-922-8605 083-922-8617
(福)四恩の里／若竹学園	761-8004	香川県高松市中山町五色台 1501-192	087-882-1000 087-882-1160
(福)同朋会／さくらの森学園	789-1201	高知県佐川町甲1115-3	0889-22-4333 0889-22-4332
(福)西予総合福祉会／ ひまわりの家	797-0020	愛媛県西予市宇和町久枝甲1429	0894-89-3112 0894-62-4122
(福)風と虹／筑後いずみ園	833-0034	福岡県筑後市大字下北島210	0942-52-2404 0942-53-6583
(福)くじら／ 福岡市立児童心理治療施設	810-0065	福岡市中央区地行浜２丁目1-28 えがお館内	092-707-7566 092-707-5303
(福)佐賀整肢学園／佐賀整肢学園 からつ医療福祉センター好学舎	847-0001	佐賀県唐津市双水2787-1	0955-78-1123 0955-78-3001
(福)キリスト教児童福祉会／ こども L.E.C. センター	861-2234	熊本県上益城郡益城町古閑73	096-331-0210 096-331-0215
(福)清風会／ ひむかひこばえ学園	883-0106	宮崎県日向市東郷町山陰辛961	0982-69-3600 0982-69-2758
(福)カメリア／ 大村椿の森学園	856-0023	長崎県大村市上諏訪町1088-2	0957-48-5678 0957-50-1225
(福)藤本愛育会／大分こども心理 療育センター愛育学園はばたき	870-0948	大分市芳河原台11-29	097-578-7755 097-578-7756
(福)くろしお会／ 鹿児島自然学園	891-1108	鹿児島市郡山岳町2208	099-245-6630 099-298-3715
(福)友興会／ ノアーズ・ガーデン	901-0334	沖縄県糸満市字大度1255	098-851-7323 098-851-7343

8．私説 子ども史年表

　この年表は、永年子どもに関連する仕事を職業としてきて、子どもに強い関心を持ちながら乱読してきた書物の中から拾い出してきた項目を列挙したものである。だから関心領域はとても恣意的である。職業柄、子どもの精神保健が主になってはいるけれど、それぞれの時代に、子どもがどのように見られ、扱われてきたかということが、大きな関心事であった。現代史は問題の重みを計量し難く、何れを採取すべきか判断に迷うことが多いため、今回は20世紀の終わりで区切ることにした。

318年	親族内殺人に関するローマ法改正により、障碍児殺害に死刑を適用。
718年	養老2年、養老律令制定。10歳以下の子は制限無能力者、7歳以下の子は絶対責任無能力者とするよう規定。
821年	藤原冬嗣が、子どもの教育施設として京都に勧学院を開設。
829年	1月22日、空海が、庶民の子どもをも受け入れる学問所として綜芸種智院を左京九条（現在の京都市南区西九条春日町）に開設。藤原三守が2町歩余の屋敷を無条件で寄進した。空海が他界した後、ほどなく閉鎖となった。庶民の子どもを引き受ける学校の嚆矢。教育原理および運営方法は、空海が『式並所』として記述、写本が山形県上杉神社に現存。
967年	康保4年、延喜式施行。「凡京中路辺病者孤子は、九箇条条例に仰せて、其見る所遇する所便に従って、必施薬院及び悲田院に送らしめよ」と捨て子対策規定を定める。
1180年	修道士フレールは、保護者の居ない子ども600人を収容できる施設をフランスのモンペリエに設立した。彼が創作した「回転盤」は、後の子どもの捨て場所の原型となった。
1204年	イノセント3世は、テベレ川に捨てられた新生児を救うためにサンタ・スピリト施療院を設立。
1445年	世界初の孤児院を、メディチ家がフィレンツェに開設。
1579年	フランスのアンリ3世、「親が同意しない未成年者の結婚は誘拐とみなし、誘拐した者は死刑に処す」と告知。
1627年	寛永4年、吉田光由が『塵劫記』刊行、本邦初の算術書であり、寺子屋で多用された。

1638年	聖ヴァンサン・ド・ポールがパリに捨て子施設を開設、後に世界初の子ども病院となる。
1684年	ルイ4世は勅令により「父親の懲罰権（親に反抗した子などを精神科病院へ拘禁する、など）」を明示、フランス革命までこれは強化され続けた。
1687年	貞享4年1月、徳川綱吉「生類憐み」令を発布。その関わりで捨て子禁令を発布し、同年2月4日にこれの触れが町中に出され、町奉行所への捨て子届が増加。
1693年	ロック（Rock, J）が『教育論』を刊行、「子どもは tabula rasa の状態にある」ことを主張、それまでのキリスト教原罪説に由来する歪んだ子ども観に対して異議を唱える。
1703年	元禄16年、香月牛山『小児必用養育草』刊行、本邦初の育児書とされる。
1710年	宝永7年、貝原益軒『和俗童子訓』刊行、本邦初の子ども教育論とされる。
1711年	正徳元年、江戸町奉行が寺子屋師匠たちを集め、9ヶ条の布令を発し、翌年これが『正徳御条目』として刊行され、全国の寺子屋で教科書として使用されるようになる。庶民の教育に対する政治介入の最初か。
1714年	正徳4年、香月牛山（貝原益軒の弟子）『増補絵入小児必用記』六巻を刊行、幼児の養育方法、病気の治療、教育について総合的に記述。
1717年	享保2年、日本初の民間学問所『含翠堂（がんすいどう）』が大坂平野郷に開設された。郷の有力者7家が出資・創設・運営を行う。後の懐徳堂に大きな影響を与える。
1762年	ルソー（Rousseau, J. J.）が教育小説「エミール—または教育について」を出版し、社会の関心を子どもに向けさせ、ロックの提唱を、より具体化して教育・育児のあるべき姿を提示。
1765年	明和2年、鈴木春信が「玩具絵（おもちゃえ）」を創始。中には立版本と称して、印刷された通りに切り抜き糊代を張ってゆくと、五月飾りなど立体的な玩具が作られたものもあった（プラモデル的玩具の元祖か）。
1790年	寛政2年、石川島人足寄場が設置される。本邦の矯正教育の嚆矢。
1792年	寛政4年、幕府は「学問吟味」と呼ばれる試験を開始。資格試験ではなく学問奨励を狙いとした。
1796年	ミュンヘンで、生活困窮児へ学校給食が始めて行われ、19世紀中ごろには各国で行われるようになった。

1801年	フランスのイタール（Itard, J. M. G.）『アヴェロンの野生児に関する教育実験、第1報』発表。スイスのペスタロッチ（Pestalotti, J. H.）『ゲルトルート児童教育法』を刊行。
1805年	ペスタロッチがスイスのノイシャテル（Neuchatel）に障害児の学校を開設。
1830年	米国は初等教育の無料化を世界に先駆けて開始。
1831年	天保2年11月、津山藩主となった松平斉民がロシアの育児院を知り、「引出附の箪笥の如き箱を設置する」こと（「赤ちゃんボックス」に関する本邦初の発想か）を諮問。資金調達が困難であったため実現せず。
1833年	英国大蔵省は学校建築費の半額を国庫補助とする。同国史上初の教育への国家介入。
1837年	ペスタロッチの下で児童教育に携わっていたフレーベル（Frebel, F. W. A.）がドイツの Bad Blankenburg に教育遊具製造販売施設を開設。
1839年	英国枢密院に教育委員会（Committee of the Council on Education）設置、学校現場が遵守すべき各種国家基準を順次制定。 フレーベルが「幼年期と少年期の創造的活動衝動を育むための施設」を開設。
1840年	フレーベルは、上記施設を Kindergarten と改称。以降、英語圏でも Kindergarden としてこの語が通用することになる。
1841年	グッゲンビュール（Guggenbühl, J. J.）がスイスに精神遅滞児の特殊教育所（クレチン病対象のコロニー）を開設。フランスのセグアン（Séguan）が精神薄弱児教育を組織的に開始。
1846年	英国で、見習い教師制度（初等学校修了の14〜17歳生徒を雇用し、5年間の見習い期間終了後師範学校へ進学させる）を枢密院教育委員会の名で開始。
1851年	キンダーガルテンという思想の新しさを恐れる者が批判を強め、プロイセン政府は幼稚園禁止令を発布。フレーベルは失意の内に、翌年70歳で他界。
1855年	デュラン・ファーデル（Durand-Fardel）が子どもの自死26例に関する研究を報告。
1860年	英国、教育令（the code of education）を発布。
1862年	英国教育史上に多くの批判を伴って名高い教員の「出来高払い制」を導入した改正教育令を発布。

1868年	明治元年、明治政府成立。新政府は堕胎禁止令を公布。12月、京都府は「棄児の禁」を発令。金沢では最初の児童養護施設「慈善院」開設。17歳で欧米へ公費留学していた森有礼が帰国、後に初代文部大臣。戊辰戦争で、十代前半の少年少女が多数戦死。
1869年	1月14日、木戸孝允が「普通教育の振興を急務」とすべき建言書を新政府に提出。 1月20日、徳川宗家が転封されて成立した静岡藩の陸軍士官学校として、沼津兵学校開校。同校には、兵学校の予備教育機関として附属小学校が付設された。兵学校へ進む子どものみでなく、地元の百姓、町人の子どもにも開放されて初等教育の機会を提供したことで、本邦初の初等教育の企てと評されている。敷地306坪、建坪150坪余、12教室あった、という。明治5年に明治政府へ移管されて陸軍兵学寮（東京）に合併されるまで存続した。 5月21日、京都府は市内の各町に小学校を開設するよう告示。京都初の小学校として「上京第二拾七番組小学校」(後の柳池小学校) 開校（町衆の構想、寄付・土地提供により創設された）、この年末までに京都市内で64校が開校。各学校に筆道師（習字）、句読師（日本語の読み方）、算術師が配置されていた。何れも学校火消し（消防）、区内を警邏する見回組が詰める部屋（町役溜）を兼ねていた。 槙山淳道医師の指導を受け、箱館の有志が育児講を開設、捨て子の養育を開始。 堕胎禁止令公布。
1870年	2月、出石藩、7月に豊岡藩（共に、現兵庫県豊岡市）が女学校を設立。 6月8日、東京府は府下に小学校を開設する旨布達、7月8日には芝増上寺、市ケ谷洞雲寺など6校開設。 日本の貧困家庭から子どもを買い取って海外へ連れ出す清国人による事件が続発、9月に政府は厳重取り締まりを命令。 英国が初等教育法を制定。義務教育ではなかったが、義務化の条例制定権を地方の就学委員会に付与。 あるスキャンダルを契機として、英国で「未婚の母の家」児童保護協会が設立された。 金沢藩が小学校6校を開設。 大学規則、中小学校規則が制定される。欧米風の最初の学校規則。

	鹿児島、熊本、岡山、金沢、新潟に公立病院が設立され、それぞれに医学校を併設。
1871年	3月5日、大阪初の小学校として平野町幼学校開校。
	4月、戸籍法が制定され、勘当制度（親がわが子を家から追放する）が消滅。
	8月6日、棄児養育給与法、15歳まで養育米を支給するよう通達。
	9月、全国の藩校が廃止となる。
	9月2日、文部省開設、初代文部大輔は江藤新平。
	東京に初の官立女学校として共立女学校設立、生徒は8〜15歳。
	太政官達第300号で、捨て子を養育する者に対して0歳より15歳まで年7斗の米を公費支給すると定める。
	「乳母いらず」のキャッチフレーズで、哺乳瓶が東京で始めて売出された。
1872年	4月、京都市川端丸太町に「新英学校女紅場」が開設される。女学校の第1号。現在の京都府立鴨沂高等学校。
	7月4日、東京師範学校設立、小学校を併設。
	8月2日、文部省が109章（現在の〈条〉に相当）からなる学制を公布。第29章には「其外廃人学校アルヘシ」とある。小学校の受業料を月50銭と25銭とする。1879年に授業料と改称。義務教育を16ヵ月とする。全国を8大学区に、各大学区を32の中学区に、各中学区を210の小学区に分けた。中学区に教育行政地方官吏を置き、地域の名望家を任につかせた。同法と共に出された太政官第214号布告に、「自今以後、一般の人民、華士族農工商及婦女子、必ず邑に不学の戸なく、家に不学の人なからしめん事を期す」とあり、全児童が就学することを目指している。
	9月5日、文部省に医務課を設置。
	10月2日、文部省に教科書編成掛を設置。
	10月9日、最初の中学校として東京に日比谷中学校が開校。
	11月15日、上田峻経営の上田女学校で男児の入学を認める。男女共学の最初。
	東京府養育院設立。横浜で最初の孤児院として、フランス人修道女ラクロットが「仁慈堂」を開設。
	英国で、児童生命保護法が制定された（1897年、改正）。
1873年	6月19日、鳥取県で、徴兵制反対・小学校廃止などを要求して農民が蜂

起。

6月27日、徳島県の暴動で小学校34校が焼き払われる。

太政官布告により、3児出産の貧困者へ養育料給付を決定（一時金5円）。

最初の少年向け作文雑誌『家庭拾芳録』創刊。

1874年　3月13日、東京に女子師範学校が設立され、翌年11月に開校。

3月20日、文部省、官立学校で日曜日を休校とする。

7月30日、英国が工場法を制定し、織物工場で10歳以下幼年労働者の就労を禁止。

本邦初の翻訳育児書と言われる『子供そだて草』刊行。

医制公布により、産婆の免許規定が主要都市より施行開始。

ニューヨークで継母に折檻されて追い出され、徘徊していた9歳の少女メアリー・エレン・マコーマクを米国動物愛護協会（ASPCC）が保護。

海軍兵学校が「競闘遊戯会」を開催、学校の運動会の最初とされる。一般の学校へ普及し始めたのは明治20（1887）年前後から。

1875年　1月8日、学齢を満6歳より満14歳までと定める。

5月、津田仙ら、楽善会を設立、後の東京盲唖学校。

6月、文部省所管の衛生行政事務を内務省に移管。

12月、京都、第30番組小学校に幼稚遊技場を開設、最初の幼稚園。

京都、第19番組小学校の訓導古河太四郎、山田平兵衛の寄付により、京都府待賢小学校に音唖教場を開設、独特の手話法を用いて初の聾唖教育を開始。

英国、児童虐待の象徴と言われていた煙突掃除に従事する子どもを解放。

小学校は20,692校、内4割が寺院を借用、3割は民家使用、1校の児童数平均60人程度

学制によるピラミッド構造は郵便制度でも同様の方策が取られ、この年学区取締は2567人（中学区数）で、2年後の郵便局が2914局だったことから、両制度が並行して進められたことがわかる。

1876年　3月、大阪府病院で初の産婆教育を開始。

9月13日、慶応義塾出版から『家庭叢談』刊行され、以後、家庭ということばが広まる。

10月12日、豊田芙雄子、幼稚園保母の選任職となる、保母の第1号。

11月14日、東京女子師範学校内に付属幼稚園を開設、2〜6歳の子ども

約75人が入園、保育料は月25銭。組織的幼稚園として本邦最初のもの。

文部省は幼稚園教育論として『幼稚園』（桑田親五訳）を刊行、本邦における幼稚園教育書として初のもの。

神戸文哉訳『精神病約説（全３巻）』刊行、1872年刊行内科全書にモーズレーが記述した精神病論を邦訳したもの。子ども関連記述としては、知的障碍に相当するもの（中巻）、クレチン病（中巻）、10〜12歳の入院児は先天異常やてんかんを伴うことが多いので予後が良くない（下巻）という指摘のみ

福田会設立、３年後に育児院を開設。

英国は教育法（サンドン法）を公布、未就学者の就労を禁止。

1877年	３月、小学生の投書作文誌『頴才新誌』創刊。月２回刊行、１冊２銭。大阪の小学校に夜学開設。
1878年	関信三『幼稚園創立法』を刊行、日本人による初の幼稚園に関する書物。文部省年報に、正規に小学校を卒業する子どもは100分の３程度と記述し、小学校の試験制度への危機感が表現されている。
1879年	２月、東京府病院で養成された産婆30人が卒業、内務省より産婆としての本免状下付される。 ９月、学制を廃止して教育令制（全47条）を公布、義務教育を８年とする。「生徒試験ノトキハ父母或は後見人等其学校に来観スルコトヲ得ベシ」と表記して、子どもの試験状況の可視化を明示する。第46条に「凡そ学校に於いては、生徒に体罰（殴るあるいは縛するの類）を加うべからず」とある（体罰禁止先進国というフランスより８年早い）。 「福田会育児院」開設、児童養護施設となって現在に至る（東京都渋谷区）。
1880年	８月30日、文部省は、不適当と認めた小学校教科書の使用を禁止する旨、通達。教育令を改正して義務教育を３か年に変更。 英国、教育法を改正（マンデラ法）。就学委員会を設置し地方当局に義務教育条例制定を迫る。就学義務年齢は５〜10歳。 12〜16歳の少年懲治場が設置された（少年法制定は1923年）。
1881年	１月７日、佃島監獄署内に少年受刑囚のための学校が開校。 　　　　31日、小学校教員免許状授与方心得を定める。 東京の本所協会内に孤児を対象とする敬愛小学校が設立。 ５月４日、文部省、「小学校教則綱領」を定め、初等・中等・高等科に

区分し、修身を重視。教育内容を文部省が規定した最初のもの。

26日、東京職工学校設立、後の東京工業大学。

6月18日、政府は小学校教員心得を全国に下付し、国家主義的強化を教員の本分として示す。

東京の本所協会内に孤児を対象とする敬愛小学校が設立。

1882年	2月、天皇、儒教主義的教育方針を貫徹するよう文部卿に指示。
	6月、ロシアは年少労働者の就業制限規則を制定。
	10月、文部省、男子官立学校の制服を制定。
	文部省、女学校の教科を男子中学校より低くするよう全国へ通達。
	フランスに、義務教育制度が制定された。
1883年	1月、三重県津の中学校卒業祝賀会で中学生が不敬の言動を示したとして、重禁錮3年6ヶ月の判決。
	6月、ドイツ連邦疾病保険法が制定される。疾病・出産に関する保険として世界初。
	渡辺嘉重が、茨城県猿島郡に子守学校を開設、働く子どもを受け入れる本邦初の学校とされる。
1884年	2月15日、文部省、学齢未満幼児の小学校入学を禁じ、幼稚園設立を勧奨。
	8月1日、池上雪枝、大阪市北区松ケ枝町34番地に本邦初の感化院「神道祈祷所」を開設。1891年に池上が他界したため、閉鎖。
	11月、小学校教則綱領を改正、土地の事情によって小学校で英語教育初歩教育を行うことが認められる。小学校における英語教育の最初。
1885年	3月、石川県は貧困児童のために夜学設置心得を制定。
	学校で兵式体操を実施することになり、1913年にはこれを「教練」と改称。兵式体操振興策により、学童の服装の洋装化が進む。
	富山県の杉本秀能が18歳で小学校長に就任、県内初の女性校長。
1886年	4月10日、文部省、師範学校令・中学校令・小学校令および諸学校通則を公布。小学校令によって、それぞれ4年制の尋常・高等小学校へ編成替えとなった。
	5月10日、文部省、教科用図書検定条例を公布、教科書検定制度開始。森有礼文部大臣の指示により、小学校の教科書は全て検定を受けることとなる。
	第一次小学校令が公布され、就学義務の猶予規定が示され、事由として

	「疾病」が記された。
	東京府指令第8112号により、府下全ての棄児、迷子を東京府養育院で救護することになる。
1887年	エミングハウス（Emminghaus, H.）『児童期の精神障害 Die psychischen Störungen des Kindesalter』（293pages、Laupp Verlag）を刊行。世界初の児童精神医学教科書。
	石井十次夫妻、岡山市三友寺に「岡山孤児院」を設立。
1888年	1月、小学校の学科に兵式体操実施を明文化。
	8月、尋常師範学校準則を定めて、修学旅行を法制化。
	固定式黒板が小学校に初登場。
	モロー（Moreau）『子どもの精神病』を刊行。
1889年	4月、長野県松本尋常小学校に落第生学級を設置。初の特別支援教室か。1894年3月に廃止。
	10月9日、文部省、教員・学生・生徒に対し、講義、演説で現行の政務事項の可否を論じることを禁止。
	同月、山形県鶴岡町の僧侶が各宗協議の上、「恵まれぬ家庭の子弟教養のため」（記念碑文言）貧窮家庭の子弟に教育を提供するべく、学校令に準ずる私立学校として私立忠愛学校を大督寺（藩主酒井家の菩提寺）境内に設立、本邦初の学校給食を実施、1945年まで継続した。
	前年モローがフランスで刊行した書物の独訳刊行『Der Irresinn im Kindesalter』（362pages, F. Enke）。
	大日本国憲法発布に伴って徴兵令が改正され、満17歳以上の男子に兵役義務を課す。
	三重県尋常師範学校（現、三重大学教育学部、津市）生徒116人中70余人、約60％が脚気に罹患、菰野町に転地療養させた。1ヵ月余り後に快癒に向かった。病弱児学級の起始であろうか。
	英国、児童虐待防止保護法を制定。
1890年	5月23日、神戸市葺合村に行路病者や孤児を修養保護するための「神戸貧民救済義会」が設立され、1896年に「神戸孤児院」、1942年に「神戸真生塾」と改称され、現在に至る。
	6月、赤沢鐘美、仲子夫妻、わが国最初の幼児保育施設を開設。すでに自ら開設運営していた、公立学校に通学できない子どもたちの学習塾「新潟静修学校」へ通う子どもが、幼い弟妹を学校へ連れてくることへ

の対応として。

10月30日、教育勅語渙発。

能勢栄『学校管理術』刊行、「生徒ニ属スル躾方ノ方法」として秩序・勉強・従順・清潔とともに「自治」を挙げた。

日本教育研究会発足（外山正一、元良勇次、高嶋平三郎らによる）。

被仰出書発令、子供全員の就学を指令。

小学校令が改正され、第25条で市町村の小学校設置義務が確定。

鳥取県気高郡美穂村に、筧雄平が本邦初の農村託児所開設。

英国、反論の多かった出来高払い制による国庫補助を廃止し、学校へ一括補助金制度を導入。

1891年	1月29日、文部省、高等女学校規定を公布。
	6月17日、小学校祝日大祭日儀式規定公布。学校における儀式規定を制定し、学校行事に際して天皇写真掲揚、校長による教育勅語朗読、君が代斉唱を指示。
	11月、石井亮一、10月28日に発生した濃尾大地震による孤児収容のため東京滝乃川に三一孤女学院を創設。孤児16名を収容、この内2名が知的障碍児であったため、知的障碍児施設に変更することを検討し、自ら1年間渡米して類縁施設を視察してきた。
	愛媛県の望月大祐が本邦初の眼科医によるトラホーム検診を実施。
	松山夜学校開設、夜学の最初か。
1892年	4月、塘林虎吾郎、熊本市内に困窮者子弟のための夜学校として「貧児寮」を開設。1928年に大江学園となって現在に至る。
	10月、熊本県で、キリスト教の洗礼を受けた小学生が退学処分となる。
1893年	4月6日、大分県尋常中学校生徒が、校長に対する反発から辞職を要求。
	5月2日、文部省は官公立学校の生徒が職員の転職・辞職を要求した場合、厳重に処分するよう訓令を発した。このころ学校騒動盛ん。
1894年	4月、大阪尋常中学校の生徒が集団で校長の転任を府会に要求。この年、下関の商業学校（5月）、愛知県尋常中学校（12月）でも同様の騒擾発生。
	9月、呉秀三が『精神病学集要』を刊行、教育と医学の関連について言及。
	文部省訓令第一号により、夜学校や日曜学校等による教育の普及を勧奨。
	同訓令により、試験の反復によって席順を変更するなどの方途は「過度

に生徒の神経を刺衝するの弊あり」と下達し、試験制度の軽減を命じた。訓令に先立つ1ヵ月前に、日清戦争が勃発していたことに由る、とされている。

浜田玄達（帝国大学医科大学産科婦人科学教授）が、本邦初の産婆養成所である東京産婆学校を開校。

1895年	1月29日、文部省、高等女学校規則を公布。

8月23日、三重県は、里子等実父母以外の者が6歳未満の子どもを養育する場合、警察署へ届け出て、その監督下に置くものとする「育児保護規則」（県令第36号）を交付。以後、京都、徳島、鹿児島など17府県で同様の規則を制定。

高島平三郎ら、日本教育会内に児童研究組合を設立（後の日本児童研究会）。

文部省「小学校机腰掛ノ寸法及配置」を公布。

英国でボースタル制度開始、16—23歳の青少年犯罪者に対する個別処遇が中心。

南オーストラリア州議会で少年裁判所案が通過。

1896年	4月、保育研究を目的とする保母団体「フレーベル会」設立。1901年に

機関誌『婦人と子ども』創刊。

長野市尋常小学校に促進学級として晩熟生学級を特設。

アイルランド（Ireland）『子どもの愛情』を刊行。

学校令施行以降、試験が頻繁で厳しく、実質的就学率は1881年でまで20％程度でしかなく、その後の10年間は30％台が続き、この年にようやく50％に到達した。

1897年	1月11日、文部省、学校清潔方法を訓示。

2月、石井亮一、「狐女学園」を滝野川へ移転し、正式に知的障碍児施設へ変更。大日本夫人教育会所属尋常小学校を開設、施設名を「滝乃川学園」と改称。付属保母養成所も開設。

3月1日、片山潜が東京市神田に「キングスレー館」を開設、幼稚園、小僧夜学校などの事業を始める。

　　15日、学生生徒身体検査規定を制定。

5月4日、学校教育を監督するため、道府県に視学を配置。

留岡幸助『感化事業の発達』を刊行（非行少年矯正事業に関するわが国最初の書物）。

1898年	1月、「公立学校に対する学校医設置」の勅令発布、4月1日施行。
	3月4日、文部省、学校教員の政治関与を厳禁。
	全国の公立小学校に、1名ずつの学校医を置くことを定め、身体検査等を行うため専用の部屋を設けることが提唱された。これは1934年の小学校令施行規則により、「衛生室」と呼称されるようになった。
1899年	2月8日、高等女学校令公布。
	10月、雑誌『児童研究』が東京教育研究所（神田区淡路町1番地の1）より創刊（1977年、第56巻で終刊となる）。
	シカゴとデンヴァーに最初の少年裁判所が設置。
	マネメ（Manheimer）『子どもの精神障害 Les troubles mentaux de l'enfance』を刊行、本書中で、psychiatrie infantile という表現を初めて使用。
	留岡幸助、東京府巣鴨村に私設感化院として「家庭学校」を創設。
	小学校で「身体検査」を開始。
	産婆免許制度が全国統一施行
	Brooklyn Children's Museum 開設、チルドレンズ・ミュージアムの嚆矢。
1900年	1月、野口幽香が、東京麹町6番町に貧困家庭の子どもを対象に「二葉幼稚園」を開設（1893年二宮和歌による「神奈川幼稚園」、1895年神戸のタムソンによる「善隣幼稚園」の先例があるという）。
	3月、感化法公布、各県に感化院設置を規定。
	4月、未成年者喫煙禁止法施行。
	8月、第三次小学校令が公布され、就学免除事由として「瘋癲、白痴又ハ不具廃疾」とある。「国語科」が誕生。1校当り100坪以上の体操場（運動場）設置を義務化。同時に、義務教育段階の授業料がようやく無償となる。小学校施行規則の制定で、試験による競争を大幅に制限することになった。
	京都市学校医会発足、この種組織として最初のものか。
	エレン・ケイ（Key, E.）『児童の世紀 Barnets århundrade』を刊行（邦訳は1916年）。
	大村仁太郎『児童矯弊論』を刊行。
	文部省、学校衛生課を設置（初代課長は、三島通良）。
	衆議院議員根本正は第15回帝国議会に「未成年者飲酒禁止法」案を提出。

	反対者の妨害により果せなかった。第24回議会で衆議院を通過したものの貴族院で廃案となり、1922年にようやく成立。
1901年	3月、兵庫県学校医会開催、催事としては全国初の試み。
	4月1日、北海道でアイヌ児童教育規定を実施、教育の本格化と同時に内地人との差異化も明瞭化。
	東京市本郷に私立女子美術学校開校、後の女子美術大学。
	20日、成瀬仁蔵ら、日本女子大学校を設立、初の女子大学。
	11月、フィッシャー（Fischer, K.）がワンダーフォーゲル運動を提唱、人気を集める。
1902年	12月17日、小学校教科書採用をめぐる府県担当官と教科書会社との贈収賄事件発覚、一斉検挙を開始（教科書疑獄事件）。
	青森県を襲った飢饉で飢餓に苦しむ子どもを収容すべく、佐々木五三郎は弘前に「東北育児院」を開設。
	日本児童研究会発足（1912年、日本児童学会に改組）。
	最初の少女雑誌『少女界』創刊。
1903年	3月、わが国最初の貧民学校として「東京市立万年尋常小学校」が開校。
	6月、渡邉筆子、石井亮一と結婚、1937年に滝乃川学園第2代学園長に就任。
	11月、京都市淳風小学校にわが国初の児童図書館創設。
	文部省、学校衛生課を廃止。
	『小学校用日本歴史』が検定教科書から国定教科書へ改められる。
1904年	4月、石井亮一『白痴児其研究及教育』を発表。
	全国の小学校で国定教科書の使用開始、まず修身・読本・日本歴史、地理の4教科から。
	6月、神戸市婦人奉公会が「出征軍人児童保管所」を市内2ヶ所に開設。
	スタンレー・ホール（Hall, G. S.）『青年期 Adolescence』（Appleton）全二巻を刊行、青年心理学の嚆矢とされる（日本語への抄訳は1910年刊行）。
1905年	4月、東京市立万年尋常小学校に特別学級開設（特殊教育に関する最初の試み）。
	この年、東京帝国大学戸水寛人教授が文部省により休職処分となり、8月以降、文部省による大学人事への介入に対する抗議行動が強まる。東京帝国大学山川健次郎総長が辞表提出。12月8日に文部大臣が辞職する

ことで一件落着。

鈴木治太郎、大阪師範学校付属小学校に教育治療室を設置。

岐阜県羽島郡の竹ケ鼻および笠松尋常高等小学校が看護婦を雇い入れる。
わが国最初の試み（トラコーマ治療のため。雇料１日60銭）。

ビネーと医師シモン（Binet, A. et Simon, T.）が知能検査法を開発。

東北の大飢饉により、岡山孤児院は824名の子ども収容を引き受ける。

| 1906年 | ３月、女子師範学校に保育実習科設置。 |

４月、米国サンフランシスコで日本人児童の排斥運動が始まり、10月に
は隔離命令が出る。日本政府が抗議して、翌年３月に隔離命令を解除。

10月、第１回聾唖教育大会開催（東京華族会館）。

12月21日、英国議会は「食事公給条例」を公布（貧窮児を国費で保護す
る目的）。

ド・サンクティス『最早発性痴呆』を報告。

森田正馬が小児科医を対象に『小児の精神病に就て』と題して講演、児
科雑誌第78号に掲載（森田全集第六巻に再録）。

三島通良『学校生徒の精神情態検査の必要』を神経学雑誌第５巻に掲載。

伊沢修二、東京市小石川に「低脳児研究所」を開設。

| 1907年 | ３月21日、小学校令を改正、修業年限を尋常小学校６年、高等小学校２ |

年もしくは３年とする（翌年４月より逐年実施）。

４月17日、文部省、師範学校付属小学校に障碍を持つ児童のため特別学
級を設置するよう勧奨。

10月、日本児童研究会第１回総会開催。

三宅鑛一『日本に於ける破瓜期に発する精神病に就いて』を神経学雑誌
第６巻に発表。

東京高等師範学校付属小学校が精神遅滞児のための補助学級を設置し、
特殊教育の試行を開始。

モンテッソーリ（Montessori, M.）、ローマの低所得者居住区域に「子
どもの家」を創設、精神遅滞児教育を開始。

刑法に堕胎罪を規定。

| 1908年 | ９月10日、文部省が、文部視学官及び文部省視学委員職務規定を制定 |

（大学教授などに視学委員を委嘱し、学校を視察させる）。

９月29日、文部省、学生・生徒の風紀取締強化について通牒（雑誌編集、
読書傾向の統制など）。

10月23日、文部省、教育を通じて「戊辰詔書」の国民道徳作興の聖旨を奉戴するよう、学校長・地方長官らに訓令。

英国王立委員会『精神薄弱児の保護と管理に関する調査報告』を刊行、本書で滝乃川学園を日本唯一の精神薄弱児施設であると記録。

乙竹岩造『低能児教育法』を発表。

英国が児童保護法を制定、死刑執行の最低年齢を18歳に引き上げる（それまでは、7-14歳の死刑が執行されていた）。

ヘラー（Heller, T.）『幼児性痴呆（dementia infantilis）』を報告。

1909年	1月9日、文部省、学校の運動会等が華美になっていることを警告。

7月3日、脇田良吉、京都初の知的障碍児施設「白川学園」を開設。

三宅鑛一、信州須坂の夏期講習で教育者や医師に講演（杉田直樹がこれを速記し、翌年『病的児童心理講話』として出版）。このころ、三宅は、子供臨床研究への指針となる見解を度々「児童研究」誌へ投稿している。

ヒーリーが少年精神障碍研究所を開設。

三越百貨店主催の児童博覧会が開催され、1921年までに9回催された。

1910年	3月、日本児童研究会『教育病理学』を刊行。

4月、小学校在学中に習得する漢字は1,360字と定められる。

7月、長野県は県立学校女子教員服務規程を改正、女子教員に産前産後2ヶ月の休暇を認め、本邦初の有給出産休暇。

乳児死亡率は16.1。

1911年	10月、大阪の立川文明堂が講談本を発売し、子どもたちに人気となる。後に立川文庫となる。

ビネー、知能検査法改定三版を完成させて他界。

工場法公布（施行は1916年）。12歳未満の子どもの工場労働を禁止（15人未満の工場は対象外）。

1912年	脇田良吉『低能児童教育の実際的研究』を発表。

グルーレ『少年における非行・犯罪の原因』を刊行。

1913年	4月、呉秀三が『小児精神病ニ就テ』を刊行。

5月24日、これまでの6年間に貰い子110人余りを殺していたとして女3人を逮捕。

7月、小学校令が改正され、教員免許を全国一元化し、府県で授与することになる。

10月、小柴博、日本初の少年団を創設。

	第1回国際児童保護会議、ブリュッセルで開催。
	ネッスル社が粉ミルクを世界で始めて発売。日本の和光堂による製品化は1917年。
1914年	8月24日、留岡幸助、北海道上湧別村の国有林1,000町歩の払い下げを受け、家庭学校分校を開設、北海道家庭学校として現在に至る。
	8月、園部マキ（宮崎県生まれ、同郷の石井十次に触発され、同志社女学校に入学、米国留学後）京都市に最初の保育園を設立、不況にあえぐ西陣の子弟を預かる。
	モンテソーリ女史来日、京都市保育会などで講演会を開催。
	三宅鑛一、日本小児科叢書として『白痴及低能児』を刊行。
	1911年からドイツへ留学していた医師三田谷 啓 が帰国して「知力検査法」を発表。わが国最初の知能検査法か。
	小林左源治、『劣等児教育の実際』を刊行。
1915年	1月27日、公立学校職員分限令公布、公立学校職員の身分が始めて法的に保障される。
	8月、フレーベル会主催により、東京で第1回幼稚園関係者大会開催。
	日本児童学会が東京市本郷に児童教養相談所を開設。
1916年	2月8日、岩崎佐一、大阪初の知的障碍児施設「桃花塾」を開設。
	4月17日、東京市京橋小学校で児童同士の殺傷事件が発生、加害児の放校と刃物携帯禁止を決定。
	森田正馬、日本児童学会で『児童の恐怖症』について宿題報告（翌年、「児童研究21; 43-48, 75-80」に掲載、森田全集第六巻に収録）。
	米国心理学者ターマン（Terman, L. M.）『知能の測定法』を刊行、始めて知能指数（IQ）という表現を使用。
	三田谷啓、116例の被虐待児事例を新聞記事より抽出して分析し、医師として世界で初めて子ども虐待の問題を報告。
1917年	9月、勅令により内閣直属の諮問機関として「臨時教育会議」を設置。
	久保良英ら、児童研究所を設立。
	国立感化院令公布。
	北垣守、児童教養研究所で児童相談を開始。
	チーエン（Zienen Th.）『児童期の精神疾患』を刊行。
	大原孫三郎、大阪市に石井（十次）記念愛染園設立、石井の始めた保育事業補習学校などを開始、現在、後続施設として愛染橋病院が継続運営

	されている。
1918年	3月27日、市町村義務教育費国庫負担法公布（小学校教員の俸給を一部国庫負担）。
	10月、インフルエンザ（スペイン風邪）の大流行により、全国で小学校が臨時休校。
	わが国最初の託児所開設（米騒動の年）。
	大阪市社会部に児童課を設置、初代課長は精神科医師三田谷啓。
	童話雑誌『赤い鳥』創刊。
1919年	3月22日、わが国最初の国立感化院「武蔵野学院」開設。
	7月、大阪市立児童相談所が創設される（わが国最初の組織的児童相談事業、児童課長の医師三田谷啓が大阪市の企画として実現。続いて、産院、乳児院を設立。これらは1924年に廃止されて今宮乳児院のみ存続）。
	川田貞次郎、伊豆大島に知的障碍児施設「藤倉学園」を開設
	大阪市、鶴町第一託児所を設立（最初の公立託児所）。
	大原社会問題研究所の暉峻義等ら、八王子市で乳児死亡の実態調査を実施。
	賀川豊彦『児童虐待防止論』を発表（賀川豊彦全集第9巻に収載）。
1920年	1月、大阪市が児童相談所に隣接して少年職業相談所を設置。
	4月1日、大阪市が「本庄産院」を開設（最初の市立産院）。
	8月、東京府に児童保護委員会設置。
	9月、米国ハワイで、日本人児童に対し日本語読本使用を禁止。
	東京府が不良児、浮浪児を調査・保護するため児童保護委員制度を発足。
	日本聾唖学校創設、口話法による初の聾学校。
	ブロイラー（Bleuler, E.）の後継者ワイアー（Weier）がブルクヘルツリ（Burghörzli）に最初の児童観察センターを開設。
	アドラー（Adler, A.）が教師のための治療的教育研究所をウイーンに開設（1929年には、アドラーは26の学校で相談活動を行っていたという）。
	石原喜久太郎『石原学校衛生』を刊行。
1921年	4月、既存の公教育に満足できぬ西村伊作は小学校を卒業した長女のために私財を投じて文化学院（各種学校）を創設、学監は与謝野晶子、石井伯亭。1943年不敬罪で西村は拘禁され、学院は閉鎖となる。1946年再開し現在に至る。

	5月1日、柏倉松蔵が東京に「柏学園」を設立（最初の肢体不自由児施設）。
	6月、文部省大臣官房に学校衛生課を設置。
	トム（Tom）がボストン習癖クリニック（Habit Clinic）を開設（児童相談所に相当）。
	神戸市相生町に市立児童研究所開設（神戸市社会課所管）。
1922年	4月17日、少年法・矯正院法公布、翌年1月1日施行。
	7月、貰い子「お初（10歳）」が殺害・切断される事件の加害者逮捕。
	12月、東京府南多摩郡田井村に「多摩矯正院」、大阪府三島郡春日村に「浪速矯正院」開設（最初の国立矯正院）。
	大阪市北区済美学区内の6小学校すべてに1校1名の看護婦を「学校衛生婦」の名称で常駐させる（傷病児に対する治療・児童・環境の衛生的配慮・家庭訪問・家庭看護法の指導が目的）。
	児童虐待防止の世論が高まり、救世軍が児童虐待防止部を開設。
	日本赤十字社東京・千葉・大阪支部が看護婦を学校へ派遣。以後、学校看護婦派遣事業は漸次全国へ拡大。
	東京連合少年団が結成され、後藤新平が団長となる。後に少年団日本連盟となり、引き続き後藤新平が初代総裁となる。これは1924年にボーイスカウト連盟（バーデンパウエル〔Baden-Powell, R. S. S.〕が創設）に加入。
1923年	1月1日、少年法に基づき東京・大阪に少年審判所を設置。
	3月、工場労働者最低年齢法公布、1926年7月施行。
	留岡幸助の設立した北海道家庭学校が北海道代用感化院となる。
	岐阜市、市内全校に学校看護婦を配置。
	シュトローマイヤー（Strohmayer, W.）『児童期の精神病理 Die Psychopathologie des Kindesalters（359pages, Bergmann, J. F.）』を刊行。
	内務省社会局が行った全国感化院収容児調査で43％が知的障碍児であることが判明した。
	この年より、京都市の番組小学校にピアノを購入するところが出てくる。京都市学校博物館には、その内の1台としてスタインウエー小型グランドピアノが展示されている。
1924年	2月、神戸市立児童相談所、紀要第1巻を刊行。

5月1日、日本聾唖教育会結成。

6月、末弘厳太郎の呼びかけで東京府本所区柳島元町にセツルメント・ハウスが開設され、児童部が設けられる（医療部には林暲、曽田長宗、石橋俊實などがいた）。

9月、国際連盟が児童の権利憲章（ジュネーヴ宣言）を採択。

K・メニンガー（Menninger, K.）、米国矯正精神医学雑誌を創刊。

文部省委嘱の実態調査（青木誠四郎実施）によると、特殊学級を設置する学校は全国に235校、学級数は463教室とされた。

1925年	1月、聾唖生に対する第1回口話法講習会が名古屋で開催。

4月13日、陸軍現役将校学校配属令公布（この年、陸軍の軍縮が開始）。

7月、細井和喜蔵『女工哀史』を刊行（改造社）。

アイクホーン（Aichhorn, A.）『非行少年、矯正教育の精神分析』（Verwahrloste Jugend. Int. Psychoanal. Verlag, 290pages）を刊行、英訳は1955年。

1926年	1月12日、初の子ども向け日刊新聞「こども日日」が刊行を開始。

4月22日、小学校令の改正により、日本歴史が国史と改称。

5月、公立として最初の口話式による大阪府立聾口話学校設立。

8月、最初の母子ホーム「愛婦隣保館」設立。

12月、日本小児養護協会が京都帝国大学医学部小児科内に設立。

三宅鑛一門下の佐藤政治が早期発症性痴呆三例について神経学雑誌第26巻に掲載、日本におる最初の児童分裂病の報告。

ホンブルガー（Homburger, A.）、（Psychopathologie des Kindesalters, 852pages、J. Springer）を刊行。

ピアジェ（Piaget, J.）『子どもの世界の表現』を刊行。

京都府社会課に少年相談所を設置。

1927年	4月、児童愛護協会が「一宮学園」を創設（最初の私立身体虚弱児学校）。

5月、中央社会事業協会、第一回全国乳幼児愛護デーを実施（昭和6年からは幼児愛護週間）。

7月、富士川游『異常児童調査』（142頁）を廣島修養院（県代用感化院）より刊行。

8月、三田谷啓（1962年没）、兵庫県武庫郡精道村（現芦屋市）に「三田谷治療教育院」を開設、現在に至る。

文部省が「学校看護婦全国調査」を実施、971名が在籍と発表。

兵庫県立児童研究所開設。

チンバル（Cimbal, W.）『子どもの神経症 Neurosen des Kindesalters (509pages, Urban & Schwarzenberg)』を刊行。

1928年	1月、大阪乳幼児保護協会が港区市岡元町に「大賀小児保健所」を開設（最初の小児保健所）。

5月4日、関東学生自由擁護同盟、第1回学生自治協議会を開催。

6月、岩手県下の分教場で、全生徒40人が国歌を知らないと判明して問題化。

9月、東京市社会局が母子ホームを設立。

10月30日、思想対策のため、文部省は学生課を新設、各大学に学生主事を配置。

11月、帝国学校衛生会看護部が機関誌として『養護』を創刊、1933年に『学童養護』と改題され、1937年12月号をもって終刊。

ヴィックマン（Wickman）『子どもの行動と教師の対応』を刊行（特殊教育の米国での始めての取り組みとみられる）。

久保寺保久が知的障碍児施設八幡学園を開設、後に「画家　山下清」が収容される。

1929年	2月、就職難のため、中学校より実業学校への移籍志願者が激増。

4月、盲学校用「国語読本」、聾学校用「国語初歩」が初めて刊行される。

6月、成田忠久ら、秋田県に北方教育社結成、東北地方の生活綴方運動を開始。

7月1日、文部省、学生課を学生部に昇格。

下田光造『異常児論』を刊行。

文部省、訓令「学校看護婦ニ関スル件」を発布。

本邦初の女子高等商業学校が熊本県に開校（現、嘉悦学園）。

1930年	12月23日、公布の文部大臣訓令「家庭教育親交に関する件」に基づき、大日本連合婦人会結成。

カナー（Kanner, L.）がジョンズ・ホプキンス大学小児科に児童精神科外来を開設。

ショプ『白痴の病理解剖学』をブムケ（Bumke, O.）の精神医学全書に記述。

鈴木・ビネー式知能検査法の第一次標準化施行。

本庄隆男『資本主義下の小学校』を刊行、即日販売禁止。

東京で大規模貰い子殺し事件発覚、永年習慣として、里子として貰っていた子どもを年間30〜40人殺害していた。

東京三越百貨店の食堂に「お子様ランチ」初登場、30銭（カレーライスの３倍）。

千葉県教育史によれば、この年の小学校に関する叙述に「児童中には試験を恐怖するの余り往々病気になったものもある位」とある。

1931年	３月、大阪市港区に「水上子どもの家」が開設（大阪初の児童養護施設）。 ７月、京都市が全国に先駆けて学校歯科医130人を全市の小学校に配置。 ９月、京都市児童院開院（現在の京都市児童福祉センター）。 第１回全国児童栄養週間実施。 森田正馬『小児の神経質』を臨床医学第19巻に掲載（森田全集第三巻に再録）。
1932年	５月13日、文部省は夜間中学校卒業者にも専門学校無試験入学の特典を及ぼすよう通達。 ６月１日、「東京市立光明学校」（初の公立肢体不自由児学校）」が、初の公立肢体不自由児学校として開設された。各教室に看護婦１名を配置し、週３回、整形外科医が派遣された。当初は各種学校扱いとされていたけれど、1942年４月より国民学校となった。1944年６月から開始された国民学校児童の集団疎開には対象とされず、校長の独断で５月に長野県上田温泉の旅館へ疎開を実行、10日後の空襲で光明学校は焼失した。 10月14日、横須賀で海軍少年航空兵の第１回卒業式挙行。 全国の大学生は18万人、就職難がますます深刻化。 ズカレーウァ、児童分裂病について報告。
1933年	１月29日、文部省、全国の聾学校で手話使用を禁ずると訓告。 ４月、児童虐待防止法公布、10月１日施行。 ５月19日、スイス精神医学会総会における講演で、M・Tramer が新しい臨床専門分野としての「児童精神医学」（Kinderpsychiatrie）と表現した。L・カナーはこの日を児童精神医学元年と語る。 ６月、滝野川学園『一般児童・不良児・精神薄弱児に関する統計的調査』（198頁）を刊行。 12月、東京市南山尋常小学校に最初の弱視学級を設置。

東京大学セツルメント児童部を中心に児童問題研究会が結成され、7月に『児童問題研究』を創刊。

ポター（Potter）、児童分裂病について報告。

少年救護法公布（感化法は廃止）。

| 1934年 | 10月、八幡学園創立者の久保寺保久が唱導し、石井亮一を会長として、日本精神薄弱児愛護協会設立（1955年に日本精神薄弱者愛護協会と改称）。

グレベルスカヤ・アルバッツ、児童分裂病について報告。

陸軍航空兵（後の海軍飛行予科練習生）制度設立。

京都市初の保育園を創設した園部マキは、京都府下初の母子寮「希望寮」を創設。

Bern 大学の Tramer, M. 編集で、Zeitschrift für Kinderpsychiatrie（=Journal de Psychiatrie Infantile）が創刊され、B. Schwabe Verlag より刊行を開始。

1935年　2月2日、少年を国防の第2線と組織するべく「帝国少年団協会」を設立。

4月1日、東京市立第一女子商業学校開校（初の公立夜間甲種女学校）。

青年学校令公布。

女子大生数、全国で180名。

L・カナー『児童精神医学教科書 Child Psychiatry（Thomas, C. C.）』を刊行。

1936年　4月11日、堀要が名古屋大学病院精神科外来に小児科の協力を得て児童治療教育相談室を開設。

9月、精神薄弱児愛護協会が機関誌『愛護』を創刊。

少年法公布。

1937年　2月、京都市児童院、『教育調査の結果に就きて』（75頁、劣等児低脳児の調査、および乳児発達調査）を刊行。

3月、母子保護法公布（翌年1月施行）。

7月24日〜8月1日、第1回国際児童精神医学会議パリで開催、ユーエ（Heuyer, G.）が会長。パリへ留学中の三浦岱栄が出席した。

文部省は外局として「教学局」を設置。

ルッツ（Lutz）、児童分裂病について報告。

杉田直樹、名古屋市に「九仁会八事少年寮」を私財で開設、流行性脳炎

後遺症児の療育を開始。

三田谷啓『我国に何故治療教育事業興らざるか』を精神神経学雑誌（41; 539-542）に掲載。

杉田勤・鈴木龍司編『子を喪へる親の心』(岩波書店) 刊行、親の喪失体験に関する最初の記録か。

1938年	1月、陸軍省の主導により厚生省が設置される（初代厚相、木戸幸一） 4月、社会事業法公布（7月施行）。 11月、恩賜財団愛育会が愛育研究所を開設。 拓務省、満蒙開拓青少年義勇軍の募集開始。 東京府立松沢病院に児童病棟開設。 厚生省に優生課新設。
1939年	2月、大阪市教育部、『大阪市に於ける学業不進児の調査』（79頁）を刊行。 3月28日、第2回国際児童精神医学会議が1941年に予定されていることに鑑み、この日、ドイツの Wiesbaden で児童精神医学の国際委員会が開催され、滞独中であった堀要が参加。 4月8日、高等小学校卒業者687人を乗せた「少年臨時列車」が秋田から「上野」まで走る。後の集団就職列車の始まりか？ 4月26日、文部省、青年学校を義務化（満12歳以上、19歳以下の男子） 5月29日、文部省、小学校5、6年生に武道を課す。 村松常雄『昭和12年度東京市不就学児童の精神医学的調査』を精神神経学雑誌（43; 913-935）に発表。 厚生省、結核予防を目的に乳幼児一斉検診を開始（結核予防会設立もこの年）。 ホンブルガー（Homburger, A.）『子どもの神経症 Neurosen im Kindesalter, Springer, Berlin』を刊行。
1940年	2月6日、山形県で村山俊太郎らが検挙される。この後全国で、生活綴方運動家や「生活学校」関係教員の検挙が続く。 5月、国民優生法公布。 6月、大阪市立児童相談所に本邦初の精神遅滞児学校「思斉学校」創設。 吉益脩夫、村松常雄『東京帝国大学医学部脳研究室児童研究部に於ける異常児童五〇〇例に就きての精神医学的研究』を精神神経学雑誌（44; 485-517）に発表。

義務教育国庫負担法公布。

9月5日、ドイツ児童精神医学会（Deutsche Gesellschaft für Kinder-psychiatrie und Heilpädagogik）の設立総会が小児科学週間（Pädiatri-sche Woche）の一環としてイーン市で開催され、500人以上の参加者があった。ライプツィヒ大学 Schröder, P. が初代会長に就任（これは、国家社会主義政権時代のことだから意義はない、と批判する見解〔Nissen〕）がある。翌1941年6月に Schröder 会長が不慮の死を遂げたので、この学会は以後、開催されることなく終わった。

1941年	3月1日、国民学校令公布。

4月1日、国民学校令施行。これにより小学校を国民学校と改称、教科を国民科、理数科、体錬科・芸能科に統合。精神薄弱児のための養護学校、養護学級任意設置を規定。学校看護婦に代って養護訓導という職制を定める。

11月22日、国民勤労報国協力令公布、14歳以上の男子、14歳以上の未婚女子に勤労奉仕を義務付ける。

国民学校令により、養護訓導が職制化。

「産めよ殖やせよ」運動開始。

ジョンソン（Johnson, A. M.）ら、学校恐怖症という表題の論文を米国矯正精神医学雑誌に発表。

1942年　4月18日、B25による米国の日本初空襲。犠牲者第1号は14歳の石出巳之助少年。

7月、厚生省令第35号で妊産婦手帳規定を定める（母子健康手帳の前身）。

ラパポート（Rapaport）、コティントン（Cottinton）、ブラドレー（Bradley）が児童分裂病について Nervous Child 誌に報告。

ガットマンが児童の失語症について報告。

スイスのトラマー（Tramer, M.）が『児童精神医学教科書 Lehrbuch der allgemeinen Kinderpsychiatrie（485pages, B. Schwabe）』を刊行。

1943年　1月18日、緊急学徒勤労動員方策要領を閣議決定（年間4ヶ月継続とされたが、同年3月7日、通年実施と決定）。

3月3日、国民学校が学童給食・空地利用・疎開促進の三要綱を閣議決定。

4月1日、六大都市の国民学校学童に給食を開始。

8月23日、学徒勤労令および女子挺身勤労令（12〜40歳の未婚女子を強制的に総動員業務に従事させる）。

10月2日、勅令755号「在学招集延期臨時特例」公布、大学生の徴兵猶予措置停止。

少年志願兵の年齢下限が1年低下して、満14歳に変更。

恩賜財団大日本愛育会設立。

堀要『名古屋帝国大学医学部児童相談所来訪児童の集計的観察』を名古屋医学会雑誌に掲載。

L・カナーが早期幼児自閉症について最初の報告を Nervous Child）誌に発表。

1944年	2月25日、学徒動員と女子挺身隊の強化を閣議決定。

3月、「決戦非常措置要綱に基づく学徒動員実施要領」を閣議決定。

6月、国民学校初等科児童の疎開、閣議決定。

7月、文部省通牒により、十三都市学童疎開決定。

8月、学童集団疎開第一陣が国有鉄道上野駅を出発。

10月18日、満17歳以上を兵役に編入。

　　　　20日、フィリピン・マバラカット基地で特攻隊が編成される。

　　　　25日、神風特別攻撃隊第1陣出撃。

アスペルガー（Asperger, H.）、自閉症性精神病質児に関する論文をArchiv für Psychiatrie und Nervenheilkunde 誌に発表、原稿受理は前年の10月8日付。

満17歳以上の男子を兵役に編入。

1945年	3月18日、「決戦教育措置要綱」が決定、国民学校初等科を除いて、学校の授業は原則禁止。

5月、戦時教育令公布。

6月22日、「義勇兵役法」公布、全国の15〜60歳男性と17〜40歳女性に兵役が課せられた。男子生徒は「鉄血勤皇隊」に、女子生徒は即席訓練で看護婦要員として野戦病院へ送り込まれた。

8月15日、敗戦に伴い、文部省が「終戦に関する件」訓令。

9月、文部省が「新日本建設の教育方針」を発表（文相、前田多門）。

　　　15日、戦災孤児等集団合宿教育所に関する文部次官通牒を出す。

　　　20日、戦争中の教科書で不適切と判断した部分を墨で塗りつぶす作業を児童に課すことを開始。

25日　文部省時間通牒で、疎開学童について「遅クトモ11月中ニハ復帰ヲ完了セシムルコト」と指示。

10月、東京の集団疎開児が帰京を開始。

12月31日、GHQ、「修身、日本歴史及び地理授業停止に関する件」指令。

年報『児童の精神分析研究 Psychoanalytic Study of the Child』（アンナ・フロイト他編集）創刊。

米国で、全米学校給食法が制定される。

| 1946年 | 3月、日本児童文学者協会設立、初代会長小川未明。 |

3月5日、米教育使節団27名来日、団長は G. D. ストッダード・ニューヨーク州教育長官。

4月7日、GHQ が米国教育使節団報告書を発表。視学官制度の廃止、初等中等教育に関わる行政権限を地方自治体へ移管、公選教育委員会設置などが示された。

5月、文部省、児童の体位低下を発表（1937年と1945年の比較で体重2.2キロ、身長4.4センチ低下）

8月、総理大臣の諮問機関「教育刷新委員会」発足。

9月8日　文部省、米国による占領を考慮し、「集団疎開学童保全のため、当分（疎開）継続するように指示。

厚生省社会局、「主要地方浮浪児等保護要綱」を発表。

10月4日、糸賀一雄、初代近江学園園長に就任。

11月3日、日本国憲法公布、新たに「教育を受ける権利」を法文化。

　　4日、UNESCO（国連教育科学文化機関）発足。

人口が急増して人口密度200を越す（以後、1955年まで人口増加、前年比100人以上が続く）。

講談社は、1941年に設立した日本教育資料大系編纂所を閉鎖して、野間教育研究所に改組。

| 1947年 | 1月、GHQ 指令で都市の小学校に学校給食開始。 |

2月22日、浮浪児や孤児を支援するために京都少年保護学生連盟が発足、現在の日本 BBS 連盟。

3月28日、教育基本法、学校教育法公布。学校教育法に、小学校令以来の就学義務の猶予・免除規定が引き継がれる。同法により、養護教諭が法制化。

4月、新学制（いわゆる六・三・三・四制）実施。

5月3日、日本国憲法施行。

6月、日本教職員組合結成。

12月12日、児童福祉法公布（翌年1月一部施行、4月全面施行）。

厚生省に児童局新設。

国立教育研究所の三木安正が品川区立大崎中学校分教場（通称「白金自然学園」）開設、初の中学校学齢児の精神薄弱特殊学級。

妊産婦手帳を母子健康手帳に改称。

第1回全国児童福祉大会が東京で開催。

兵庫県立児童研究所内に県立児童鑑別所と一時保護所を設置。

平均寿命が50歳を超える（第8回生命表）。

第1次ベビーブーム（年間出生数2,696,633人、合計特殊出生率は4.32）。

トラマー『青年期の司法精神医学便覧（Leitfaden der Jugendrechtlichen Psychiatrie, B. Schwabe, 178pages)』刊行。

1948年　1月、寿産院事件発覚（乳幼児103人を殺害し、養育費等を着服）。

2月1日午前零時、全国一斉（沖縄県を除く）孤児調査（孤児総数123,511人）、内、11,351人（9％）は引き揚げ孤児。この調査結果は報道されることなく、一般にこの数字が知られるようになったのは、1997年であった。

3月、児童福祉法施行、「保母」という言葉が初めて用いられる。

4月、新制高校発足。

5月12日、厚生省、母子健康手帳の配布を開始。

6月、東京都は浮浪児収容保護所を児童相談所に転換。

7月13日、優生保護法公布。

　　　15日、改正少年法公布（法適用の上限を20歳に延長）、少年院法公布（翌年1月施行）。

国民の祝日に関する法律公布、「こどもの日」を制定。

8月19日、教育委員会法公布（都道府県と市町村に教育委員会を設置、公選制教育委員会の規定）。

9月18日、全日本学生自治会総連合（全学連）結成。

11月、主食の配給を1人1日2合7勺に増配、しかし主食の遅配・欠配が続く北関東・東北地方では、少年少女の人身売買事件が多発。

12月、母子寮開設。

衆参両院が教育勅語の排除を決議。

文部省、進学適性検査一斉実施（1954年度まで）。

社会福祉法人「エリザベス・サンダース・ホーム」施設認可。（理事長兼園長、沢田美喜）占領軍との混血児を保護・養育し約500人を里子として世界に送り出す。

各自治体に教育委員会が発足。

国立国府台病院（村松常雄院長）精神科が児童病棟を開設。

保健婦助産婦看護婦法が成立し、助産婦の名称使用開始。

1949年	1月1日、家庭裁判所、少年鑑別所発足。
	3月、第1回保母試験。
	4月、検定教科書使用開始、国定教科書と併用。
	4年制大学、および大学院が発足。
	5月5日、最初の「こどもの日」。
	24日、満年齢使用の法律公布。
	厚生省、第1回赤ちゃんコンクール開催（1962年に終了）。
	6月、内閣に青少年対策協議会設置。
	9月、全国教育長会議、教育界のレッドパージ実施を決議。
	10月20日、戦没学生の手記『きけわだつみのこえ』刊行。
	12月15日、私立学校法公布（翌年3月15日施行）。
	青少年の覚せい剤中毒が問題化、警察庁は取り締まりを開始。衆議院が青少年犯罪防止に関する決議。
	1948年に制定された国家行政組織法に従って文部省設置法が制定される。
	国立学校設置法公布、新制国立大学96校を設置。
	全国に児童相談所が設置される。
	第一次ベビーブームのピーク、年間出生数約270万人。
	国連技術顧問としてカナダ人のキャロル女史来日、1950年8月まで宮城、大阪、福岡の児童相談所をモデルとして特別指導。
	牛島義友、御茶ノ水女子大学教授に就任し、家政学部に児童学科を創設。
	松田道雄、『赤ん坊の科学』刊行（創元社）。
1950年	2月13日、東京都、教員246名のレッドパージ発表。
	4月1日、家庭裁判所に少年調査官、少年調査官補を配置。中央青少年問題協議会令公布。
	5月、精神衛生法公布。生活保護法公布。
	6月30日、朝鮮戦争が勃発し、特需景気が始まる。

9月、厚生省、保育所運営要領作成。

10月17日、文部省、祝日行事に国旗掲揚、君が代斉唱を通達。

11月、天野貞裕文相、全国教育長会議で修身科復活の必要を表明。

波多野勤子『少年期』を刊行（光文社）、ロングセラーとなり、仏訳化、映画化。

少年観護所と少年鑑別所を統合して少年保護鑑別所となる。

平均寿命が初めて60歳を超える。

ホスピタリズム論争が始まる。

1951年	1月24日、日教組大会で、養護教諭の千葉千代世（後に、参議院議員）が提唱して「教え子を戦場へ送るな」運動の推進を決定。

3月5日、無着成恭編『山びこ学校』（百合出版）刊行、翌年映画化。

3月29日、紡績工場に勤める女子労働者が「織女星号」と名づけられた列車に乗り長野から名古屋まで走る。この月、鹿児島県出水市から、普通列車の最終車両を1両つないで、集団就職者専用車両として使用された。敗戦後初の集団就職列車であろうか。

5月、児童憲章制定。

6月11日、産業教育振興法公布（中学・高校の産業教育に対する国庫補助等）。

　　　30日、東京都教育委員会、足立区に戦後初の夜間中学設置を認可。

10月、福祉事務所発足。

11月、全国乳児院協会結成。

文部省、国民道徳実践要領を発表。

『民俗学辞典』（東京堂）刊行、民俗資料の分類で児童一般が研究対象とされた最初。

日教組中央委員会、「教え子を再び戦場に送るな」の標語を採決。

京都市児童院がA式発達検査法を考案。

日教組第一次教育研究全国集会。

母子心中が多発。

子どもの人身売買激増（5月のみで644名）。

1952年	5月、第49回日本精神神経学会（福岡）で鷲見たえ子『レオ・カナーのいわゆる早期幼年自閉症の症例』を報告。

6月、文部大臣の諮問機関として中央教育審議会発足。

7月、全国精神薄弱児育成会設立（後に、全日本手をつなぐ育成会）。

9月、厚生省、母子世帯全国一斉調査実施。

10月14日、日本父母と先生全国協議会（PTA）結成大会開催。

文部省設置法を改正し、文部省は地方教育委員会などに「指導、勧告を与える」ことができるように変更。

少年保護鑑別所を少年鑑別所に改称。

国立精神衛生研究所開設（児童精神衛生相談部部長、高木四郎）。

小児の体位が戦前の水準に戻る。

第1回全国保育事業大会開催（松江市）。

1953年　2月、厚生省、全国的な混血児実態調査を施行。

3月7日、基地の子どもを守る会結成。

京都府立洛北高校卒業式で、原水爆禁止や被差別部落に触れた答辞が読まれた。

4月1日、保安大学校開校、翌年に防衛大学校と改称。

　　　　29日、旭丘中学事件発生。原因不明の火事で同校全焼、これを契機に教員・父母が革新と保守に分かれて激しく対立して10日間に亘り分裂授業が行われた末、3教員が懲戒解雇となり、世論の影響も受けて沈静化。

6月、厚生省、全国要保護児童調査（743,600人と推計）。

7月、青少年問題協議会設置法公布・施行。

11月27日、学校教育法施行規則改正により、保健室・学校医・学校歯科医の設置を規定。

12月15日、水俣市の5歳女児が原因不明の脳障碍と診断され、後に水俣病認定患者第1号となる。

1954年　1月、未熟児保育器がWHOから贈呈され、未熟児医療が始まる。

4月5日、青森県で集団就職専用の臨時列車が上野へ向けて出発（高度経済成長期前で最初の集団就職とされる）。

同月　黒丸正四郎、第51回日本精神神経学会（名古屋）で幼児自閉症の1例を報告。

昇地三郎、『しいのみ学園』を開設、肢体不自由児のための学校を目指していたが文部省から許可を得られず、精神薄弱児施設として厚生省の認可を取った。

5月、文部省調査で、長期欠席児童・生徒は小・中学校合わせて34万人と判明。

6月、学校給食法公布。

11月1日、全国里親連合会結成。

　　20日、少年自衛隊員募集開始。

教育二法改正により、国・公立学校教員の政治活動・政治教育を禁止。

高校進学率が50パーセントを超える。1948年から行われていた進学適正検査が今年度で終了。

1955年　2月22日、京都の白川学園に「ひなどり学園」開設、本邦初の知的障碍児保育施設。

3月24日、熊本県天草の大浦港から29名の中学卒業女子が船で大阪の紡績会社へ向けて船出。同月、奄美大島からも集団就職船が初めて運行された。この年、神武景気が始まり、各地から集団就職列車が運行されるようになり始めた。

6月7日、第1回日本母親大会開催（東京・豊島公会堂）。

8月5日、産休補助教員設置法公布。1956年4月施行され、配置が義務化。

10月1日、文部・厚生・労働3省が、義務教育の不就学長欠児（30万人）対策を発表。

　　10日、文部省、検定強化のため教科書調査官を設置。

文部省、改訂社会科の内容について通達を発し、天皇の地位を明示。

森永砒素ミルク事件発生、死亡者133人、患者11,788人。

プロレス遊びによる子どもの事故死続出。

大学入学難で予備校ブームが激化。

ベビー・ブームにより、15歳未満児の人口が2,933万人とピークに達する。

1956年　2月、第1回『この子たちの親を探そう運動』が行われ、親が判明した子は336人。

3月30日、鹿児島駅から初めて本格的な集団就職専用列車が運行される。この年7月に刊行された経済白書で、「もはや戦後ではない」と表現された。

5月、『小金井児童学園』開設（最初の精神薄弱児通園施設）。

6月6日、地方教育行政法が警官隊に守られて参議院で可決され、同6月30日に公布、教育委員の公選制を廃し、地方自治体首長による任命制へ転換。

	10月、厚生省、初の厚生白書発表。
	12月、世田谷乳児院で未熟児センター発足。
	児童福祉法の一部改正により情緒障碍児短期治療施設発足。
1957年	1月、東京都立青鳥養護学校設立（初の公立精神薄弱児養護学校）。
	3月、厚生省家庭局監修『児童のケースワーク事例集第9章』に『登校を嫌がる女児とその母親』が掲載される。本邦初の不登校事例とされる。
	10月6、7日、秋季精神病理懇話会（比叡山）で黒丸正四郎らの報告例（当該児参加）を巡って自閉症論議が交わされる。
	11月、第1回全国母子衛生大会開催。
	文部省が教員の勤務評定実施を通達。
1958年	3月18日、文部省、小・中学校に道徳の実施要綱を通達、4月から週1時間実施。
	4月、学校保健法公布（1999年改正）。
	6月、国立初の重度知的障碍児施設『秩父学園』が開設。
	9月15日、教員の勤務評定反対で全国統一行動実施。
	10月、小・中学校の学習指導要領を全面改訂、国旗掲揚と君が代斉唱が始めて盛り込まれる。このときより従来の「試案」から法的拘束力を持つ国家的基準へと転換。
	第1回児童精神医学懇話会開催（千葉大学）。
	学級規模の上限を定める義務標準法が制定され、小中学校の全学年で50人学級とすることを法制化。
1959年	1月、生活保護法の改正により生活保護受給家庭からの高校進学を認可。
	6月30日、那覇・宮森小学校に米軍機墜落し、小学生11人が死亡、操縦していた米軍パイロットは脱出して無事。
	7月、厚生省、全国精神薄弱児実態調査実施、要施設入所児童は38,000人。
	10月31日、文部省、初の教育白書を発表。
	11月20日、国連、第14回総会で『児童の権利宣言』を採択。
	12月、日本学校安全会法公布。
	厚生省、ポリオを指定伝染病に指定。
	精神病理懇話会は『分裂病心性と青年期』を主題に採りあげる。
	岡山県中央児童相談所紀要（4; 1-15,）に佐藤修策が不登校に関する論文を掲載。

1960年	3月、『児童精神医学とその近接領域』誌創刊。
	5月、高木四郎『児童精神医学総論』を刊行（慶応通信）。
	10月12日、17歳少年が演説中の浅沼稲次郎社会党委員長を壇上で刺殺、犯人は留置場で自死。
	11月1日、国立教護院「きぬ川学院」が栃木県に開設。
	17〜18日、日本児童精神医学学会第1回総会開催（高木四郎会長、於東大理学部講堂）、総会において日本児童精神医学会が設立（初代理事長村上仁）。
	『暮しの手帖』誌が育児ノイローゼ特集を組み、第1子出産の女性はほぼ1人1冊の育児書を読んでいると指摘。
	精神薄弱者福祉法公布。
	アリエス（Ariès, P.）『子供の誕生 L'enfant et la vie familiale sous l'ancien regime』を刊行、邦訳は1980年。
1961年	2月1日、右翼少年（17歳）が中央公論社嶋中社長宅襲撃、従業員女性を刺殺。
	3月、熊本県で胎児性水俣病が確認される。
	4月、子どもに睡眠薬遊びが流行。
	5月、小林提樹により重症心身障碍児施設『島田療育園』が東京都多摩市に開設。
	8月7日、胎児性水俣病患者公式確認。
	10月26日、文部省、中学生を対象に全国学力テストを実施、反対運動が起こる。
	11月、社団法人日本保育協会発足。
	児童扶養手当法公布。
	3歳児健康診査が全国で開始。
	田中耕太郎『教育基本法の理論』を刊行（有斐閣）。
	国民皆保険制度が全面施行。
	東京都板橋区で初の学童保育所を開設。
	厚生省の認可により、家庭養護促進協会設立（里親探しの会）。
	サリドマイドの催奇性が西ドイツの医学会で報告され、その約1週間後に西ドイツ政府はサリドマイドを含む全医薬品を回収（各国が販売を中止する中、日本で発売禁止と商品回収が決まったのは翌年9月、そのため四肢成長不全の子どもが309人産まれた。

ケンプ（Kempe, C. H.）が米国小児科学会で「被殴打児症候群」と題するシンポジウムを開き、子ども虐待問題が医学の話題に加わる。

1962年	1月31日、公立小学校の1学級定員を56人から54人に、中学校では54人を52人に制限。

3月、テレビ受信者数1,000万台突破（普及率は48.5％）。

31日、義務教育の教科書が無償化。

高校全員入学問題全国協議会結成。

富山大学など5大学で「養護学校教員養成課程」を開設。

5月、法務省、犯罪白書を発表し「少年犯罪が急増している」と指摘。

11月、情緒障害児短期治療施設の『大阪市立児童院』開設。

校内暴力、教師への暴力が増加。

1963年	2月28日、中学生の国場秀男さんが、横断歩道で米軍トラックに轢殺される。同年5月1日、加害者は無罪判決。

3月、東京都が学童保育所を23ヶ所に設置。

4月、文部省が特殊教育課を設置。

5月4日、厚生省、初の児童福祉白書で「子どもは危機的段階にある」と指摘。

6月、東京都内の中・高生の間でシンナー遊びが流行。

7月、厚生省、重症心身障害児療育実施要綱を通知。

10月、文部省、非行防止策として学校と警察の連絡強化を通達。

11月、日本特殊教育学会発足。

厚生省、3歳児健診に精密健康診査規定を追加。

厚生省、児童館への国庫補助制度創設。

子どもの遊び場不足が深刻化（冷蔵庫内で子どもの窒息死が続発）。

哺乳瓶メーカーのピジョン社が国産初の紙おむつを発売、P＆G社による日本発売は1977年。

糸賀一雄、重症心身障害児施設「びわこ学園」を創設。

1964年	1月、三重県立高茶屋病院内に児童病棟『あすなろ学園』開設（60床）。

2月、卒業をひかえ、中学校内で対教師暴行が頻発。

3月、全国進行性筋萎縮症親の会発足（翌年、日本筋ジストロフィー協会と改称）。

4月、厚生省、福祉事務所内に家庭児童相談室を設置。

7月1日、母子福祉法公布。

12月、大阪府の高校で、長髪問題を巡って生徒1,000人が騒ぎ、機動隊が出動。

厚生省の児童局が児童家庭局と改称。

松田道雄『日本式育児法』を刊行（講談社）。

母子及び寡婦福祉法制定。

1965年	1月、中央教育審議会が「期待される人間像」草案を発表し、社会規範や愛国心を強調。

　　　　22日、慶応義塾大学で、学費値上げ反対運動が学生の中から起こる。

4月、中学校卒業者の高校進学率が全国平均で70パーセントを超える。

5月3日、国立こどもの国が町田市に開園。

6月、家永三郎、第一次教科書検定違憲訴訟開始。

7月6日（火）13時、大阪大学医学部付属病院精神科に思春期外来開設。

8月、母子保健法公布（翌年1月施行）。

11月、国立小児病院開設。

12月11日、早稲田大学第2学生会館建設について、大学側と学生代表との交渉決裂、63年5月ころからすでに、伏線となる学内紛争は始まっていた。

中央大学で、学生会館に関する意見不一致を理由として学生はストライキを開始。

糸賀一雄『この子らを世の光に』を刊行。

第1回日本新生児学会開催。

厚生省、身体障碍児・者の全国実態調査を実施。

女性被雇用者のうち、既婚者が半数を超える（50.5％）。

1966年	1月6日、横浜国立大学、学芸学部から教育学部への名称変更を教授会が議決、これを契機として同大学に紛争が始まる。

　　　　19日、文部省、四ヶ所の国立大学に保健管理センター設置計画を発表。

2月20日、広島県教育委員会、県立養護学校分校に全国初の筋ジストロフイー児の学級を新設。

3月、総理府、青少年局を設置。

4月1日、四日市市、公害地の小・中学校7校に公害専任の養護教諭を各1名配置。

7月、特別児童扶養手当法公布。

	8月、精神薄弱児・者の全国実態調査を実施。
	人口が1億人を突破。
1967年	2月、『自閉症親の会』が発足。
	3月13日、武蔵野市が全国初の児童福祉手当条例を可決。
	川崎病が始めて報告される（50例）。
	6月、文部省、全国の小・中学生全員を対象に情緒障碍実態調査を実施。
	7月、横浜市立大学医学部精神科が小児精神神経科を設置、大学病院では最初の連日開設の児童精神科外来。
	8月、厚生省、全国母子世帯実態調査。
	11月22日、文部省、全国一斉学力テストの中止を決定。
	総理府、交通遺児全国調査発表、小・中学生の遺児28,331人。その内、4割が要保護家庭。
	松田道雄『育児の百科』を刊行（岩波書店）。
1968年	4月6日、肢体不自由児施設『ねむの木学園』開設。
	5月21日、日本大学学生会が、古田会頭ら執行部による使途不明金や脱税問題の解明、マスプロ教育改善等を求めて集会を開く。同大学における紛争の始まり。
	医学教育におけるインターン制度（無給の1年間医師実地修練）廃止。
	6月、総理府、青少年対策本部を設置。
	8月、厚生省、初の母子保健実態調査実施。
	9月、大阪府立市岡高校生約50人がヘルメット姿で校長室を占拠。
	10月31日、「がんの子供を守る会」発足。
	11月、児童権利宣言、国連で採決。
	12月、厚生省、要保育児童1,484,100人と発表。
	数年来のインターン制度反対運動に続いて、東京大学で医学部を発端に『東大紛争』が始まる。同大学の紛争は助手や大学院生が中心だったので、本年表では詳細を省略。
	総理府、全国の交通事故遺児27,666人と発表。
	愛知県心身障害者コロニー開設。
	法改正により、1964年から1968年の間、段階的に学級規模を45人学級へ移行することが決定。
1969年	1月18-19日、東京大学安田講堂攻防戦がテレビで詳細に放映された。
	20日、学園紛争の続く東京大学は昭和44年度入学試験の中止を決定。

3月、全国88高校の卒業式で混乱。送答辞による体制批判35校、バリケード封鎖も行われた。

両国高校では、配置されていた私服警官が生徒たちにみつけられ、告発された。

4月、小・中学生全学年、教科書無償給付の開始。

5月、財団法人交通遺児育英会設立。

7月、文部省、初の肥満児全国調査を発表。

小学校教員における女性の割合が半数を超える。

8月7日、大学の運営に関する臨時措置法公布。

9月、厚生省、自閉症児療育事業実施要綱を通知。

大阪府立市岡高校で、生徒たちが校長室を占拠。

10月21日、都立青山高校、立てこもった4人の生徒が校舎屋上から火炎瓶を投下、約250人の機動隊に逮捕された。高校紛争拡大の契機となる。

文部省、高校生の政治的な校外デモや集会を禁止。

11月21〜22日、日本児童精神医学会総会（千葉市）が流会、討論集会となる。

堺市養護学校の養護教諭大塚睦子が、重度障碍児の成育に疑問を抱き、大阪大学衛生学丸山博教授に相談して助言を得て、「14年目の訪問」活動を開始。これが森永砒素ミルク訴訟へと展開してゆく。刑事事件としては、会社の製造課長は実刑判決を受けた。民事訴訟の結果、公益財団法人ひかり協会が設立され、恒久救済の手建てが成立。

警察庁、紛争大学は112校、今後さらに増えそうと報告。

杉並区堀之内小学校内に最初の情緒障碍児学級開設。

東京都世田谷区にベビーホテル登場。

1970年	2月19日、三里塚の成田空港建設に反対して、地元の小中学生が同盟休校。 このころから各地の高校で生徒による異議申し立て行動が目立つ。 3月、警察庁、全国354高校で卒業式に紛争発生と発表。 4月、大阪府金剛コロニー開設。 5月、障害者基本法公布。 日米安全保障条約自然継続の後、一部の刑法犯的事例を例外として、大学・高校の紛争は急速に沈静化へ向かう。 神奈川県立こども医療センター、兵庫県子ども病院が開設。

日本私学振興財団法公布。

6月、法務省が少年法改正要綱を発表。

8月、東京都立梅ヶ丘病院、三重県立あすなろ学園、大阪府立松心園が第一種自閉症施設として厚生省より認可。

9月、厚生省、乳幼児身体発育調査実施。

勤労青少年法公布。

牧田清志『児童精神医学』を出版（岩崎学術出版社）。

1971年	1月19日、第1回全国児童精神科医療施設研修会開催（三重県津市御殿場荘）。
	4月、全国心身障害児福祉財団設立。
	新学習指導要領により、小学校社会科では5年で公害、6年で神話を採りあげることになる。
	5月、児童手当法公布。
	7月、厚生省、精神薄弱児・者入所者の実態調査を実施。
	国立特殊教育総合研究所設立（横須賀市）。
	第2次ベビーブーム始まる（年間出生数2,057,000人）。
1972年	1月1日、児童手当制度開始、子ども1人当たり月額3,000円（発展国ではすでに1940～50年代に制度化されていた）。
	5月、中央児童福祉審議会、母乳汚染の実態を発表。
	8月、森永乳業、砒素ミルクの責任認めて恒久救済を決定。
	10月、名古屋市が零歳児の医療費無料化を開始。
	12月、辻悟『思春期精神医学』を編集・刊行（金原出版）。
	文部省、学制100年記念式典開催。
1973年	1月、遠山啓（編集代表）により、雑誌「ひと」創刊（太郎次郎社）。
	5月、厚生省、児童養護施設入所児童の高校進学を認める。
	8月、厚生省、母子世帯等実態調査実施（626,200世帯）。
	9月、学校教育法改正により盲・聾・養護学校に寄宿舎と寮母の配置を義務化。
	文部省、初めての就学猶予・免除児童の実態調査発表。
	厚生省は「児童精神医学臨床研修会」を都立梅ヶ丘病院で開催（74、75年の2回は名古屋で開催され、以後中断）。
	コインロッカーへの嬰児置き捨てが続出。
1974年	2月、日本児童安全学会発足。

教職員人材確保法が成立、教員給与を大幅増額。

3月、岐阜地裁、未熟児網膜症裁判で両親勝訴の判決。

鹿児島県から最後の集団就職列車が運行。

4月、高校進学率が90％を超える。

11日、日教組は初めて全日ストを行う。この日、国鉄、私鉄、バス、空路、地方自治体などが一斉に半日ないし24時間ストを行う。

5月12日、森永砒素ミルク事件裁判結審。被告企業の経費負担による被害者の恒久的救済が成立。

6月、全国無認可保育所連盟協議会発足。

10月、高校進学率全国平均90.8％、中卒就職率は7.7％に低下。

サリドマイド訴訟、和解成立。

WHOが「乳児栄養と母乳栄養の決議」を採択し、UNICEFと共に母乳推進運動を世界的に展開。

1975年	1月、厚生省、母乳保育を国民運動として展開。

3月、青森県から最後の集団就職列車である急行「八甲田号」が走行。

4月、東京都中野区に初の公立零歳児専門保育所開設。

6月、警察庁、暴走族総合対策委員会を発足。

7月、育児休業法公布。

11月22日、総理府青少年対策本部が『性白書』を発表。

文部省、大学・短大学生数が200万人を越えたと発表。

勤労青少年福祉法公布。

堀要『児童精神医学入門』刊行（金原出版）。

黒丸正四郎『子供の精神医学』刊行（創元社）。

厚生省、大腿四頭筋短縮症に関する調査結果を発表。

1976年	1月、学校教育法の改正により、専修学校制度発足。

鹿児島市立病院で初の5つ子誕生。多胎児問題の論議が次第に高まる。

6月、児童扶養手当支給年齢を18歳未満に引き上げ。

『青年の精神病理』（弘文堂）第1巻刊行、1983年の第3巻まで刊行して休刊。

8月、初の『保育白書』（全国保育団体合同研究集会）刊行。

12月31日、乳児死亡率が0.93で最低を記録する。

中央児童福祉審議会、男子保育職員の創設を提言。

母子健康手帳に「母乳の重要性」を強調。

1977年	3月、文部省、初の学習塾全国調査を施行（小学生26.6％、中学生38％が通塾）。
	5月2日、国立大学共通一次入試センター発足。
	文部省、学校基本調査で中学浪人を初調査（約1万人）。
	6月8日、文部省、「君が代」を国歌と認定。
	7月23日、学習指導要領を改訂し、学校生活の「ゆとりと充実」を目指す。授業時間数の削減が始まる。
	10月、中学浪人が10,748人（文部省学校基本調査）。
	厚生省、1歳6ヶ月健康診査開始。
	厚生省、児童福祉法を一部改正して「保父」を許可。
	労働省、「集団就職」を廃止。
1978年	2月、警察庁、1年間の中学高校での校内暴力実態を発表（全国で1,873件、検挙482件）。
	7月、マンチェスターで世界初の体外受精児（IVF=In Vitro Fertilization)（いわゆる「試験管ベビー」）誕生。
	8月、厚生省、母子世帯等実態調査（5年間で未婚の母が倍増と報告）。
	11月20日、子どもの人権を守る連絡会議発足。
1979年	1月、国際児童年の開始。
	13日、国公立大学共通一次学力試験第1回実施。
	4月、文部省、精神薄弱、肢体不自由、病弱虚弱の養護学校の義務制を実施。
	5月8日、君が代をジャズ風に演奏した高校教員が免職処分（福岡県）。
	10月、全国社会福祉協議会「養護施設入所児童の人権侵害の実態に関する調査」結果発表。
1980年	2月、厚生省、保育所における障碍児の受け入れについて、事前協議の廃止を通知。
	3月、厚生省、自閉症児施設新設（児童福祉施設最低基準の改正による）。
	4月12日、大阪市で、第1回青年期精神医学交流会（現在の青年期精神療法学会）開催。
	10月、三重県の尾鷲中学校の校内暴力事件に制服警官51人が出勤、12人を補導。
	11月、警察庁、校内暴力1,558件、家庭内暴力1,025件と発表。

嶋津峯真ら、『新版K式発達検査』を発表。

1981年　　1月1日　国際障碍者年が始まる。

　　　　　　22日、警察庁、初の校内暴力対策会議。

　　　　　3月2日、中国残留日本人孤児が初来日（47名）。

　　　　　　7日、厚生省、ベビーホテルの全国調査実施（94％が施設基準に不合格）。

　　　　　6月、母子福祉法を母子及び寡婦福祉法と改称。

　　　　　7月、第二次臨調、公立学校40人学級の見直しを提言。

　　　　　高校新教科書「現代社会」の検定で、自衛隊の合法性明記を文部省が要求。

　　　　　厚生省、夜間保育事業実施要領通知。

1982年　　3月、校内暴力を懸念して卒業式に警官の関与を要請した中・高校は1,528校。

　　　　　6月25日、文部省、翌年から使用される高校用教科書検定結果を公表。

　　　　　15年戦争を侵略から進出へと表現を変更したとして、近隣諸国で対日批判を喚起。

　　　　　7月、中国政府、日本の歴史教科書の記述に抗議。

　　　　　10月、厚生省、父子家庭介護人派遣事業を創設。

　　　　　12月、乳児死亡率が1,000人当たり6.6人で世界最低となる。

　　　　　戸塚ヨット・スクール事件発覚。

　　　　　ポストマン（Postman, N.）Disappearance of childhood を刊行、邦訳『子どもはもういない』の刊行は1985年。

1983年　　5月、優生保護統計公表（十代の妊娠中絶、1,000人に6人）。

　　　　　6月13日、戸塚ヨットスクール校長が傷害致死容疑で逮捕。

　　　　　7月、任天堂、ファミリーコンピュータを発売。

　　　　　10月14日、東北大学鈴木雅洲教授が、日本初の体外受精児を出産させる。

　　　　　12月、文部省、出席停止の運用基準を各学校に通知、校長の裁量権が前面化。

　　　　　法務省、少年非行の補導総数が26万余で、1951年、1964年に続く戦後の第3次ピークと発表。

1984年　　2月、中国帰国孤児定着促進センター開所。

　　　　　4月、文部省が小学校におけるいじめについて初めて教師用手引き書を作成。

	8月21日、臨時教育審議会設置（会長、岡本道雄）。
	総理府、初めて離婚白書を報告。
	主婦の就労初めて6割を越す。
1985年	1月、国際青年年始まる。
	2月、名古屋市児童福祉センター一時保護所で、宿直中の保母を保護中の少女2名が殺害して逃走。
	4月、警察庁、初めて『いじめ白書』を発表。
	1日、三重県立こども心療センターあすなろ学園が県立高茶屋病院より分離・独立、西日本初の独立した児童青年精神科専門病院となる。
	5月9日、岐阜県の高校で、教師の体罰により生徒が死亡。
	6月、臨時教育審議会第一次答申。
	7月21〜24日、第1回国際青年精神医学会がパリのホテルPLMで開催。
	9月5日、文部省は入学式・卒業式等での「日の丸」「君が代」使用徹底を教育委員会に通知。
	10月18日、日本弁護士連合会が人権擁護大会で「子どもも憲法で保障される自由や人格権の主体である」と決議。
	11月、東京青山に『こどもの城』開所。
	総務庁、法務省、文部省、警察庁等多くの関係省庁がいじめ問題への対応に苦慮。
	東京弁護士会が子どもの人権救済センターを開設。
	1983年度の全国児童相談所における児童虐待調査結果を纏めて『児童虐待』を刊行。
1986年	2月1日、東京都富士見中学校生徒が「いじめ」を苦に自殺。
	4月、文部省、学校外学習調査（通塾率44.5％）。
	8日、アイドル歌手の飛び降り自殺の後、少年の自殺連鎖が発生。
	8月、総理府、家族・家庭に関する世論調査発表。
	9月8日、文部大臣が日韓併合に関する発言を糾弾されて辞任。
	11月、臨時教育審議会は幼保一元化が無理であると表明。
	12月、いじめ実態調査結果発表。
	前橋市に品川博が『天使の宿』を開設、赤ちゃんポストの先駆け。
1987年	1月、文部省、1985年度公・私立高校の中退者114,834人と発表（理由のトップは学業不適応）。
	3月、日本弁護士連合会『子どもの人権救済の手引き』を作成・頒布。

318

	5月、厚生省、1歳6ヵ月精密健康診査を追加。
	8月7日、臨教審、最終答申提出。
1988年	1月、大阪の家庭養護促進協会が思春期妊娠危機センターを開設。
	3月24日、上海郊外の列車事故で日本の修学旅行高校生・教員26名が死亡。
	4月、文部省、単位制高校を発足させる（岩手、石川、長野）。
	5月15日、小学校の社会科指導要領で、教えるべき人物として元帥東郷平八郎を復活。
	7月、全国児相所長会、被虐待児調査結果を発表（前年度、全国で1,039人）。
	12月、大学入試センター試行テストを実施。
	日本思春期青年期精神医学会設立。
	日本の総人口に占める15歳未満の子どもが20％を切る。
1989年	1月4日、足立区女子高校生殺人コンクリート詰め事件が発覚。
	11月20日、国際連合総会本会議において「子どもの権利条約」が全会一致で採択。
	日本児童青年精神医学会、暫定学会認定医制度を発足。
	1979年から11年間続いた大学共通一次入学試験がこの年で終了となる。
	文部省、社会教育局を生涯学習政策局に改組。
	国連、子どもの人権宣言制定批准
1990年	1月、大学共通一次試験（1979〜1989年）を改称して、第1回大学入試センター試験を実施。
	7月6日、神戸の県立高塚高校で、女子生徒が「校門指導」をしていた男性教員によって230キロの校門鉄扉で圧死させられる。教員は業務上過失致死罪で執行猶予付き有罪、解雇。これを契機に、公立学校に蔓延していた管理教育の風潮が正常化に向かう。
	16-20日、国際児童青年精神医学会第12回総会、京都市国際会議場で開催。
	9月20日、「子どもの権利条約」発効。
	最高裁は、「伝習館高校事件判決」において、学習指導要領が法的拘束力を持つと判定。
	青年精神医学国際年報（シカゴ大学出版会）第1巻刊行。
	大阪児童虐待防止協会設立。

1991年	4月、学年制をやめて単位制による運営を行う高校が新宿区に開校。
	5月、育児休業法公布、翌年施行。
	6月30日、すべての教科書に「日の丸が国旗」「君が代が国歌」の記述を掲載。
	児相所長会、前年度被虐待児相談受理件数1,101人と発表。以後、毎年厚生労働省よりこれが発表されることになった。
	7月24日、入学・卒業式で日の丸掲揚・君が代斉唱をしなかったとして、高知県は県下の校長114人を一律処分。
	乳幼児医学心理学研究会設立。
	『思春期青年期精神医学』創刊（岩崎学術出版社）。
	1980～1991年の間に法改正によって、小中学校を40人学級へ引き下げることが決定。
1992年	1月11日、大学入試センター試験が始まる。
	4月1日、日本児童青年精神医学会が学会認定医制度を施行。
	育児休業法施行。
	小・中学校で週休2日制試行の開始。
	『乳幼児医学心理学研究』創刊。
	日本小児精神神経学会設立。
	育児休業に関する法律施行。
	文部省が脱偏差値目的で業者テストを追放。
	埼玉県春日部市（当時、庄和町）町長が町立中学校の学校給食終了を提唱したが、PTAの反対運動を受けて町議会が否決。
	顕微鏡下で精子を卵子に注入して授精させる顕微鏡授精（ICSI=Intracytoplasmic sperm injection）が開発された。
1993年	1月13日、山形県の中学校で、生徒がマットで巻かれて死亡、被害者は13歳、加害者全7人が少年で刑事訴訟としては紛糾の末全員有罪となったものの、民事訴訟では遺族側が敗訴。学校問題として「いじめ」論議が盛んとなる。
	4月、障碍を持つ児童のための通級指導教室の設置を指示。
	9月、全国自立援助ホーム連絡協議会発足。
	障害者基本法が成立し、障碍の種別を区別せず福祉行政を一元化。
1994年	1月、小学生1人当たりのお年玉5,087円（第一勧業銀行調査）。
	4月22日、日本が「児童の権利条約」を批准、5月16日公布。

6月、文部省、公立中学校の第2、4土曜日休業に関する省令公布。

7月、母子保健法改正により、母子健康診査が市町村に委譲。

12月1日、愛知県西尾市、東部中学校でいじめによるとされる自殺発生、いじめ問題をめぐる議論が盛んとなる。

文部・厚生・労働・建設四大臣によるエンゼル・プラン策定。

ユネスコとスペイン政府共催で、教育を主題とする世界会議開催、サマランカ声明と行動大綱を公表、「特別ニーズ教育（special needs education）の必要性を強調。

母子保健法が地域保健法とともに改正され、母子保健事業は市町村に一元化。

時間延長型保育、在宅保育サービス事業、駅型保育モデル事業開始。

厚生省、エンゼルプラン・プレリュード始動。

就職浪人15万人（過去最高）。

夜間中学生数は5年連続増加、3,000人を突破。

『思春期青年期ケース研究』（岩崎学術出版社）第1巻刊行（2006年終刊）。

1995年	1月17日、午前5時46分、阪神・淡路大震災発生、子どもの精神保健に強い関心が寄せられ、日本児童青年精神医学会も被災児救済のための委員会を組織して、活動を開始。

4月、山梨中央児相、山梨県警の支援で上九一色村のオウム教団施設から子ども53人を保護。

文部省、いじめ対策費として4億円を予算化（スクール・カウンセラーの開始）。

7月、文部省と日教組が和解。

9月4日、沖縄の米国海軍基地近くで、3人の米兵が女子小学生を誘拐して性的暴行。沖縄の行政の地位を問い直す政治的外交問題に発展。

日教組、保健室登校の増加を報告。

殺人によって検挙された少年80人。1965年の370人と比較して4分の1以下に激減。

福岡の女子高生、教師の体罰によって死亡。

文部省「スクールカウンセラー活用調査研究事業」を開始。

エンゼルプランが5ヵ年計画で開始。

1996年	4月、日本子どもの虐待防止研究会が設立され、最初の大会を大阪で開催。続いて、専門学会設立の論議が始まる。

アジア児童青年精神医学会第1回総会開催（東京、虎の門パストラール）。

7月20日、堺市等で学校給食によるO-157集団食中毒発生。

8月、文部省学校基本調査、10年前比で不登校が小学生では三倍増、中学生は倍増。

10月、運動会等の行事中止を求める自殺予告電話が急増。

人口推計で子ども（15歳未満）の人口が19,686,000人となる（1920年に国勢調査を開始して以来、子どもの人口が初めて2,000万人を切る）。

優生保護法を改正し、母体保護法とする。

周産期医療対策整備事業開始（周産期医療への公的扶助）。

1997年	1月、第3次家永教科書訴訟で最高裁判決。教科書検定制は違憲という訴えを退けつつ、検定意見の一部は「裁量権の逸脱」として違法判断。 4月、3歳児健診が市町村に移管され、母子保健は一貫して市町村の担当となる。 6月28日、春以降神戸市須磨区で連続殺傷事件が発生し、14歳の少年を逮捕。 医療法改正により、インフォームドコンセントが努力義務として法文化（対象年齢は記載されていないため、子どもの患者を対象とするか否か、不明）。 大蔵省、財政改善を目的として、全国の小中学校教員1万人削減を文部省に要求。 臓器移植法が15歳未満を除外して成立、直ちに子どもの移植・脳死判定に関する議論が始まる。
1998年	4月1日、児童福祉法の一部を改正する法律施行。 10月、行政用語としての「精神薄弱」を全ての法文で「知的障害」に改める。 合計特殊出生率1.38（平均出生児数は1972年以降2.2で推移）。 42府県でバタフライナイフ等が条例により有害玩具に指定される。 非行防止策として、「大人が変われば、子どもも変わる運動」開始（青少年育成国民会議）。 母子健康手帳から、「日光浴の勧め」を削除。 学級崩壊が話題になり始める。 新学習要領発表（学習内容を3割減）

1999年	2月、日本児童青年精神医学会、専門用語集を発行。
	28日、広島県の高校長が、「日の丸・君が代」問題を苦に自死。
	5月、児童買春・児童ポルノに関わる行為等の処罰及び児童の保護に関する法律公布。
	8月9日、国旗・国歌法が成立。
	28日、かながわ子ども人権審査委員会が県内児童養護施設内の体罰を告発。
	12月、「新エンゼルプラン」および「少子化対策プラスワン」策定。
	少年サポートセンターを全国に設置。
	育児・介護休業法施行。
	児童相談所における児童虐待受理件数が1万件を超える。
	中高一貫校の設置が認められる。
	乳幼児医学・心理学研究会が学会に組織替え。
2000年	3月、政府の教育改革国民会議発足。
	5月3日、西日本鉄道バスが少年に乗っ取られ、乗客1名が刺殺される。
	11月20日、児童虐待の防止等に関する法律施行。
	28日、改正少年法成立、12月8日施行。刑罰対象年齢を16歳から14歳へ引き下げ。
	12月、教育改革国民会議が最終報告で「教育基本法の見直し」を提言。
	厚生省児童家庭局「健やか親子21検討報告書」(母子保健の2010年までの国民運動計画)を公表、「地方分権」という標語の下に、国家行政の権限が大幅に地方自治体へ委譲された。予算配分や地方自治体の専門機能の水準への配慮は乏しいと評される。
	保育ママ事業への国庫補助開始。
	文部省令改正により、職員会議を「学校長職務を円滑化する補助機関」と位置づける。
	名古屋市で中学生による5,000万円恐喝事件発覚。
	豊川市で高校3年生男子が主婦殺害、精神鑑定によりアスペルガー症候群と診断された。
	新エンゼルプランが5ヵ年計画で発足。

●索引──

［あ］

愛される権利　135
ICD-11　220
愛情剥奪症候群　79
アヴェロンの野生児　47
赤子　4
　──からの発信　9
　──の顔識別能力　13
　──の睡眠リズム　29
　──の皮膚血流　9
　──の有意味運動　11
赤ちゃんボックス　279
アスペルガー　46
アスペルガー症候群　48, 154
遊び　25, 27
　──にかかわる3つの『間』　28
　──の危険　28
　──の効果　27
　──の発達　25
遊ぶ権利　135
アタッチメント　4, 15, 16, 61, 80, 89
アリエス　196
歩くこと　20

［い］

育児衝動　5
育児不安　36
移行対象　22
石井十次　200, 285
石井亮一　200, 286, 287
遺児のケア　124
いじめ　135, 317, 318, 320, 321

異食症　94, 146
ISPCAN →国際子ども虐待防止協会
イタール　47, 196, 279
糸賀一雄　201
一時保護委託　81
1歳6ヵ月健診　56, 66
「いない、いない、ばあ」遊び　13
遺尿症　93
いのちを尊重される権利　135
遺糞症　94
医療虐待（medical neglect）　73
インテーク記録　171
インフォームド・コンセント　174, 181

［う］

ウイング　47, 48
　──の「3兆候」　48, 52
受け継いだもの（nature）　129
うつ病→気分症　116
産声　4
ウプサラ・シンポジウム　116
「産めよ殖やせよ」運動　300
運動機能の育ち　18
運動、感覚、または認知の解離症　106

［え］

ASD（自閉スペクトラム症）　46
　──児の運動機能　52
　──児の知覚過敏　52
　──児の発達支援　55
　──児の被虐待体験　53
　──児の変化に対する弱さ　57

——におけるコミュニケーションの
障碍 49
——における社会性の障碍 48
——における想像力の障碍とそれに
もとづく行動の障碍 50
英国の児童虐待防止保護法 285
ADHD（注意欠如多動症） 59
——における衝動性 60
——における多動性 60
——における不注意 60
SST（社会生活技能訓練） 63, 173
絵本の読み聞かせ 26
エミングハウス 197
エリクソン 157
エンジェル・スマイル 12

［お］
オキシトシン 17
親子同席 173
親と子との関係性 183

［か］
絵画療法 173
会食恐怖 153
回避 103
回避・制限性食物摂取症 146, 150
解離症群 104
解離性健忘 105
賀川豊彦 70, 293
学習障碍（発達性学習症） 62
学童疎開 301
学徒勤労令および女子挺身勤労令 301
家族会 181
家族再統合 86
家族治療 86
家族という無法地帯 78
家族の面会 178
カタログ的記憶 51

学級崩壊 322
学校給食 285
学校精神保健 184
家庭裁判所 161
——調査官 162
家庭内暴力 165
カナー 46, 113, 199
カロリー摂取の制限 146
カンガルー・ケア 5, 15
感情障害→気分症

［き］
きけわだつみのこえ 304
危険 28
——回避能力 28
——管理能力 28
——察知能力 28
気質 77, 129
——遅咲きの子（slow-to-warm-up
child） 130
——育てにくい子(difficult child) 130
——育てやすい子(easy child) 130
絆（bond） 17
吃音（発達性発話流暢症） 95
基底気分の不安定さ 191
機能不全家族 78, 178
揮発性溶剤（シンナー） 163
気分症（うつ病） 116
気分障碍→気分症
気分変調症 119
基本的信頼関係 80
義務教育年齢 180
逆送致 163
虐待の連鎖 76
キャッチアップ 79
境界知能 43
驚愕様運動 35
教科書検定制度開始 284

教師の体罰による死亡　318
矯正可能性　159
共同注意　14
共同治療者　59
強迫観念　99, 100
強迫行為　99, 100
強迫症　99

　　　［く］
クーイング　9
癖　91, 92
虞犯　158
首すわり　11
クリニカル・パス　179
クレッチュマー　156
クレペリン　113, 116
黒丸正四郎　201

　　　［け］
刑事未成年　266
ケース会議　179
ケースマネージャー　179
ゲーム症　165
怪我の危険　28
月経停止　148
限局性恐怖症　98
言語的コミュニケーション　64
原始反射　7
　　——としてのしがみつき　7
　　——としての吸いつき　7
　　——としてのステッピング歩行　8
　　——としての微笑　8
原籍校との連絡　183
ケンプ　71

　　　［こ］
行為障碍→秩序破壊的または非社会行
　動症群

構音障碍　65
合計特殊出生率　303, 322
高校進学率　307, 311, 315
交際恐怖　153
行動療法　173
校内暴力　316, 317
神戸レインボーハウス　136
抗利尿ホルモン　93
子返し　70
国際子ども虐待防止協会(ISPCAN)　71
国際災害データベース EM-DAT　141
国際生活機能分類　41
国民優生法　299
こころの理論　27, 58
　　——の課題通過率　148, 154
５歳時健診　66, 67
孤食　147
ごっこ遊び　25, 50
言葉の遅れ　64
言葉の育ち　21, 64
子ども会　180
子どもが蒙る災害　133
子ども期逆境体験（ACEs）　80
子ども虐待→児童虐待
子どもであるがゆえの不慮の事故　133
子どもとの出会い　169
子どもの権利条約第33条　186
子どもの人権の保護　181
子どもの人身売買　305
子どもの代諾者　176
子どもへの災害支援　136
　　——において活動記録を残すこと
　140
　　——における遊びの提供　138
　　——における安全保障感の提供　138
　　——における継続したケア・システ
　ムの構築　138
　　——における保育士　138

子ども臨床　169
コミュニケーション
　　——能力　21
　　——の障碍　49
子守学校の開設　284
子別れ　22

[さ]
災害時
　　——支援活動の終了　137
　　——の遊びの提供　138
災害の種類　140
災害ハネムーン期　142
最初の面接　171
最初の幼稚園　282
再体験　102
裁判官による審判　162
サヴァン症候群　45
作為症、他者に負わせる　106
里親　83
　　親族——　83
　　専門——　83
　　養育——　83
　　養子縁組——　83
サリドマイド　309
産後うつ病　36
3歳児健康診査　56, 66
三田谷治療教育院　201
三田谷啓　70, 200, 292, 293

[し]
ジェノグラム　171
軸索形成　185
試験管ベビー　316
自己臭恐怖　152
自死　121
　　——への危機介入　122
思春期　145

——危機　114, 156
——における発達障碍　154
思春期やせ症　146
死生学　122
視線恐怖　152
自尊感情　93, 155
失立失歩　106
児童虐待（子ども虐待）　69, 90, 107
　　——における加害者側の問題　76
　　——における家族の要因　78
　　——における子ども側の要因　77
　　——における心理・社会的孤立　79
　　——における法的保護　75
　　——における第1次予防　85
　　——における第2次予防　86
　　——における第3次予防　86
　　——による知的障碍　44
　　——の通告先　75
　　——の予防　84
　　——の連鎖　76
　　——防止月間　85
　　——防止のための『189』番　86
児童虐待の防止等に関する法律　71,
　　75, 85, 255
児童権利宣言　207
児童自立支援施設　161
児童心理治療施設　82, 274
児童相談所　69, 81, 270
　　——への一時保護　75, 81
　　——への措置　82
児童の権利に関する条約　207
児童福祉審議会　83, 86
児童福祉法　223, 303
児童養護施設　82
シナプス　30
　　——の刈り込み　30, 185
慈父主義　177, 180
自閉症→ ASD

『自閉症と発達障碍雑誌』 114
自閉スペクトラム症→ ASD
司法精神医学 158
社会恐怖 151
社会的ひきこもり 163
　　――の定義 164
社会的養護 82
若年周期性精神病 120
社交不安症 99, 151
ジャネ 150
就学義務年齢 283
就学指導委員会 43
集団就職
　　――船 307
　　――列車 307
習癖 90, 92
習癖障碍 91
「14年目の訪問」活動 313
綜芸種智院 277
受精卵（胚芽） 31
出生 4
出征軍人児童保管所 289
シュナイダー 132
障碍の告知 59, 175
障碍名の一人歩き 173
小学校に夜学開設（大阪） 283
小規模住居型児童養育（ファミリー・
　　ホーム） 83
常同運動症 95
小児期崩壊性障碍 113
少年院 162
少年鑑別所 162
少年法 158
　　――の重罰化 163
食行動症 150
食行動症または摂食症群 146
女子師範学校 282
初診の面接 172

自律性 24
心因 89
新英学校女紅場 281
心気症 106
神経性過食（大食）症 146, 150
神経性やせ症（神経性無食欲症） 146
親権 78
新生児 6
　　――の模倣能力 7
身体的虐待 72
身体的苦痛症 106
心的外傷後ストレス症 102
心理的虐待 73
心理療法 173

［す］
睡眠時間の短縮 29
杉山登志郎の6原則 59, 61
ストリート・チルドレン 71
ストレッサー 103
スピッツ 10, 14

［せ］
性格 127
生殖医療 33, 77
精神遅滞 39
精神薄弱 39
精神病質人格 132
性染色体 34
成長 3
　　――曲線チャート 147
　　――スパート 147
性的虐待 73
生物学的半減期 187
西暦年号 172
セガン 196, 198
赤面恐怖 152
折檻 73, 76, 77

摂食症群　145
全件送致主義　161
全国児童青年精神科医療施設協議会
　　177, 272
選択制緘黙→場面緘黙
先天異常の告知　15

[そ]
臓器移植　133
双極症　119
操作診断　174
素行・非社会的行動症　160, 161
育ちにおける連続性の維持　182
卒倒恐怖　153

[た]
退院　180
体外受精児　316
胎教　36
退行　99
胎児　31
　　──性アルコール・スペクトラム障
　　碍　11
　　──性水俣病　309
　　──の嗅覚　34
　　──のコミュニケーション　35
　　──の視覚（明暗）　34
　　──の聴覚（聴能力）　6, 34
　　──の味覚（味蕾）　34
対人恐怖　99, 150
胎動　35
胎内音　6
体罰　81
代理ミュンヒハウゼン症候群　107
多胎児　77
脱抑制性対人交流症　90
「食べる」という人間的営み　150
男子の兵役義務　285

[ち]
地域連係　183
チック　108
秩序破壊的または非社会的行動症群→
　　素行・非社会的行動症
知的障碍　44
　　──における生理的障碍　44
　　──における病理的障碍　44
知的発達症　29
知能指数　40
注意欠如多動症→ ADHD
注意集中困難／多動性　191
「治療」と「育ち」の保障　179
治療の意味　171

[つ]
通院中断　171
通級による指導　68
爪かみ　92

[て]
DSM-5　222
DNA　33
TEACCH　57, 63
低出生体重児　7, 15, 44, 77
手の運動（手指操作）　18

[と]
トイレット・トレーニング→排泄訓練
統合失調症　113
盗食　147
同胞葛藤症　99
トゥレット症候群　109
トーマスとチェスによる気質研究　128
徳川綱吉の捨て子禁令　278
特別支援
　　──学級　68
　　──教育　62, 67

戸塚ヨット・スクール事件　317
留岡幸助　199, 288, 292
ドメスティック・バイオレンス　85
トラマー　197
トランス症　105

[に]
二次障碍　61, 156, 192
NEET　165
日本児童青年精神医学会　206
入院中のしつけ　179
乳児揺さぶられ症候群　11, 72
乳幼児健康診査（乳幼児健診）　56,
　　61, 65, 66, 67
乳幼児突然死症候群　11
ニューヨーク市縦断的研究(NYLS)　128
妊娠　31
　　——女性における高齢化リスク　32
　　——男性における高齢化リスク　32
妊婦健診　66

[の]
脳画像診断　80

[は]
パーソナリティ　127
排泄訓練　24, 94
ハイリスク児研究　115
箱庭療法　173
パターナリズム→慈父主義
８ヵ月不安　14
発汗恐怖　153
発達　3
　　——支援者　59
発達性学習症　61
発達性協調運動症　63
発達性発話流暢症→吃音
初の産婆教育　282

初の聾唖教育　282
母親語　26
場面緘黙　107
早口言語症　96
番組小学校、京都市内で64校が開校
　　280
反抗期（自己主張期）　28, 29
反抗挑発症　63
藩校の廃止　281
反芻・吐き戻し症　146
パンデミック　141
万能感　24
反応性アタッチメント症　90

[ひ]
ビアーズ　198
ピアジェ　9
被殴打症候群　71
鼻腔内嗅覚　6
非言語性発達症　62
非言語的コミュニケーション　50
非行　157
　　——における広義の矯正教育　162
微細な手指運動　19
PTSD（心的外傷後ストレス症）　102
一人遊び　57
ビネとシモン　197
ピネル　47
肥満恐怖　148
標準偏差　38
貧困　79
頻尿恐怖　153

[ふ]
不安　96
複雑性PTSD　103
不適切な養育状況　90
不登校　109

不眠　186
フラッシュバック　102
ふり遊び　19
フレーベル　279
フロイト　97
ブロイラー　46, 113
プロラクチン　17
分離個体化　29
分離不安　56, 97

［へ］
兵式体操振興策　284
ペスタロッチ　196, 279
ベビーブーム　304
ペンローズ　44

［ほ］
保安処分　159
保育器　15, 77
保育士　138, 170, 178
法務教官　162
暴力的しつけの即効性　81
保健室登校　185
保護観察所　162
保護司　162
母子（健康）手帳　66
母子心中　305
母子相互作用　4, 16
母子のコミュニケーションの始まり　9
ボディ・イメージの歪み　148
ボディ・マス指数　146, 147
ボランティア・センター　137
堀要　201, 298

［ま〜も］
マイヤー　198
慢性自殺　123
見立てや治療目標の再点検　179

ミネソタ実験　149
ミラー・ニューロン　7, 27
無菌室への隔離　133
無視（ネグレクト）　73
むちゃ食い症　146
村上仁　202
村松常雄　202
森永砒素ミルク事件　307
モンテッソーリ　197

［や〜よ］
薬物治療　173, 185
痩せ　146
遊戯療法　173
輸血拒否　74
UNICEF　71, 74
養育（nurture）　129
養護
　──学校　67
　──教諭　185
要保護児童　82

［ら〜ろ］
ラカン　13
落第生学級　285
ラター　14
離人感・現実感喪失症　105
離乳　23
療育　55
ルソー　196, 278
『レインマン』　51
ロック　196, 278

あとがき

　今回、WHO が2022年1月から ICD-11の使用を開始すると公表したことに対応して、この改訂版を作成した。前回の WHO による改訂の際には、使用開始2年前に ICD-10は刊行され、各国で翻訳されていた。今回は、使用開始の1年前になっても電子媒体で順次公表されるのみで、最終稿は刊行されていない。そのため、漸次公開されてきた草稿とガイドラインを読みながら、本書は執筆を進めてきた。

　このような事情により、20年余り若い後輩の水田一郎氏に全面的な協力を得て執筆を進めることになった。老書生の力のみでは、果たすことはとてもできない作業であった。本文中に「筆者は……」という表現を用いた部分は、前版の記述者清水のもの言いであると解して頂きたい。

　書肆へ原稿を渡す時点においても刊行物としての ICD-11は提供されていないため、各疾患のコード番号は付記しないことにした。事情を了解して頂きたい。

　10年振りの改訂である。児童精神科医療の基本に変わりはないけれど、周辺事情などには随分と変化が見られる。そのことをも考慮して追加記述した積りではある。

　本書初版の企画時点から、日本評論社第3編集部の遠藤俊夫氏には大層お世話になった。同社刊行の隔月刊誌『こころの科学』で思春期を主題として責任編集を行うよう求めてやってきた編集長に、若き日の遠藤氏が付き添ってきた。これが氏との最初の出会いであった。1992年2月、米国大使館前の鰻屋であった。30年近いお付き合いである。数え年で米寿を迎える時節に本書刊行となったのは嬉しいことである。氏に深甚の謝意を表したい。

　　2021年3月

清水將之

●著者────────

清水將之 （しみず まさゆき）

1934年、兵庫県に生まれる。大阪大学大学院医学研究科修了、医学博士。大阪大学医学部精神科、名古屋市立大学医学部精神科を経て、三重県立子ども心療センターあすなろ学園園長。この間、日本児童青年精神医学会理事長・会長を勤めた。現在、日本子どもの未来研究所所長、三重県立子ども心身発達医療センター名誉センター長、日本児童青年精神医学会・日本精神病理学会・日本青年期精神療法学会・日本子どもの虐待防止学会名誉会員。

著書：『青年期と現代』（弘文堂）、『子ども臨床』（日本評論社）、『養護教諭の精神保健術』（北大路書房）、『私説児童精神医学史』（金剛出版）など、三十数冊。

●補訂────────

水田一郎 （みずた いちろう）

1957年、兵庫県に生まれる。大阪大学医学部卒業。医学博士。アルバート・アインシュタイン医科大学、NIMH（米国国立精神保健研究所）留学後、大阪大学医学部精神科、神戸女学院大学を経て、現在、大阪大学キャンパスライフ健康支援センター教授。青年期精神療法学会理事。全国大学メンタルヘルス学会理事。

著書：『臨床精神医学』（共著、南山堂）、『精神医学への招待』（共著、南山堂）、『児童青年精神医学の現在』（共著、ミネルヴァ書房）、『不登校対応ガイドブック』（共著、中山書店）、『基礎から学ぶ心理学・臨床心理学』（共著、北大路書房）、ビデオ『心のトラブル』（全13巻、医学映像教育センター、日本語版監修）など。

子どもの精神医学ハンドブック［第3版］

●─────────────

2008年3月31日　第1版第1刷発行
2010年8月15日　第2版第1刷発行
2021年3月31日　第3版第1刷発行

著　者──清水將之

補　訂──水田一郎

発行所──株式会社　日本評論社
　　　　　〒170-8474　東京都豊島区南大塚 3-12-4
　　　　　電話03-3987-8621（販売）-8598（編集）　振替00100-3-16

印刷所──港北出版印刷株式会社

製本所──株式会社難波製本

装　幀──駒井佑二

検印省略　Ⓒ Masayuki Shimizu & Ichiro Mizuta　2021
ISBN 978-4-535-98493-6　Printed in Japan